Somatic Yoga

Dieses Buch widme ich voller Liebe und Dankbarkeit

meinem Körper

Allgemeine Hinweise

Aus Gründen der besseren Lesbarkeit werden im gesamten Text männliche Personenbezeichnungen (Yogalehrer, Schüler, Teilnehmer etc.) verwendet. Weibliche und andere Geschlechteridentitäten sind dabei ausdrücklich einbezogen.

Das vorliegende Buch wurde sorgfältig erarbeitet. Dennoch erfolgen alle Angaben ohne Gewähr. Weder die Autorin noch der Verlag können für eventuelle Nachteile oder Schäden, die aus den im Buch vorgestellten Informationen resultieren, Haftung übernehmen.

Sollte diese Publikation Links auf Webseiten Dritter enthalten, so übernehmen wir für deren Inhalte keine Haftung, da wir uns diese nicht zu eigen machen, sondern lediglich auf deren Stand zum Zeitpunkt der Erstveröffentlichung verweisen.

KERSTIN HUBER-STEINHORST

SOMATIC YOGA

ENTSPANNUNG FÜR DEIN NERVENSYSTEM

Meyer & Meyer Verlag

Coverfoto: © Jeremy Christopher, www.jeremychristopherphoto.com
Porträt der Autorin: © Ulrich Häfner Fotografie, www.fotohaefner.de
Fotos im Innenteil: © Jeremy Christopher (www.jeremychristopherfoto.com): S. 10, 16, 26, 66, 96, 104, 130, 196, 222, 226, 294
© Ulrich Häfner (www.fotohaefner.de): alle anderen Fotos
Grafiken im Innenteil: © Adobe Stock: S. 9: Наталья Дьячкова, 41: smartcat, 48: Victoria, 75: panaceaart, 79: piixypeach, 83: ararat, 139: Aminul, 179: jas, 198: Main 815, Icon_gallery, 268: Ludmila, 285: Nina, 298: Anna Rassadnikova, 302: strichfiguren.de
Innenlayout: Anja Elsen
Cover- und Umschlaggestaltung: Anja Elsen
Satz: Anja Elsen
Lektorat des Manuskripts: Erika Möstl, www.writerslair.de
Projektleitung: Katrin Schubert

Somatic Yoga

Bibliografische Information der Deutschen Nationalbibliothek
Die Deutsche Nationalbibliothek verzeichnet diese Publikation in der Deutschen Nationalbibliografie; detaillierte bibliografische Details sind im Internet über <www.dnb.de> abrufbar.

Meyer & Meyer Fachverlag & Buchhandel GmbH
Von-Coels-Straße 390, 52080 Aachen
www.dersportverlag.de

Member of the World Sport Publishers' Association (WSPA)

Gesamtherstellung (Druck): Print Consult GmbH, München, www.printconsult.de

ISBN 978-3-8403-7993-2
Bei Fragen zur Sicherheit unserer Produkte wenden Sie sich bitte an: kontakt@m-m-sports.com.

„Wenn dein Nervensystem endlich aufatmet,

deine Bewegung zur Meditation wird

und Stille zur Kraftquelle.

Deine somatische Reise beginnt

Hier und Jetzt!“

Inhalt

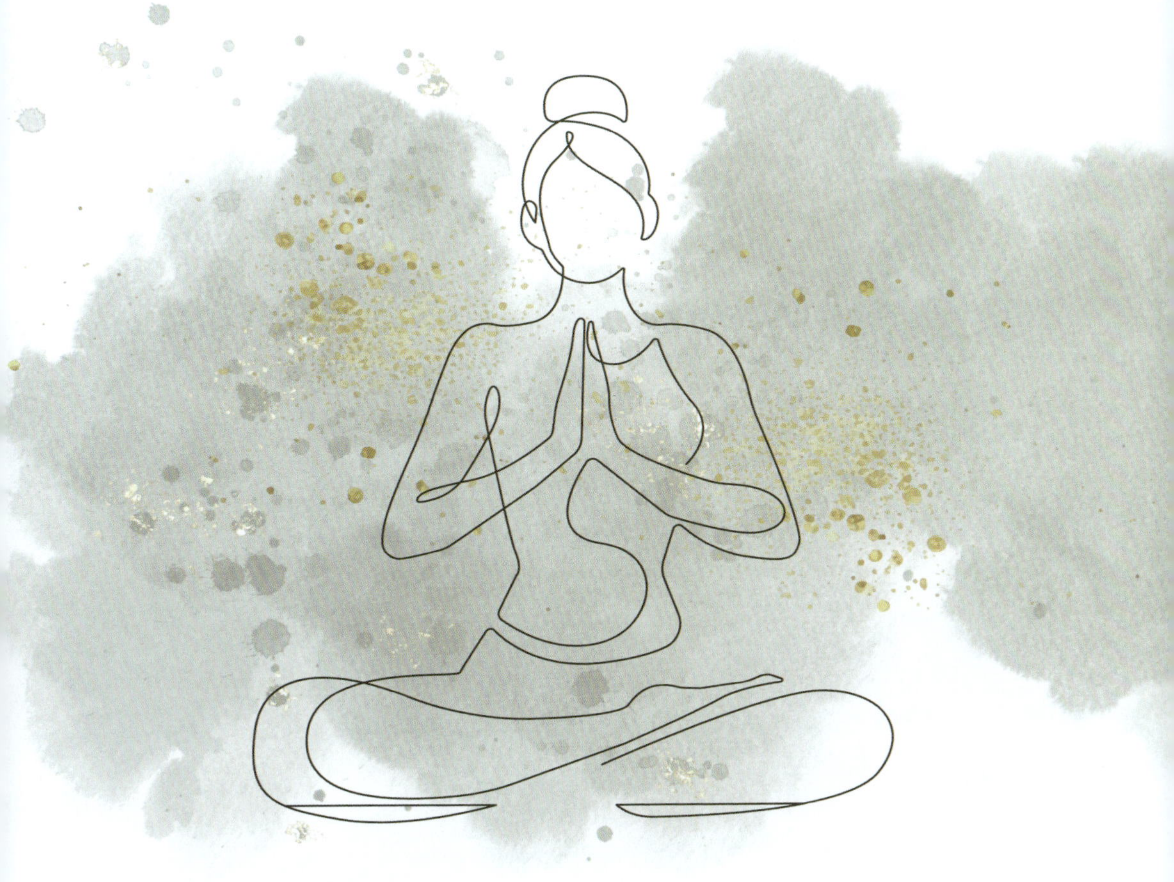

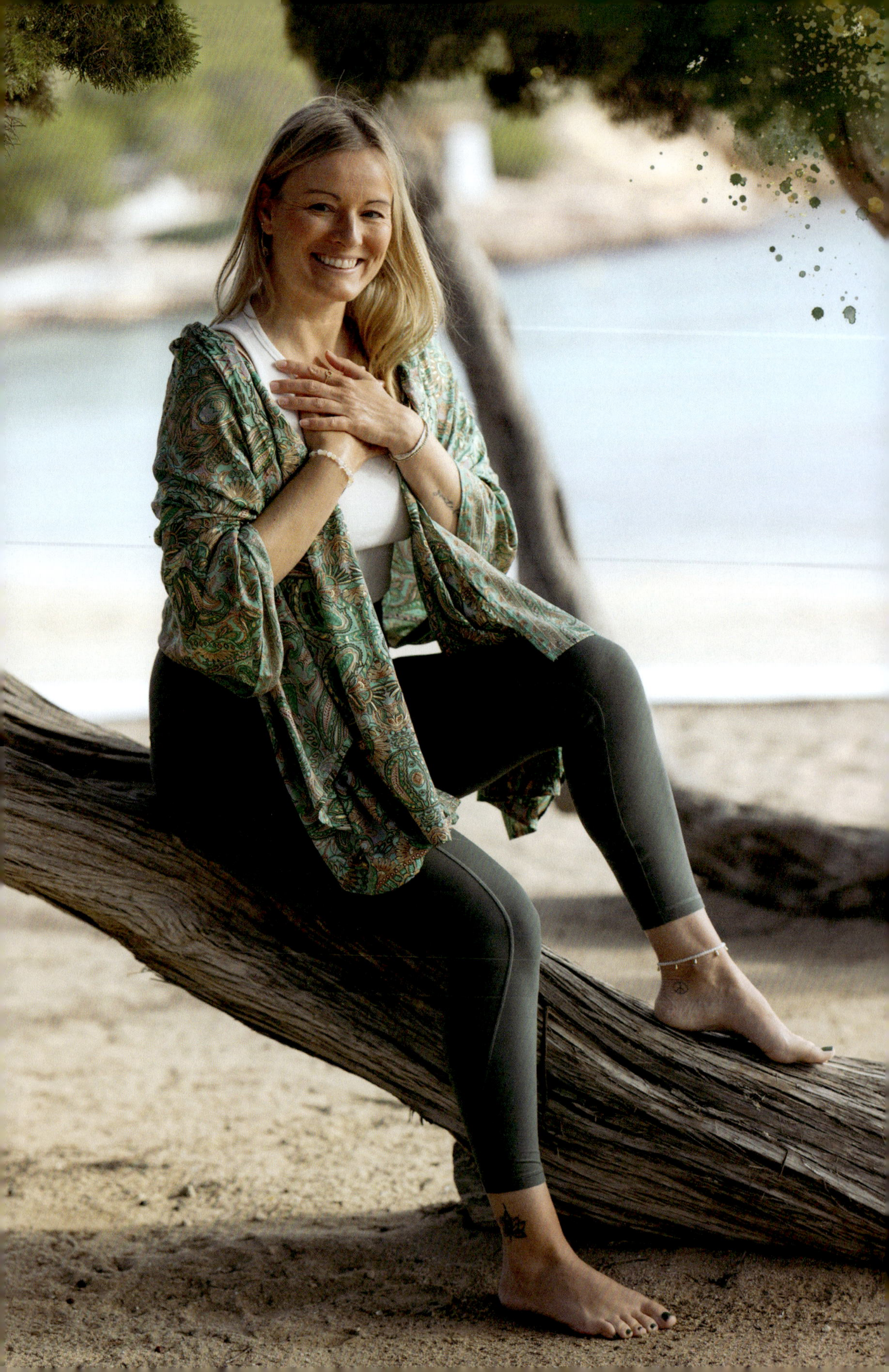

Vorwort

Ich habe dieses Buch geschrieben, weil mein Körper mich immer wieder aufs Neue überrascht und fasziniert. Er ist ein absolutes Wunderwerk, komplex, schlau und einzigartig.

Ich war früher nicht wirklich eng und liebevoll mit meinem Körper verbunden. Ich lebte unbewusst, ohne überhaupt zu spüren, was mein Körper und meine Seele brauchen. Von Selbstliebe und achtsamer Körperverbindung kaum eine Spur. Ich funktionierte irgendwie im Alltag, erfüllte die Erwartungen anderer und tat die Dinge, die man eben so tut.

Heute bin ich Yogalehrerin, Autorin, Heilpraktikerin auf dem Gebiet der Psychotherapie und lebe meine Leidenschaften und meinen Traum von Selbstständigkeit und Selbstbestimmtheit. Ich komme ursprünglich aus einem völlig anderen Berufsfeld – ich war viele Jahre als Informatikerin tätig. Mein Alltag bestand aus Meetings, Zahlen, Stress und Termindruck. Ich saß stundenlang vor dem Bildschirm, mein Nacken war ständig verspannt, meine Halswirbelsäule immer wieder blockiert. Oft bemerkte ich gar nicht, dass ich Hunger oder Durst hatte. Ich hatte mich irgendwie an diesen Zustand gewöhnt und empfand den beruflichen Druck und täglichen Stress als normal. Mein Körper war ein Mittel zum Zweck – aber kein Zuhause. Er musste irgendwie funktionieren, wurde aber wenig beachtet und schon gar nicht liebevoll umsorgt.

Der Wendepunkt kam schleichend über die Jahre.

Ich sehnte mich schon immer nach mehr. Nach Tiefe. Nach Verbundenheit. Nach mir selbst.

Als ich mit Yoga begann, lernte ich nach und nach, meinen Körper wahrzunehmen und zu versorgen, wenn er etwas brauchte. Ich belegte einen Haufen Kurse in Achtsamkeit, Meditation, Psychologie und las unendlich viele Bücher zur persönlichen Weiterentwicklung. Doch erst die tiefen somatischen Erfahrungen in meinem Körper – die bewusste Verbindung mit dem Vagusnerv und meinem Nervensystem, das intensive Spüren, das Raumgeben, das Zulassen von allen Gefühlen – öffneten mir Türen zu einer ganz neuen Welt in mir.

Zu jener Zeit wurde mit auch klar, dass ich schon lange somatisches Yoga praktizierte, ohne es zu wissen. Ich lag nämlich häufig einfach nur auf dem Boden, bewegte meinen Körper sanft und intuitiv, suchte so nach neuen Variationen in den Asanas. Ja, ich war einfach neugierig und konnte Stunden damit verbringen, mich einfach nur frei zu bewegen und herauszufinden, welche Bewegung was in mir und meinem Körper bewirkt. Das war der Beginn einer wundervollen Reise zu mir selbst und in meinen Körper.

Beim Üben wurde mir nach und nach bewusst, wie wichtig es ist, noch langsamer zu sein und achtsam zu lauschen. Ich lernte endlich, mich wirklich zu spüren und mich selbst in diesem Raum zu halten - mit allem, was da ist und zu mir gehört.

Endlich verstand ich auch, dass diese Erfahrung nicht mit dem Verstand begriffen, sondern im Körper gespürt werden muss. Wir versuchen gern, unsere Probleme auf geistiger analytischer und rationaler Ebene zu verstehen und zu beheben. Doch der Körper ist anders. Er versteht und lernt anders. Genauso das Nervensystem.

Ich spürte, dass mein Körper und ich genau auf diese Erfahrung gewartet hatten und so kam der Wunsch hoch, darüber zu schreiben und diesen wunderbaren tiefsinnigen Yogastil noch mehr in die Welt zu bringen. Wenn ich könnte, würde ich dir gern auf direktem Weg diese wundervollen tiefen Gefühle und Empfindungen schenken, die ich in mir gefunden habe. Doch leider geht das nicht und jeder muss bzw. darf diesen Weg allein gehen. Jeder mit seinem eigenen individuellen Wunderwerk Körper.

Ich war neugierig auf Somatic Yoga und suchte überall nach Literatur dazu, fand aber kaum ein gutes deutsches Buch darüber. So lag es nahe, meinem Verlag ein solches vorzuschlagen und - wie man erahnen kann - sie waren direkt begeistert und sagten „Ja" zu meinem dritten Werk.

Ich möchte dir sagen: Somatic Yoga ist eine seelenschöne Reise. Eine Einladung an dich selbst, wieder weich zu werden und dabei all deinen Gefühlen und deiner inneren Welt voller Mitgefühl zu begegnen. **Mit weichen, langsamen Bewegungen und vielen Momenten der Stille regulierst du dein Nervensystem, stärkst den Kontakt zum wahren inneren Selbst und schenkst dir so einen heilsamen Raum für ein ganz neues Körpergefühl, Regeneration, Heilung und Transformation.**

Somatic Yoga bedeutet, dass du nicht weißt, wo die Reise hingeht. Ich mag diesen Gedanken: ***Ich weiß, dass ich nichts weiß.***

Er bedeutet in unserem Zusammenhang, dass du nicht weißt, wie sich dein Körper im nächsten Moment bewegen möchte und welche Bewegung er heute ganz besonders braucht. Du weißt nicht, welche Erkenntnis du als Nächstes in ihm finden wirst. Du weißt auch nicht, welche Gefühle, Bedürfnisse oder Empfindungen in dir auftauchen werden.

> *„Deine Antworten findest du nicht im Kopf,*
> *sondern in dem tiefen Erspüren deines Körpers*
> *und deines ganzen Seins."*
>
> *Kerstin Huber-Steinhorst*

Somatic Yoga bedeutet für mich: Kontrolle abgeben, vollkommen loslassen, sich treiben lassen, alles fließen lassen, sich einlassen auf den eigenen wundervollen Körper. Einfach nur sein.

Und das bedeutet auch, vollkommen ins Vertrauen zu deinem Körper, deiner inneren Wahrnehmung, deiner Intuition, ja deiner eigenen somatischen Intelligenz zu kommen.

Dieses Buch ist für dich, wenn du dich selbst wieder mehr spüren möchtest.

Wenn du spürst, dass da noch etwas in dir wartet – auf eine liebevolle Berührung, auf sanfte Bewegung, auf völlige Annahme und tiefe Verbundenheit.

Wenn du Heilung suchst, nicht im Leisten und Tun, sondern einfach nur im Sein.

Ich nehme dich mit auf eine Reise – in deinen Körper, in dein Herz, in deine wahre Essenz.

Mit liebevollen Impulsen, heilenden Bewegungen und viel Raum für dein eigenes Tempo.

Möge dieses Buch dir helfen, den Zugang zu deinen Gefühlen wiederzufinden, deine Wunden zu versorgen und tief in dir zu heilen.

Möge es dir helfen, deine Bedürfnisse und tiefsten Sehnsüchte zu erkennen.

Und möge es dich zu deiner inneren Stimme führen, die schon immer da war – und jetzt endlich gehört werden will.

In Liebe, Sanftmut und Verbundenheit
deine Kerstin

„Somatic Yoga ist eine Liebeserklärung an deinen Körper und der Beginn einer wundervollen seelenschönen Freundschaft."

Kerstin Huber-Steinhorst

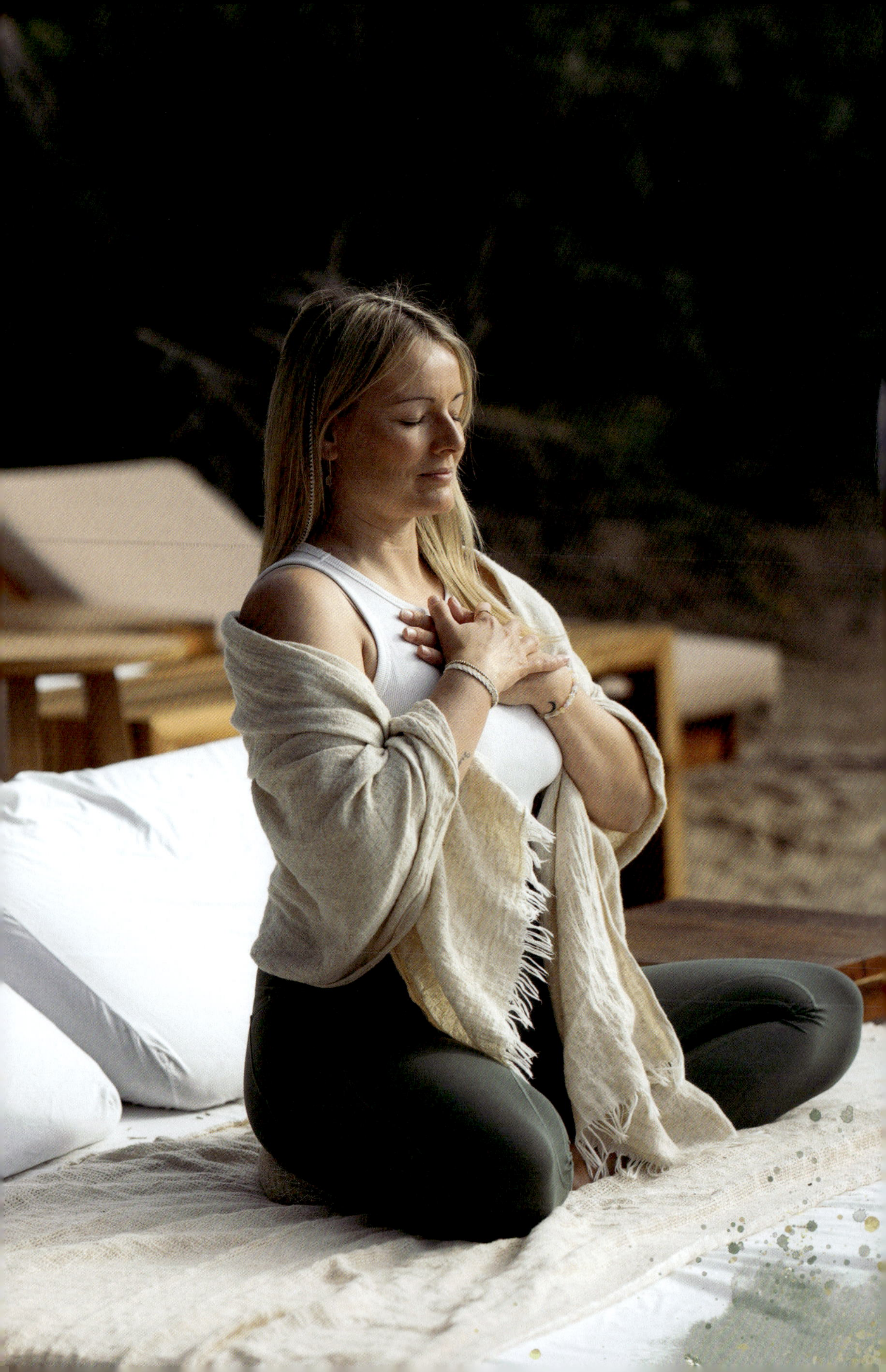

Einführung und Grundlagen

Hey, wie schön, dass du hier bist und dieses Buch in deinen Händen hältst. Es soll dich auf deiner magischen Reise nach innen und zu deinem wunderbaren Körper begleiten und dich dabei unterstützen, all das in dir selbst zu finden, wonach du dich tief in deinem Inneren sehnst und was du für deine Heilung und dein Wohlbefinden brauchst.

Im Somatic Yoga geht es um das persönliche Erfahren deines einzigartigen Körpers und darum, ihn mit Neugier und Achtsamkeit kennenzulernen. Auf diesem Weg wirst du die Sprache deines Körpers auf eine tiefere Weise verstehen und lernen, auf seine Bedürfnisse und Signale einzugehen.

Somatic Yoga steht für eine liebevolle Nervensystemregulation in einem sicheren, gehaltenen und ruhigen Raum. Das Ziel ist es, ein leichtes und angenehmes Gefühl zu erzeugen, das dir Vertrauen, Erdung und Geborgenheit im eigenen Körper schenkt. Dabei steht die **Selbstbestimmtheit** im Mittelpunkt: Du behältst die Kontrolle über deinen Körper und deine Bewegungen, sodass du in deinem eigenen Tempo und mit Achtsamkeit die Übungen gestalten kannst.

Im Fokus steht immer die eigene ganz persönliche innere Erfahrung und die Verbindung zwischen Körper, Geist und Seele.

Besonders gut sind wir Menschen doch darin, zu denken, zu planen, zu analysieren und Dinge auf der kognitiven Ebene zu betrachten. In diesem Buch lernst du, deine kognitive Wahrnehmung beiseite zu legen und in die Welt der **somatischen inneren Wahrnehmung** einzutauchen.

In der heutigen Zeit sorgen nämlich leider viele Faktoren dafür, dass wir häufig den Kontakt zu unserem Körper verlieren.

Diese können sein:

- chronischer Stress
- unterdrückte Emotionen
- Ängste und Sorgen
- Traumata
- zu wenig Bewegung
- chronische Krankheiten
- psychische oder mentale Einschränkungen
- exzessive Stimulation (Social Media, Nachrichten, unruhige Umgebungen)

Aber nicht nur diese Umstände entfernen uns von unserem Körper. Auch unsere Gedanken und Glaubenssätze über uns selbst und den Körper stehen einer liebevollen Verbindung im Wege. Vielleicht kommt dir hier etwas bekannt vor?

- „Ich bin viel zu dick – niemand kann mich so attraktiv finden."
- „Meine Haut sieht schrecklich aus, ich muss das unbedingt verstecken."
- „Ich hasse meinen Bauch, der wird nie flach genug sein."
- „Andere sehen so fit aus, ich bin einfach nur faul und schwach."
- „Meine Beine sind viel zu dick/dünn, ich kann keine Shorts tragen."
- „Ich sehe alt und faltig aus, das merkt jeder sofort."
- „Mein Körper ist einfach nicht normal, ich passe nirgends rein."
- „Ich bin so untrainiert – mein Körper ist eine einzige Baustelle."
- „Wenn ich nicht perfekt aussehe, bin ich nicht liebenswert."
- „Ich schäme mich für meinen Körper und möchte ihn am liebsten verstecken."

Das Schöne ist: Somatic Yoga lebst du irgendwann auch abseits der Yogamatte und es hilft dir dabei, die oben genannten Faktoren und Gedanken im Alltag achtsamer zu erkennen und deinen Mustern auf die Schliche zu kommen.

Je inniger die Verbindung zu deinem Körper wird und je mehr du seiner leisen Stimme folgst, desto mehr wird er auch mit dir kommunizieren. Es ist wie eine Freundschaft, die immer offener und vertrauter wird. Dein Körper wird sich mehr und mehr zeigen und dir Signale senden, wenn etwas ihm nicht guttut. Dies könnte beispielsweise geschehen, wenn du mit Menschen zusammen bist, die nicht gut für dein Nervensystem sind, oder wenn du an Orten bist, an denen du Unbehagen spürst und dich nicht wohlfühlst. Das kann auch nach der Nahrungsaufnahme sein oder bei dem Ausüben einer bestimmten Tätigkeit oder Bewegung im Alltag. Dein Körper und dein Nervensystem werden dir auch signalisieren, wenn einmal alles zu viel wird, sie völlig überreizt sind und dringend Ruhe, Erholung oder Rückzug brauchen.

> *„Der Körper spricht in Empfindungen, nicht in Worten.*
> *Das Erlernen seiner Sprache ermöglicht es uns,*
> *von der gespeicherten Anspannung*
> *in eine heilsame Leichtigkeit zu kommen.“*
>
> *Unbekannt*

Freue dich auf eine liebevollere Kommunikation und tiefere Verbindung zu deinem wundervollen und einzigartigen Körper. Es lohnt sich so sehr, denn ihr geht diesen Weg hier auf der Erde gemeinsam bis zum letzten Atemzug.

Dieses Buch lebt von den zahlreichen Übungen und soll dir als **buntes Buffet** dienen. Suche dir, wie auch in meinen anderen Büchern, immer die Teile heraus, die du gerade für dich oder deinen Unterricht brauchst. Du kannst deine traditionellen Yogaklassen mit ein paar somatischen Übungen anreichern oder ganze somatische Yogastunden kreieren. Die Schüler profitieren in jedem Fall davon und kommen in eine tiefere Verbindung zu sich selbst.

Im Yoga steht die eigene Erfahrung im Vordergrund – nicht die Theorie.

Auch wenn es eine Fülle an wissenschaftlichen Erkenntnissen über das Zusammenspiel von Gehirn, Nervensystem, Körper und Trauma gibt, liegt der wahre Wert darin, den Körper ganz bewusst und achtsam zu spüren. Deshalb halte ich den Theorieteil bewusst kurz – damit wir möglichst schnell in die Praxis eintauchen und die innere Erfahrung selbst in den Mittelpunkt rücken kann.

Gewisse Dinge sind trotzdem essenziell wichtig und sollten unbedingt verstanden werden, damit die Wirkungsweise der Übungen später auch klar verständlich wird. Solltest du aber zum Beispiel in die Themen Traumaheilung, Somatic Experiencing, Vagusnerv oder Polyvagaltheorie tiefer einsteigen wollen, so findest du wie gewohnt viele wertvolle Buchtipps im Literaturverzeichnis am Ende des Werkes.

Ich werde dir beim Lesen immer wieder kleine sogenannte **Soma-Quickies** an die Hand geben, damit du deine Reise nach Innen schon während des Lesens meines Buches beginnen kannst. Ich habe nämlich für mich die Erfahrung gemacht, dass ich sehr viel und gern lese, aber die Übungen aus den Büchern dann nicht alle für mich ausprobiere. Somatische Wahrnehmung und ein gutes Körpergefühl können einzig und allein durch Üben und Erfahrung wachsen. Ins Tun kommen ist hier das A und O und sei dir sicher, es lohnt sich so sehr.

„Somatic Yoga ist innere Magie und Heilung zugleich."

Kerstin Huber-Steinhorst

Wenn du beginnst, somatisches Yoga zu praktizieren, wirst du immer wieder magische Momente spüren. Ich nenne diese im Folgenden **Magic Moments**. Ich meine hiermit Momente, in denen du etwas Neues über dich und deinen einzigartigen Körper erfährst. Es sind die Momente, in denen du beginnst zu verstehen und die Verbindung zwischen dir und deinem Körper wieder ein Stück enger wird. Ihr beginnt zusammen zu heilen und diese magischen Momente zu genießen.

Im Somatic Yoga gilt: **„Wer spürt, hat recht."**

Dieser Satz bedeutet, dass deine eigenen Empfindungen als zuverlässige Orientierung dienen. Wenn du also wahrnimmst, dass dir eine bestimmte Haltung, Bewegung oder Übung guttut – oder eben nicht –, dann ist dieses Empfinden maßgeblich. Nur du selbst kannst fühlen, was in deinem Körper passiert. Kein Lehrer, keine Fachperson und niemand sonst kennt deinen Körper so gut wie du.

Diese innere Haltung soll Kraft geben und vor allem das Vertrauen in die eigenen Empfindungen stärken. Gerade Menschen, die in der Vergangenheit belastende oder traumatische Erfahrungen gemacht haben, verlieren häufig den Zugang zu ihrem Körper. Durch somatische Übungen kann dieses Vertrauen Schritt für Schritt wieder aufgebaut werden. Dazu später mehr.

> „Anstatt dich immer wieder in *Frage* zu stellen,
> wende dich nun endlich der unendlichen
> inneren *Weisheit* deines Körpers zu.“
>
> *Unbekannt*

Wenn du die Beziehung zu deinem Körper heilen möchtest, dann spüre einmal ehrlich in dich hinein:

Aus welchem Beweggrund kommt dieser Wunsch?

Ist es der Wunsch, mehr zu leisten, besser zu funktionieren – vielleicht, um den Erwartungen dieser schnellen, leistungsorientierten Welt gerecht zu werden?

Oder kommt er aus einem liebevollen Ort in dir – aus dem Wunsch, deinem Körper wirklich nah zu sein, ihm Gutes zu tun, weil du ihn als dein Zuhause spürst?

Heilung geschieht dort, wo Liebe und Annahme ihren Platz finden.

Dort, wo die Seele gern wohnt, weil der Körper nicht länger ein Ort des Müssens, sondern des Seins ist.

Ich wünsche dir nun von Herzen viele Magic Moments und eine wundervolle Zeit beim Lesen und Üben mit meinem Buch.

Soma-Quickie 1

Der Soma-Scan:

Jetzt und hier mache eine Lesepause, schließe deine Augen, atme tief ein und seufzend aus. Spüre nun langsam deinen ganzen Körper. Beginne mit den Füßen und wandere langsam nach oben. Schau, dass du bei jedem Körperteil vorbeikommst und nimm einfach nur achtsam wahr, was sich in diesem Moment dort zeigt.

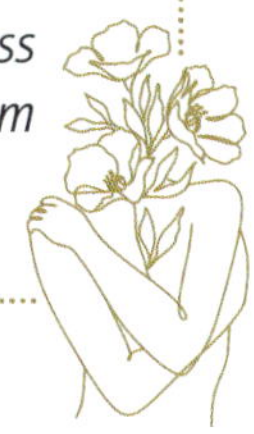

Warum Somatic Yoga?

Wir leben in einer Zeit, in der unser Nervensystem ständig gefordert wird. Schnelligkeit, Leistungsdruck und eine Flut von Reizen lassen uns oft den Kontakt zu uns selbst verlieren. Viele Menschen spüren zwar, dass sie erschöpft sind oder „nicht mehr richtig im Körper" ankommen, doch sie wissen nicht, wie sie diesen Zustand verändern können.

Somatic Yoga bietet hier einen besonderen Weg: Es lädt dazu ein, den Körper nicht nur als Instrument für Bewegung oder Fitness zu begreifen, sondern als lebendige Quelle von Wahrnehmung, Heilung und Weisheit. Anders als im klassischen Yoga, wo oft Asanas, Ausrichtung oder Kraft im Vordergrund stehen, geht es beim Somatic Yoga darum, zu spüren – und dem Körper Raum zu geben, seine eigene Sprache hörbar zu machen.

Für mich persönlich bedeutet Somatic Yoga eine Rückkehr zu meinem innersten Zuhause. Es ist weniger ein Üben im Außen, sondern ein Lauschen nach innen. Die Praxis eröffnet eine sanfte Möglichkeit, sich selbst wieder zu vertrauen und den Körper als Verbündeten auf dem Weg zu innerer Balance zu erleben.

> Somatic Yoga ist die Entscheidung,
> in die *Selbstliebe* zu gehen.
> Dem Körper *Raum* zu schenken anstatt Kritik,
> *Liebe* anstatt Ablehnung und
> *Aufmerksamkeit* anstatt Wegschauen.
>
> Kerstin Huber-Steinhorst

Was ist Somatic Yoga?

Somatic Yoga ist eine sanfte und langsame Form des Yoga, die Körperwahrnehmung und Achtsamkeit miteinander verbindet. Im Mittelpunkt steht das bewusste Spüren und Erleben der eigenen Bewegungen und Empfindungen, um Verspannungen zu lösen und die natürliche Beweglichkeit zu fördern. Anders als beim klassischen Yoga geht es weniger um äußere Formen und mehr um das feine Wahrnehmen von Spannungen, Bewegungen und inneren Empfindungen.

Somatic Yoga unterstützt die Regulation des Nervensystems und schafft Raum, damit sich tiefsitzende Spannungen – etwa durch Stress, alte Verletzungen oder Trauma – sanft lösen dürfen. Durch dieses achtsame Erforschen und Bewegen können alte Muster erkannt und aufgelöst werden, was Körper, Geist und Seele mehr Leichtigkeit, Wohlbefinden und innere Balance schenkt.

Das Wort „Soma" stammt ursprünglich aus dem Griechischen und bedeutet so viel wie „Körper" oder „Leib". In der Medizin wird der Begriff Soma verwendet, um den Körper des Menschen von Psyche und Seele abzugrenzen. Das grammatikalische Geschlecht des Wortes ist neutral, es heißt also das Soma (Plural Somata). Somatisch bedeutet: „Das, was sich auf den Körper bezieht, körperlich."

Sprechen wir im Kontext von Somatic Yoga von unserem Soma, so meinen wir hauptsächlich den Körper, wie wir ihn innerlich spüren. Es geht dabei um Prozesse wie beispielsweise das Wahrnehmen von Temperatur, Gewebestrukturen, Herzschlag, Bewegungen (Blut, Atmung etc.) oder Spannungen (Verspannungen, Blockaden, Weichheit etc.).

Soma-Quickie 2

Provoziere jetzt und hier ein Gähnen. Ja, das geht. Gähne 3–4-mal genüsslich vor dich hin, bevor du weiterliest.

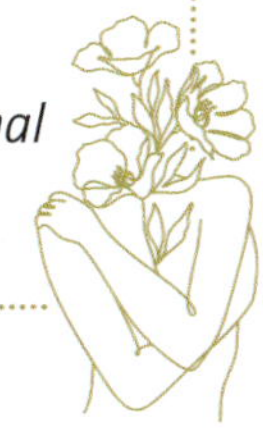

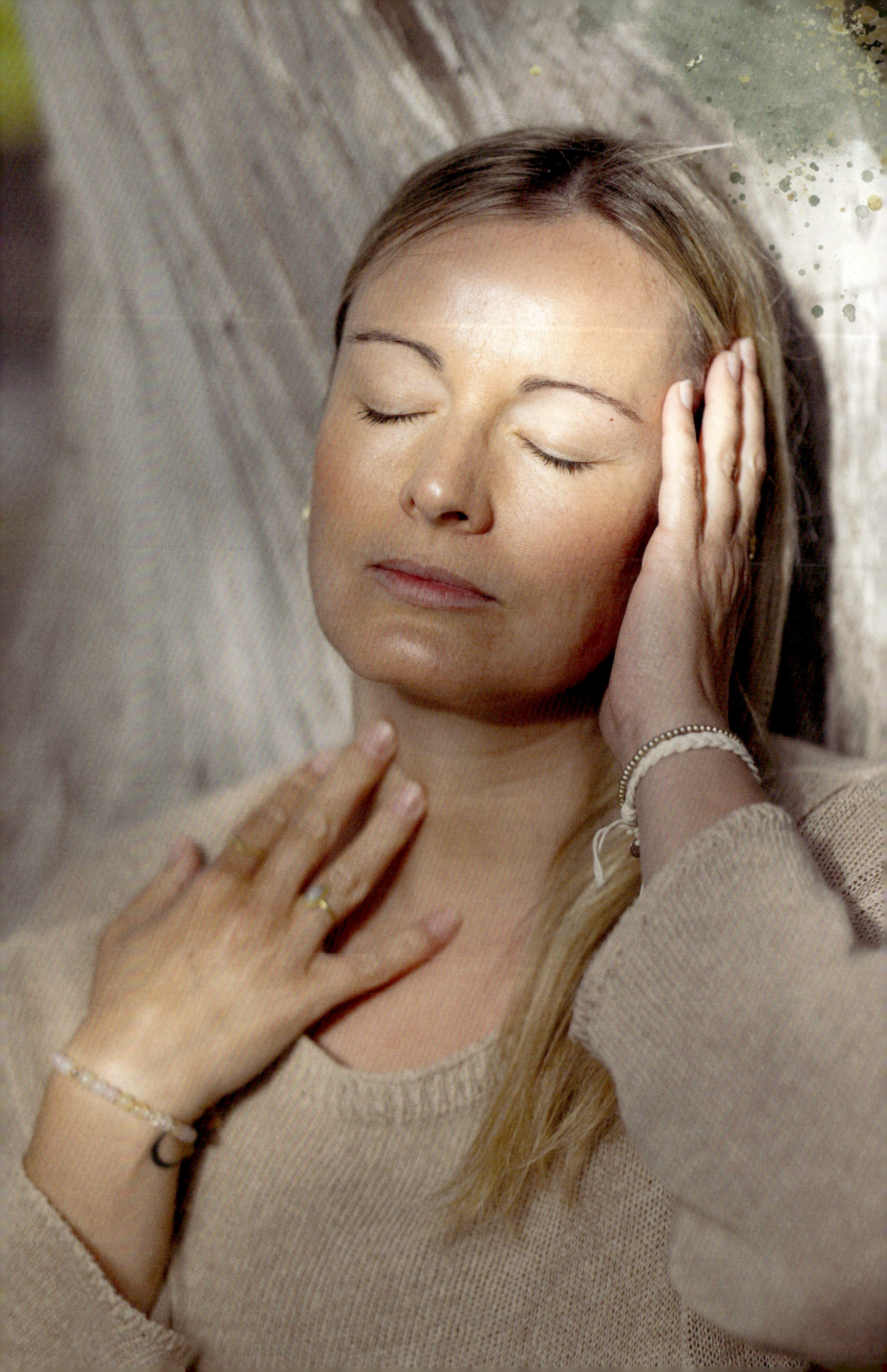

Theorie und Hintergrundwissen

Die Sprache des Körpers

Unser Körper speichert Erfahrungen nicht nur im Gedächtnis, sondern auch in Form von Empfindungen, Haltungen und Bewegungsmustern. Selbst wenn wir uns an ein Ereignis nicht bewusst erinnern, kann es im Nervensystem wirksam bleiben. Spannungen, innere Unruhe oder Taubheit sind Ausdruck von somatischen Erinnerungen, die unser Verhalten und unsere Emotionen beeinflussen, oft ohne dass wir es bemerken.

Das Nervensystem bewertet blitzschnell, ob eine Situation sicher oder bedrohlich ist, und steuert daraufhin physiologische Reaktionen, die überlebensnotwendig sind. Ein schneller Herzschlag, flache Atmung oder Muskelspannung sind Ausdruck dieser unbewussten Bewertung. Somatic Yoga lädt dazu ein, diese Signale bewusst wahrzunehmen, zu verstehen und das Nervensystem Schritt für Schritt zu regulieren, sodass Körper und Geist wieder in Einklang kommen.

Entstehung und Speicherung von Traumata

Trauma entsteht nicht durch ein einzelnes Ereignis, sondern durch die Erfahrung, dass eine Situation so überwältigend ist, dass das Nervensystem sich nicht selbst regulieren kann. In diesen Momenten mobilisiert der Körper Überlebensenergie, um auf die Bedrohung zu reagieren. Herzschlag, Atmung und Muskeln werden aktiviert, um Kampf oder Flucht zu ermöglichen. Wenn keine Handlung möglich ist - sei es, weil die Gefahr zu groß ist, der Mensch sich allein gelassen fühlt oder keine Unterstützung da ist -, kann diese Energie nicht abgebaut werden.

Menschen erleben Trauma häufig als ein Gefühl von Hilflosigkeit, Ohnmacht oder Verlassenheit. Das Nervensystem gerät in einen Zustand der Überforderung: Es weiß instinktiv, dass eine Reaktion notwendig wäre, kann diese Energie aber nicht freisetzen. In diesem Moment tritt oft der dorsale Vagus in den Vordergrund (wie wir später noch genauer lernen werden), der den Körper in eine Art Erstarrung versetzt. Das Ergebnis ist ein Gefühl der Lähmung, Taubheit oder des emotionalen Rückzugs.

> *Gefühle sind Energie in Bewegung.*
> *Wenn wir sie nicht fließen lassen,*
> *stecken sie im Körper fest und manifestieren sich dort*
> *auf ungesunde Weise.*
>
> *Kerstin Huber-Steinhorst*

Ein entscheidender Unterschied zwischen Menschen und Tieren zeigt, wie Trauma entstehen kann. Tiere können Energie nach einer stressvollen oder bedrohlichen Situation durch Zittern, Schütteln oder kleine Bewegungen freisetzen. So regulieren sie ihr Nervensystem automatisch und lassen die mobilisierte Energie abfließen. Menschen tun dies nur selten. Die Energie, die in der traumatischen Situation mobilisiert wurde, bleibt im Nervensystem und im Körper gespeichert. Sie kann über Jahre oder sogar Jahrzehnte wirken und sich in chronischen Spannungen, Schmerzen, Angstzuständen oder emotionalen Blockaden äußern.

Traumatische Erfahrungen sind vielfältig. Ein plötzlicher Unfall, ein Angriff oder eine Naturkatastrophe kann ein Schocktrauma auslösen. Längere Phasen fehlender emotionaler Sicherheit in der Kindheit führen zu Entwicklungstraumata. Auch Erfahrungen, die über Generationen weitergegeben werden, können das Nervensystem dauerhaft beeinflussen. Allen Formen gemeinsam ist jedoch, dass die mobilisierte Überlebensenergie nicht verarbeitet werden konnte und so im Körper festhängt.

Ob eine Situation für einen Menschen überwältigend ist, hängt sehr stark von seinen Prägungen und Erfahrungen ab. Für den einen ist ein Stau auf der Autobahn bedrohlich, für den anderen ist es das Aufzugfahren oder eine bestimmte Geste oder Handlung eines Menschen.

MERKE:

- Ein Schocktrauma entsteht plötzlich, durch ein einschneidendes Ereignis (z. B. Unfall, Operation, Gewalterfahrung).
- Entwicklungstrauma entsteht langsam, durch wiederholte Erfahrungen von Unsicherheit, Mangel an emotionaler Nähe oder Überforderung in der Kindheit.

Die langfristige Speicherung dieser Energie im Nervensystem bedeutet, dass körperliche und emotionale Reaktionen auf alltägliche Situationen oft übermäßig stark oder unangemessen sind. Menschen können auf scheinbar kleine Stressreize mit Angst, Anspannung oder Rückzug reagieren, weil das Nervensystem durch die unverarbeitete Energie „wachsamer" und sensitiver bleibt.

Ein altes im Körper gespeichertes Trauma kann so also auch heute noch reaktiviert (getriggert) werden. Die Auslöser können Worte, Gesten, Körperhaltungen, Stimmlagen, Gesichtsausdrücke, Farben, Orte, Gerüche, Handlungen, Verhaltensweisen, Gefühle oder unbewusste Gedanken sein.

„Ein Trauma ist nichts, was weit zurück
in der Vergangenheit stattgefunden hat.
Es ist vielmehr etwas, was jetzt und heute im Körper existiert.
Es ist nicht nur eine Erinnerung oder ein Gedanke.
Es befindet sich im Körper, im Nervensystem,
im Herzschlag, in der Verdauung und in der Atmung."

Frei übersetzt von Bessel van der Kolk

Es kann vorkommen, dass Atem- und Entspannungsübungen für traumatisierte Menschen zunächst eine große Herausforderung darstellen, weil ihre inneren Zustände schwer auszuhalten sind. Hier kann es zunächst sinnvoll sein, mit den Übungen für den Abbau von innerer Spannung (wie z. B. Tanzen, Schütteln, Tapping, Federn etc.) zu arbeiten.

Die Arbeit mit traumatisierten Personen erfordert Achtsamkeit und tiefes Verständnis. Im Kapitel für Lehrende gehe ich darauf noch detaillierter ein.

Soma-Quickie 3

Öffne für einen kurzen Moment deinen Mund einmal ganz weit. Spüre, ob du Spannung im Kiefer hast. Halte den Mund weit offen und strecke auch deine Zunge heraus. Halte für 3–5 tiefe lange Atemzüge. Schließe den Mund und spüre nach.

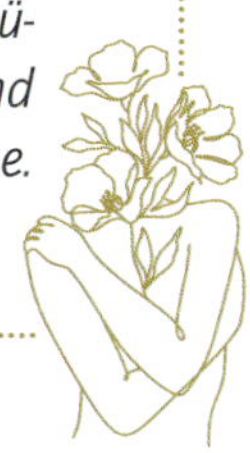

Somatic Experiencing nach Peter Levine

Peter A. Levine, ein US-amerikanischer Psychologe, Biophysiker und Traumaforscher, beschreibt Trauma als blockierte Überlebensenergie, die im Nervensystem festhängt. Die in der traumatischen Situation mobilisierte Energie kann nicht freigesetzt werden, sodass das Nervensystem im Überlebensmodus „steckenbleibt". Levine zeigt, dass Heilung über den Körper möglich ist, indem diese Energie Schritt für Schritt gelöst wird.

Somatic Experiencing (SE) basiert auf der Beobachtung, dass Tiere in der Wildnis nach bedrohlichen Situationen instinktive Reaktionen zeigen, um Stress und Trauma wieder abzubauen – etwa Zittern oder intensive Atmung. Levine übertrug diese Prinzipien auf den Menschen und entwickelte einen therapeutischen Ansatz, der sich auf **die körperliche Wahrnehmung und Regulation des Nervensystems** konzentriert.

Diese Prinzipien umfassen das Pendeln zwischen belastenden Empfindungen und sicheren Körperwahrnehmungen, das Arbeiten in kleinen, kontrollierten Schritten und die Fokussierung auf Körperempfindungen, Bewegung und Atem statt auf kognitive Analyse. Somatic Yoga greift hier vor allem Letzteres auf, indem es feine, bewusste Bewegungen wie schwingen, schütteln, pendeln oder seufzen, Atemarbeit und innere Aufmerksamkeit nutzt, um das Nervensystem zu stabilisieren, Energie freizusetzen und das Körperbewusstsein zu stärken.

!

Good to know

Bewegung signalisiert dem Körper indirekt: Ich kann handeln, ich kann die Situation ändern oder sogar kämpfen und fliehen. Bewegung bringt uns daher auch so gut aus Zuständen wie Starre oder Ohnmacht heraus.

Das Konzept von Levine lässt sich nicht nur auf Traumata anwenden, sondern kann uns auch bei starkem Stress und überwältigenden Situationen im Alltag helfen. In einer für uns bedrohlichen Lage, die auch ein Stau oder ein Konflikt mit dem Chef sein kann, aktiviert sich nämlich der sogenannte Sympathikus (Kampf, Flucht, Starre, Kollaps, Ohnmacht). Die Gefahr ist für den Körper erst dann wirklich vorüber, wenn die entstandene Energie entladen wurde.

Im Zentrum der Methode von Levine steht in jedem Fall der Körper: Druck, Spannung, Taubheit, Starre oder Erregung sollen bewusst wahrgenommen und Schritt für Schritt verarbeitet werden.

Zusammenfassend kann man sagen: Die Methode, die auch unsere somatische Yogapraxis prägt, setzt auf:

- bewusstes Spüren körperlicher Empfindungen,
- das Lösen blockierter Energie durch feine Impulse,
- die Integration der Erfahrung in ein Gefühl von Sicherheit und Selbstwirksamkeit sowie
- die Entwicklung neuer, gesunder Selbstwahrnehmung.

> *„Dein Nervensystem heilt nicht einfach so,*
> *wenn du dir deines Traumas bewusst wirst.*
> *Es heilt erst, wenn es das Gefühl von Sicherheit,*
> *Liebe und Ruhe im jetzigen Moment spürt.*
> *Immer und immer wieder."*
>
> *Unbekannt*

Somatische Wahrnehmung

Somatische Wahrnehmung ist die Fähigkeit, Empfindungen im Körper bewusst zu spüren.

In diesem Zusammenhang ist es wichtig, sich noch einmal bewusst zu machen, dass unser Nervensystem ununterbrochen unsere Umgebung auf Signale von Sicherheit oder Gefahr scannt. Dieser unbewusste Vorgang wird als Neurozeption bezeichnet.

Dabei wird nicht nur unsere äußere Umgebung überprüft, sondern auch unser innerer Zustand. Haben wir genug gegessen? Ist Bewegung im Gewebe? Gibt es irgendwo Schmerzsignale?

Gut zu wissen: Über die Neurozeption nehmen wir auch unbewusst die inneren Zustände anderer Menschen wahr. Denn auch die emotionale Verfassung der Menschen um uns herum kann entscheidend sein, wenn es darum geht, Sicherheit oder potenzielle Gefahr einzuschätzen.

MERKE:

Unser Nervensystem ist ständig auf der Suche nach Sicherheit – dieser neurozeptive Prozess beeinflusst unser Verhalten stärker, als wir oft vermuten.

Je nachdem, was durch die Neurozeption wahrgenommen wird, reagiert der Körper entsprechend: Herzschlag, Atmung, Muskeltonus und viele andere Prozesse werden automatisch reguliert. Wenn unser autonomes Nervensystem viele Signale empfängt, die es als bedrohlich einstuft, entsteht ein inneres Gefühl von Unsicherheit – auch wenn objektiv gar keine konkrete Gefahr besteht. Dann werden reflexartige Stressreaktionen ausgelöst.

Dieser Prozess läuft in der Regel unbewusst und automatisch ab. Er wird uns meist erst dann bewusst, wenn wir uns sehr unwohl fühlen: etwa angespannt, nervös, gestresst, überfordert oder innerlich unter Druck.

„Wenn du immer wieder große Mengen an Energie für angebliche Gefahren in der Außenwelt mobilisierst, dann hast du keine Energie mehr in deiner inneren Welt für Wachstum und Transformation übrig."

Unbekannt

Unser Körper nimmt Informationen auf verschiedenen Ebenen wahr. Diese lassen sich grob in drei Bereiche unterteilen, die - nacheinander betrachtet - einen Weg von der äußeren zur inneren Wahrnehmung beschreiben. Sie zeigen auf sanfte Weise den Weg zu mehr Selbstwahrnehmung, Körperbewusstsein und innerer Verbindung.

Exterozeption – äußere Achtsamkeit

Exterozeption beschreibt die achtsame Wahrnehmung aller äußeren Reize über unsere Sinne: Sehen, Hören, Fühlen, Riechen und Schmecken. Sie hilft uns, unsere Umgebung zu erfassen und angemessen darauf zu reagieren.

Diese Form der Wahrnehmung haben wir meist sehr früh erlernt und gut ausgebildet. Wir sind oft sehr geübt darin, auf äußere Reize zu achten und sofort zu reagieren - was uns jedoch häufig fehlt, ist der Zugang zur Innenwahrnehmung.

Exterozeption lässt sich durch Fragen wie diese erforschen:

Was sehe ich? Wie riecht es hier? Was höre ich? Wie fühlt sich meine Kleidung auf der Haut an? Kribbelt ein Haar in meinem Gesicht? Spüre ich mein Armband oder meinen Ring? Wie fühlt sich die Sitzunterlage an?

Propriozeption – achtsames Bewegen im Raum

Propriozeption beschreibt die Wahrnehmung der eigenen Körperposition und Bewegung im Raum. Möglich wird das durch Rezeptoren in Muskeln, Sehnen und Gelenken. Sie geben dem Gehirn Rückmeldung darüber, wo sich der Körper gerade befindet - auch ohne hinzuschauen. So koordinieren wir Bewegungen, halten unser Gleichgewicht und passen unsere Haltung an.

Beispielsweise weiß dein Gehirn jederzeit, wo deine rechte Hand ist: vor deinem Gesicht oder neben deinem Körper. Es weiß auch, ob gerade beide Füße oder nur einer belastet wird.

Impuls

Vielleicht hast du schon bemerkt, dass du im Sitzen gerne ein Bein anwinkelst, es umarmst oder dich leicht einrollst. Das kann ein Zeichen dafür sein, dass dein Körper sich gerade selbst spüren möchte. In solchen Momenten ist die Propriozeption besonders aktiv.

Interozeption – innere Achtsamkeit

Interozeption beschreibt die feine, achtsame Wahrnehmung der inneren Körpervorgänge: Herzschlag, Atmung, Verdauung, Temperatur, Hunger, Durst - aber auch emotionale Zustände. Sie zeigt uns, wie es uns in unserem Innersten geht, körperlich wie emotional.

Diese inneren Signale nehmen wir oft als Kribbeln, Wärme, Schwere, Enge, Druck, Strömen oder Pulsieren wahr. Wie fühlt sich das Gewebe in deinem Bauch an? Ist dein Brustraum weit oder eng? Ist ein bestimmter Körperbereich eher fest oder durchlässig? Warm oder kühl?

Exterozeption, Propriozeption und Interozeption arbeiten zusammen und erschaffen ein ganzheitliches Körperbewusstsein. In einer achtsamen Praxis - zum Beispiel im Yoga - lassen sich diese drei Ebenen sowohl gemeinsam als auch getrennt voneinander ansprechen. Wenn wir sie nacheinander üben, entsteht ein liebevoller Weg von der äußeren zur inneren Welt - ein sanfter Pfad zu mehr Selbstverbindung und innerer Klarheit.

Das Nervensystem und die Polyvagal-Theorie

Du musst kein tiefes Fachwissen über das Nervensystem haben - ein paar grundlegende Zusammenhänge genügen, um Somatic Yoga gut zu verstehen. Es lässt sich entweder anhand seines Aufbaus oder anhand seiner Funktionen unterteilen. Für unsere Thematik ergibt die Aufteilung nach Funktion mehr Sinn. Das Nervensystem kann in zwei Funktionen unterschieden werden:

1. Somatisches Nervensystem: Steuerung bewusster, willentlicher Vorgänge
2. Vegetatives/autonomes Nervensystem: Steuerung unbewusster, unwillentlicher Vorgänge

Das **somatische Nervensystem** steuert alle willentlichen und bewussten Abläufe in deinem Körper - also jene, auf die du absichtlich Einfluss nehmen kannst. Beispiele sind das Wahrnehmen äußerer Reize, wie etwa konzentriertes Zuhören, oder das Ausführen von Bewegungen, wie das Heben deines Arms.

Das **vegetative Nervensystem** wird auch **autonomes Nervensystem** (ANS) genannt. Es reguliert sämtliche Vorgänge deines Körpers, die nicht willentlich gesteuert werden - also solche, die automatisch ablaufen und deiner Wahrnehmung nicht zugänglich sind. Es geht dabei um Abläufe wie deine Atmung, deinen Herzschlag, deine Verdauung oder deinen Stoffwechsel. Es funktioniert automatisch und sichert unser Überleben.

Das autonome Nervensystem unterteilt sich in zwei Hauptbereiche - das **sympathische Nervensystem** (Sympathikus) und das **parasympathische Nervensystem** (Parasympathikus):

1. Der **Sympathikus** steht für Kampf, Flucht, Starre, Ohnmacht, Hilflosigkeit, Wachheit und Aktivierung des Körpers.
2. Der **Parasympathikus** steht für Entspannung, Erholung, Ruhe, Verbundenheit, Interaktion, Stoffwechsel, inneren Frieden, Sicherheit und Geborgenheit.

Die Polyvagal-Theorie nach Stephen W. Porges beschreibt, wie unser Nervensystem auf Sicherheit und Stress reagiert - und zeigt, welche Rolle dabei der Vagusnerv für unser Wohlbefinden und unsere Fähigkeit zur Entspannung spielt.

Schauen wir uns das Wort „Polyvagal" einmal genauer an. Darin stecken die Wörter „Poly" und „Vagus". Damit ist gemeint, dass der Vagusnerv viele (= poly) verschiedene Stränge hat.

Das autonome Nervensystem entscheidet mit Hilfe von diesen vielen feinen Nervenenden des Vagusnervs, ob wir uns gerade in einer Gefahrensituation oder in einer sicheren Umgebung befinden. Fühlen wir uns sicher, so sind wir meist auch sozial zugewandt und offen für Kontakte.

Im **Parasympathikus** fühlen wir uns wohl, reguliert, friedlich, ruhig und verbunden. Wir spüren Vertrauen und Hoffnung. Unserer Körperfunktionen wie Atmung, Verdauung und Herzschlag sind optimal eingestellt, wir sind den Menschen und der Welt positiv zugewandt.

Befinden wir uns im **Sympathikus**, so sind wir in Alarmbereitschaft („ständig auf der Hut") und alles wird auf Kampf oder Flucht vorbereitet. Dabei werden die Atmung und der Herzschlag beschleunigt, die Muskelspannung steigt, die Verdauung wird eingestellt, Stresshormone werden ausgeschüttet, Gesichts- und Nackenmuskeln verhärten sich, die Stimme wird hart oder schrill und die Ohren werden so eingestellt, dass sie insbesondere bedrohliche Geräusche wahrnehmen.

Good to know

In diesem Buch spreche ich manchmal davon, dass wir vom Sympathikus „in den Parasympathikus wechseln" oder aus dem Stress- in den Entspannungszustand kommen. Diese Formulierungen sind bewusst vereinfacht gewählt, um das Erleben im Körper verständlich zu machen.

Physiologisch gesehen sind **Sympathikus und Parasympathikus jedoch immer gleichzeitig aktiv**. Sie schalten sich nicht gegenseitig aus, sondern wirken in einem dynamischen Zusammenspiel. Was sich verändert, ist ihre **relative Dominanz**: In Stress- oder Gefahrensituationen überwiegt meist die sympathische Aktivität, in Momenten von Sicherheit und Ruhe gewinnt der parasympathische Einfluss an Raum.

Wenn ich also von einem „Wechsel" spreche, meine ich **eine Verschiebung der Balance**, nicht ein Entweder-oder. Ziel der somatischen Praxis ist es nicht, den Sympathikus loszuwerden, sondern dem Körper genug Sicherheit zu geben, damit er sich von selbst in mehr parasympathische Qualität hinein regulieren kann.

Zum Beispiel:

Beim Sport → Sympathikus ist dominant, aber Parasympathikus bleibt leicht aktiv (z. B. für Basisfunktionen).

Beim Einschlafen → Parasympathikus ist dominant, aber Sympathikus ist nicht völlig „ausgeschaltet".

Porges aber – und das ist in unserem Zusammenhang von besonderer Bedeutung – unterteilt den Parasympathikus zusätzlich noch einmal in zwei Äste, nämlich den ventralen und dorsalen Vagusast. Was es mit diesen beiden Ästen genau auf sich hat, erfährst du gleich im nächsten Kapitel *Der Vagusnerv*.

Der Vagusnerv

Entspannung auf Knopfdruck? Der Vagusnerv ist ein wahrer Wundernerv.

Der **Vagusnerv (latein: nervus vagus)**, der zu unserem autonomen Nervensystem gehört, ist der zehnte und längste unter unseren zwölf Hirnnerven. Er verbindet das Gehirn mit allen Organen und ist der Hauptnerv des parasympathischen Nervensystems. Er beginnt in unserem Hirnstamm, zieht seitlich an Ohr und Kiefer vorbei und durch den Hals, erstreckt sich durch den Brustraum zu allen bedeutenden Organen und hat Auswirkungen auf Herzfrequenz, Verdauung, Atmung sowie unser Wohlbefinden und unsere sozialen Interaktionen. Der Vagusnerv wird aufgrund seines weitreichenden Verbreitungsgebiets auch als **Vagabund** oder **Wandernerv** unter den Nerven bezeichnet. Hier ist es wichtig zu verstehen, dass dies nicht einfach ein langer Nerv ist, sondern dass er aus ganz vielen Ästen und feinen Verzweigungen besteht. Diese feinen Verästelungen führen unter anderem zu den Ohren, ziehen am Hals entlang, verzweigen sich weiter zum Herzen, durch das Zwerchfell, zwischen die Rippenbögen und schließlich bis hinunter zum Darm.

Der Vagusnerv wird auch als Brücke zwischen Gehirn und Körper bezeichnet. Aus der Yogabrille betrachtet verbindet er also Geist und Körper.

!

Good to know

Ganz viele Entscheidungen in unserem Leben werden unbewusst durch den Vagusnerv mit beeinflusst. Er entscheidet darüber, ob wir uns gerade sicher und geborgen fühlen oder uns in einer bedrohlichen Situation befinden. Dies geschieht, indem er Signale aus dem Körper (z. B. Darm, Herz, Atmung etc.) nach oben zum Gehirn sendet.

Unser Vagusnerv verdient tatsächlich die Bezeichnung „**Wundernerv**", weil in ihm einfach so viel Potenzial zur Regulation steckt. Wenn wir ihn stimulieren oder aktivieren, können wir in den Entspannungszustand (Parasympathikus) kommen.

> „Der Vagusnerv kann wie ein innerer Schalter zwischen Stress und Heilung gesehen werden."
>
> Kerstin Huber-Steinhorst

Der Vagusnerv teilt sich laut Porges im Kopf in zwei große Äste auf:

Der **vordere Vagusnerv-Ast** (ventraler Vagus) ist evolutionär jünger und spielt eine zentrale Rolle bei sozialen Interaktionen, Entspannung, Verbundenheit, Sicherheit sowie bei der Regulation von Herzfrequenz und Verdauung. Er arbeitet eng mit weiteren Hirnnerven zusammen, die gemeinsam die Aktivität von Gesicht, Stimme und Halsbereich steuern – auch wenn nicht alle anatomisch zum Vagusnerv gehören.

Beteiligt sind also mehrere Hirnnerven, die eng mit Wahrnehmung, Ausdruck und Regulation verbunden sind. Der Fazialisnerv steuert die Gesichtsmuskulatur und unsere Mimik. Der Trigeminusnerv versorgt weite Teile des Gesichts und den Kiefer. Der Glossopharyngeus unterstützt das Schlucken und die Funktionen im Rachenraum. Der Vagusnerv spielt eine zentrale Rolle in der Regulation von Herzschlag, Atmung, Verdauung und Stimme. Ergänzt wird dieses Zusammenspiel durch den Accessoriusnerv, der Nackenmuskulatur und Kopfhaltung stabilisiert und damit auch unsere körperliche Ausrichtung im Raum beeinflusst.

Wenn der vordere Ast aktiviert ist, zeigt sich das an einer entspannten Atmung, einem ruhigen Herzschlag, lockerer Muskulatur, einer funktionierenden Verdauung und der Ausschüttung von Hormonen, die soziale Interaktion und Verbundenheit fördern. Unsere Gesichtsmuskeln sind entspannt, die Stimme klingt frei und melodisch, und wir können Emotionen klar und beruhigend ausdrücken – etwa wie eine Mutter, die ihr Baby mit sanfter, liebevoller Stimme beruhigt.

Der **hintere Vagusnerv-Ast** (dorsaler Vagus) ist **evolutionär älter** und steht für die Einschätzung, ob gerade eine Gefahr oder Bedrohung vorhanden ist oder nicht. Er läuft an Hinterkopf, Nacken und Schulterbereich entlang. Er kann bei starkem Stress oder Trauma eine Erstarrungsreaktion (Shutdown) auslösen, die sich in Form von Erschöpfung, Angst oder einem Gefühl der Ohnmacht äußern kann. Dieser Ast kann also auch Defensivsystem genannt werden und lässt uns manchmal sogar erstarren oder kollabieren. Dies kann in seltenen Fällen dazu führen, dass wir ohnmächtig werden oder dissoziieren. Das Dissoziieren ist ein Schutzmechanismus zum Abspalten/Trennen von einer Erinnerung, einem Gefühl oder einer Umgebung.

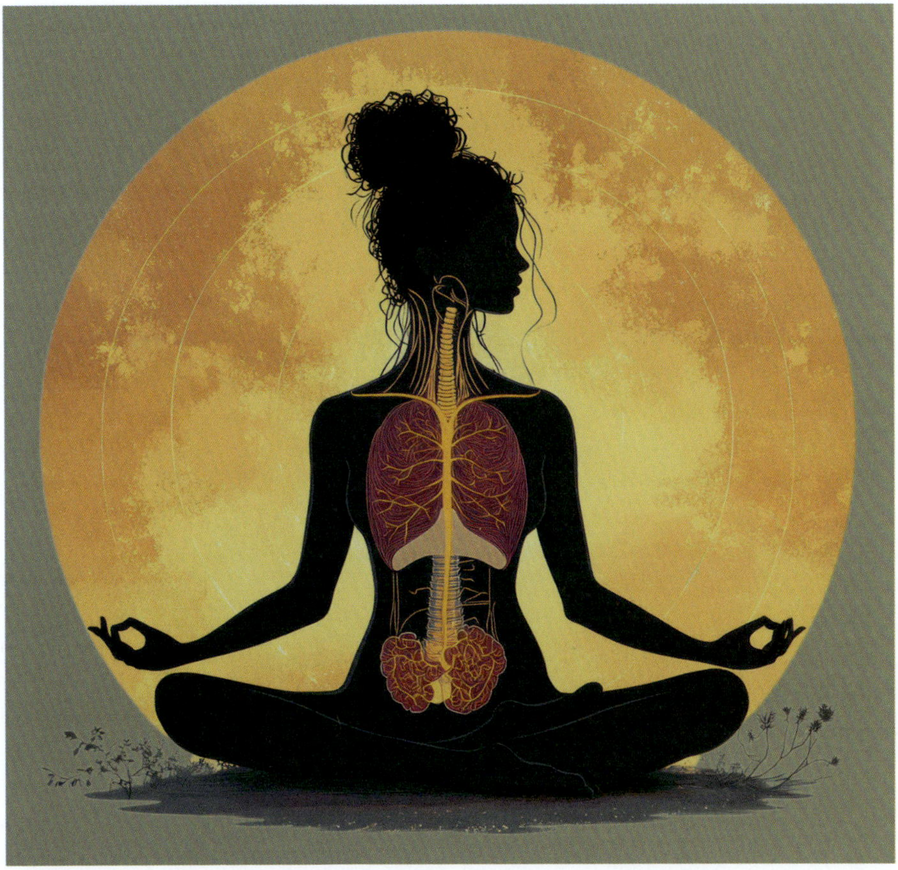

Grafik dient der Veranschaulichung und ist anatomisch vereinfacht

Zusammen ermöglichen diese beiden Äste des Parasympathikus und der Sympathikus eine stetige Regulation zwischen Entspannung, sozialem Engagement und Schutzreaktionen. Es ist ein kontinuierliches Pendeln zwischen den verschiedenen Zuständen. Der vordere Vagusast, der hintere Vagusast und der Sympathikus sind dann mal mehr und mal weniger dominant bzw. aktiviert.

Das Nervensystem folgt dabei einer klaren Hierarchie:

Zunächst versucht es über den ventralen Vagus, Sicherheit über soziale Verbindung herzustellen. Scheitert dies, tritt der Sympathikus in den Vordergrund, um Kampf oder Flucht zu ermöglichen. Gelingt dies nicht, übernimmt der dorsale Vagus und der Körper erstarrt. Wenn ein „jüngeres" Verhalten nicht funktioniert oder gelernte Erfahrungen dagegensprechen, wird auf das „nächstältere" Verhaltensmuster umgeschaltet. Ein Trauma entsteht häufig dann, wenn diese Mechanismen überfordert werden und der dorsale Vagus die dominante Reaktion auslöst.

Der Vagusnerv kann unter bestimmten Bedingungen aus dem Gleichgewicht geraten, was man als Dysregulation des Nervensystems bezeichnet. Eine solche Dysregulation liegt vor, wenn die Stressreaktionen des Körpers dauerhaft aktiviert bleiben, obwohl keine akute Bedrohung besteht. Dieser chronische Zustand kann vielfältige körperliche, emotionale und psychische Probleme verursachen und lässt den Alltag oft wie einen ständigen Kampf erscheinen. Wenn das Nervensystem dysreguliert ist, wechselt es oft zwischen den drei oben genannten Zuständen und einer davon ist dominat: Der vorderer Vagusast (soziale Zugewandtheit), der Sympathikus (Kampf oder Flucht) oder der hintere Ast (Starre, Ohnmacht, Kollaps).

Mögliche Anzeichen, dass das Nervensystem aus dem Gleichgewicht geraten ist:

- Dauerstress, chronische Überlastung
- Reizüberflutung, Gehirnnebel, Konzentrationsprobleme
- innere Unruhe, Nervosität, ständiges Multitasking
- Schlafstörungen (Ein- und Durchschlafprobleme)
- Ängste, Sorgen, Panikattacken
- depressive Verstimmungen oder Depressionen, Antriebslosigkeit, innere Leere
- unterdrückte Emotionen, Reizbarkeit, Stimmungsschwankungen, emotionale Ausbrüche
- Traumata, Trigger, Gefühl von Abgeschnittensein oder Taubheit
- körperliche Spannungen (v. a. Nacken, Kiefer, Rücken), chronische Schmerzen
- Schwindel, Atembeschwerden, vegetative Symptome (z. B. Kälte-/Hitzeempfinden)
- Verdauungsprobleme
- Herzrhythmusstörungen (Herzrasen, Enge in der Brust etc.)

„Sich emotional dysreguliert zu fühlen ist kein Fehler, es ist vielmehr ein Zeichen, ja, ein leises Flüstern deines Nervensystems, dass das, was du gerade tust, vielleicht nicht für dich bestimmt ist."

Kerstin Huber-Steinhorst

Soma-Quickie 4

Reibe und massiere für einen Moment deine beiden Ohren. Ja, genau jetzt und hier. Lege das Buch kurz zur Seite und nimm dir diese zwei Minuten dafür. Schließe dabei die Augen und spüre, wie es dir danach geht.

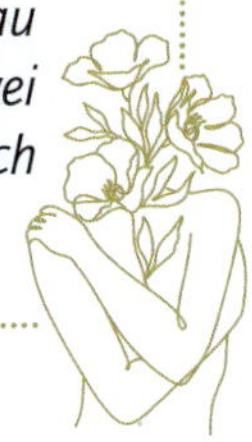

Begriffe, die im Somatic Yoga eine besondere Bedeutung haben

Bevor ich dieses Buch schrieb, beschäftigte ich mich monatelang intensiv mit dem Thema Somatik. Ich verschlang jedes Buch, das ich dazu finden konnte, bildete mich bei verschiedenen Lehrenden weiter und verfolgte sämtliche Entwicklungen rund ums Nervensystem in den sozialen Medien. Im Zusammenhang mit Somatic Yoga tauchen dabei immer wieder bestimmte Begriffe auf, deren Verständnis besonders wichtig ist. Auf diese möchte ich in diesem Kapitel näher eingehen.

Softness

Unter dem Begriff „Softness" ist eine ganz tiefe und feine innere Weichheit im Körper zu verstehen, die wir nur dann in uns finden, wenn wir uns viel Zeit und Raum zum Spüren nehmen.

Den Begriff hat mein wunderbarer Mentor aus London, John Stirk, geprägt. Seine beiden englischsprachigen Bücher findest du in der Literaturliste.

Zunächst einmal dürfen wir uns in diesem Zusammenhang liebevoll selbst die Erlaubnis geben, unsere weiche, verletzliche, sensible und sanfte Seite zu leben und zu erleben. In einer Gesellschaft, die immer höher, schneller und weiter kommen möchte, ist es Heilung und Transformation zugleich, in die Softness abzutauchen. Ganz bewusst dürfen wir hier gesellschaftliche Werte und auch unsere Erziehung hinterfragen. Wer spürt, hat recht. Wenn dir Weichheit guttut, dann gönne sie dir, egal was dein Umfeld sagt.

„And a softness came from the starlight and filled me full to the bone."

William Butler Yeats

Vielleicht war dir bisher noch nicht bewusst, dass wir ursprünglich vollkommen weich und durchlässig auf diese Welt kommen. Stell dir einen Embryo in seinen ersten Wochen im Mutterleib vor. In dieser Zeit sind wir ganz durchlässig, weich und bestehen zu einem großen Teil aus Wasser – was im Grunde auch heute noch der Fall ist. Der menschliche Körper besteht zu etwa 70 Prozent aus Wasser (je nach Quelle liegen die Angaben zwischen 60 und 85 Prozent).

Wenn du beobachtest, in welchen Körperhaltungen Babys schlafen können, wird deutlich: Hier sind noch keine Verspannungen oder Blockaden am Werk. Stattdessen herrschen Weichheit und Beweglichkeit in ihrer reinsten Essenz.

Wasser ist und war die Grundlage allen Lebens auf der Erde. Zuerst entstand Leben im Wasser, später gingen die Tiere mehr und mehr ans Land. Es entwickelte sich dann irgendwann der Mensch, der ohne Wasser nicht überleben könnte.

> „Water is the softest thing,
> yet it can penetrate mountains and earth.
> This shows clearly the principle
> of softness overcoming hardness."
>
> *Lao Zi*

In einer von Leistung, Härte und Druck geprägten Welt kann die eigene Sanft- und Weichheit ein wahrer Segen, ja Heilung pur sein. Ja, sie kann endlich in Balance bringen, was so lange unausgewogen und hart erschien.

Sanftheit ist nicht gleichbedeutend mit Schwäche. Es braucht Stärke, um sich verletzlich und offenherzig zu zeigen. Sanftheit ermöglicht es uns, Herausforderungen mit Empathie und Mitgefühl zu begegnen, anstatt Aggression mit noch mehr Aggression zu beantworten. Anstatt uns in dieser Gesellschaft von Hass und Bitterkeit gefangen nehmen zu lassen, können wir mit Sanftheit den Kreislauf der Gewalt durchbrechen. Durch Sanftheit können wir beginnen, Wunden zu heilen und uns gegenseitig mit Liebe und Mitgefühl zu begegnen.

> *Softness is not* weakness.
>
> *It takes* courage *to stay delicate in a world this cruel.*
>
> *Beau Taplin*

Sanftheit stellt auch die traditionellen Geschlechterrollen in Frage. Vor allem Männern fällt es oft schwer, ihre sanfte Seite zu zeigen, weil sie befürchten, als schwach oder verweichlicht dazustehen. Durch die Verkörperung von Softness aber können wir uns diesen gesellschaftlichen Erwartungen widersetzen und zeigen, dass Stärke sich auf ganz unterschiedliche Weise offenbaren kann.

Ein Hoch auf die Weichheit!

Berührung

Berührung ist wichtig und heilsam. Eine schöne, angenehme Berührung schenkt uns Entspannung und ein Gefühl von Verbundenheit. Sie kann sogar unser Immunsystem stärken, Ängste lindern und Glücksgefühle auslösen. Bei jeder Berührung – egal ob durch uns selbst oder von anderen – wird Oxytocin ausgeschüttet. Dieses sogenannte Bindungs- und Kuschelhormon sorgt dafür, dass wir uns geborgen, verbunden und wohlfühlen. Es fördert unsere Offenheit in sozialen Interaktionen und kann zudem zur Schmerzlinderung und Stressreduktion beitragen.

Die Haut ist unser größtes Sinnesorgan und gleichzeitig die Grenze zur Umwelt sowie unsere Verbindung nach außen. Sie enthält etwa 300 bis 600 Millionen Rezeptoren, die den Tastsinn bilden, und dieser ist der erste Sinn, der sich im Mutterleib entwickelt. Die Haut ermöglicht es dem Menschen, Eigenschaften wie Härte, Weichheit, Temperatur, Glattheit oder Rauheit sowie die Schmerzhaftigkeit und Auswirkungen einer Berührung wahrzunehmen. Um dem Gehirn eine Differenzierung zwischen Informationen über Temperatur, Druck, Berührung oder Schmerz zu ermöglichen, verfügt der Körper über verschiedene spezialisierte Rezeptoren.

Sanfte, streichelnde Berührungen können beruhigen, entspannen und trösten. Menschen haben ein grundlegendes Bedürfnis nach körperlicher Nähe, doch in unserer modernen Gesellschaft, die durch Online-Meetings, Onlineshopping, Kommunikations-Apps und Ähnliches immer unpersönlicher wird, leiden immer mehr Menschen unter einem Mangel an Berührung. Die Auswirkungen auf unsere Psyche und unsere körperliche Gesundheit werden meines Erachtens noch stark unterschätzt.

Aber die bewusste Integration von Berührung kann helfen, diesen Mangel ein Stück weit zu beheben. Außerdem bringt uns das Tasten und Fühlen mit der Haut immer in den jetzigen Moment.

Im Somatic Yoga schenken wir uns selbst mehr liebevolle Berührungen als in traditionellen Yogastilen. Dazu ist es wichtig, dir selbst erst einmal die Erlaubnis zu geben, dich mehr zu berühren, und gleichzeitig auch deinem Bedürfnis nach Berührung Raum zu schenken. Das kann erst einmal ungewohnt sein und sich anfangs komisch anfühlen.

Berührung kann uns dabei helfen, das Gefühl von Sicherheit und Geborgenheit während der Praxis aufrechtzuerhalten, uns aber auch ins liebevolle Spüren und Wahrnehmen bringen.

Berührungen im Gesicht aktivieren außerdem direkt oder teilweise indirekt unseren Vagusnerv, der uns ja bekanntlich in einen entspannten Zustand unseres Nervensystems bringt – nämlich in den Parasympathikus.

Soma-Quickie 5

Schenke dir hier und jetzt eine liebevolle Umarmung und streichle oder massiere dabei sanft deine Oberarme. Spüre hinein und genieße dich in deinem Körper.

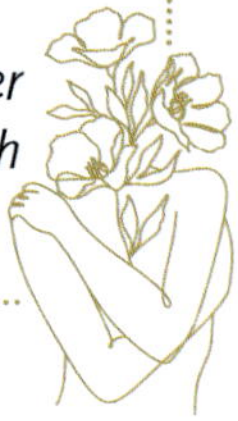

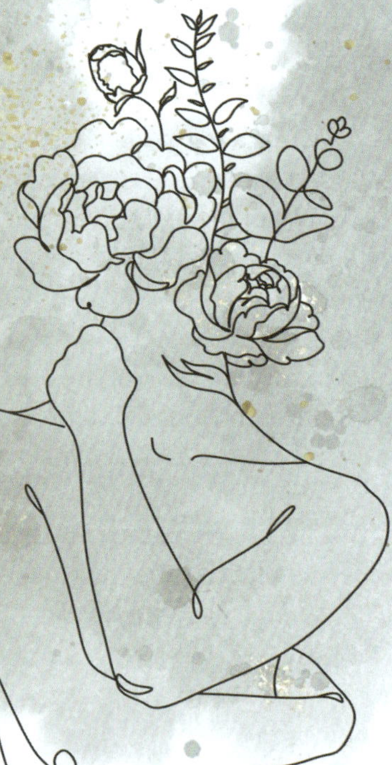

(Hoch-)Sensibilität

Sensibilität spielt im Somatic Yoga eine zentrale Rolle, weil sie die Grundlage für bewusste Körperwahrnehmung bildet. Anstatt den Körper in feste Formen zu zwingen, lädt Somatic Yoga dazu ein, feine Empfindungen und innere Bewegungsimpulse wahrzunehmen. Diese Sensibilität ermöglicht es, Muster von Anspannung oder Fehlhaltung zu erkennen und sanft aufzulösen, wodurch sich der Körper wieder natürlicher und freier bewegen kann. Gleichzeitig fördert sie eine tiefere Verbindung zwischen Körper, Geist und Atem - und unterstützt so Heilung, Selbstregulation und ganzheitliches Wohlbefinden.

Es gibt Menschen, die etwas intensiver wahrnehmen und fühlen als andere. Man spricht in diesem Fall von „Hochsensibilität". Laut Schätzungen betrifft dies in etwa 20 bis 30 Prozent der Bevölkerung. Dort, wo andere einen eingebauten Filter haben, dringen bei ihnen viel mehr äußerliche Reize nach innen durch. Sie nehmen Geräusche, Lichter, soziale Reize und Empfindungen am Körper (Wind, Sonne, Kleidung etc.) stärker wahr und müssen dementsprechend auch innerlich mehr verarbeiten. Kleinste Veränderungen, die Energie (Stimmung) im Raum oder auch die Gefühle von anderen Menschen werden direkt aufgenommen. Dadurch sind sie häufig emotional tiefer involviert und betroffen. Als Folge sind hochsensible Menschen schneller reizüberflutet, gestresst, verspannt, überstimuliert und einfach erschöpft. Sie benötigen viel mehr Rückzugsmöglichkeiten und Zeiten, um das Erlebte zu verarbeiten und zu integrieren. Sie suchen die Stille und sind meist gern allein, um sich wiederzufinden und zu erden und der Überstimulation entgegenzuwirken.

Hochsensibel sein ist Fluch und Segen zugleich.

Es kann manchmal echt nerven, wenn man zu viel fühlt oder von der Außenwelt aufnimmt. Dies alles muss ja wie oben beschrieben integriert und verarbeitet werden. Auch das kostet Kraft und braucht Zeit und Raum. Hochsensible Menschen brauchen mehr Rückzug, um nachzuspüren. Doch genau diese Feinfühligkeit macht sie so besonders - und unterstützt sie enorm in der somatischen Wahrnehmung. Hochsensible Menschen finden oft schneller und leichter einen tiefen Zugang zu sich selbst. Außerdem sind sie in der Regel sehr empathisch und können sich gut in andere hineinversetzen - eine Fähigkeit, die ihnen besonders in sozialen Berufen zugutekommt.

Soma-Quickie 6

Nimm dir hier und jetzt eine Minute Zeit, um deinen Hinterkopf mit allen zehn Fingerspitzen zu massieren. Reibe und massiere am hinteren Schädelknochen und auch nach außen in den Bereichen hinter deinen Ohren. Spüre und genieße.

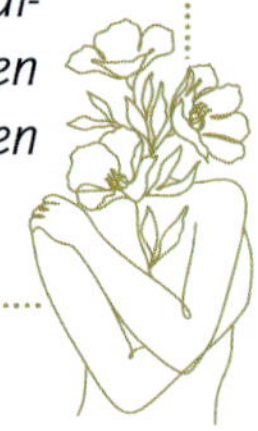

Verletzlichkeit

> ” The wound is the place
> where the light enters you. “
>
> RUMI

Es ist und bleibt eines der schönsten und tiefsinnigsten Zitate dieser Welt. Und genau hier steckt die Magie in unserem Leben. Wir alle tragen Wunden mit uns. Kein Leben verläuft ohne Enttäuschung, Leid oder Verletzung. Wir sind fühlende Wesen – keine Roboter. Gefühle machen uns lebendig und echt. Sie zu zeigen ist mutig, denn unsere Welt ist noch immer stark geprägt von Leistung, Druck und Perfektionismus.

Soziale Medien zeigen uns eine perfekte Welt voller makelloser Menschen. Mache dir immer wieder bewusst, dass das nur Momentaufnahmen sind – Ausschnitte aus dem Leben. Jeder Mensch hat seine Themen, an denen er bewusst oder unbewusst arbeitet. Jeder geht anders damit um: Während der eine mutig hinsieht und seinen Gefühlen Raum gibt, verdrängt ein anderer lieber, um sich vermeintlich selbst zu schützen.

Heilung braucht Zeit.

Vor einigen Jahren kam das wundervolle Buch *Verletzlichkeit macht stark* von Brené Brown zu mir. Zum ersten Mal durfte ich mich liebevoll mit meinen eigenen Wunden und Verletzungen auseinandersetzen. Damals war das noch ganz neu für mich – und doch habe ich das Buch regelrecht verschlungen. Ein klares Zeichen dafür, wie sehr meine Seele dieses Wissen und diese Erkenntnisse gebraucht hat.

Das Buch zeigt: Verletzlichkeit ist keine Schwäche, die versteckt werden muss. Im Gegenteil – unsere Verletzlichkeit vor uns selbst und vor anderen zu zeigen, kann unglaublich kraftvoll sein. Man betritt dadurch einen neuen inneren Raum – einen Raum der echten Selbstannahme und Selbstliebe.

Wenn wir uns wirklich mit allem – ja, mit allem – zeigen dürfen, was uns ausmacht, wenn nichts mehr peinlich ist und die Angst vor Verurteilung weicht, dann entsteht wahre Echtheit und Authentizität. Dann erst beginnt unsere wahre Essenz zu leuchten und zu strahlen. Dann sind wir wirklich geboren.

> *„Having a soft heart in a cruel world is courage, not weakness.“*
>
> *Katherine Henson*

Doch was hat das alles mit Somatic Yoga zu tun?

Eine ganze Menge. Somatic Yoga öffnet diesen inneren Raum – einen Raum, in dem du dich ganz zeigen darfst. Ja, mit allem, was ist, mit allem, was schmerzt oder noch in dir „blutet".

Du bist gut und richtig – genau so, wie du bist. Deine Wunden dürfen da sein. Deiner Verletzlichkeit ist eine Superkraft.

Gefühle

Ich bin in einer Zeit und in einem familiären Umfeld aufgewachsen, in dem es nur begrenzt Raum und Bewusstsein für emotionale Bedürfnisse und Gefühlsregulation gab. Meine Emotionen als Kind wirkten auf meine Eltern manchmal intensiv und herausfordernd, da sie selbst wenig Erfahrung darin hatten, mit ihren eigenen Gefühlen und denen anderer Menschen einfühlsam und unterstützend umzugehen.

Vielleicht kennst du die eine oder andere Situation?

Sobald ein paar Tränen fließen, wird ganz schnell ein Taschentuch gezückt, um sie wegzuwischen. Wut und Ärger bei Kindern oder auch Erwachsenen werden sofort mit Worten oder einer Strafe unterbunden. Wenn jemand laut wird, wird er direkt mit Worten wie „Wer seine Stimme erhebt, ist im Unrecht" gezügelt. Oft wollen wir

Gefühle bei uns oder anderen schnell wegschieben, unterdrücken oder aus dem Weg schaffen. Sie verunsichern und beängstigen uns oder rufen unangenehme Erinnerungen in uns hervor.

Vielleicht warst auch du schon einmal zu laut, zu wütend, zu frech, zu leise, zu schüchtern, zu intensiv oder zu wild? Wir haben früh gelernt, dass unsere Gefühle nicht richtig oder gerade unpassend sind, und dann vielleicht eine Strategie entwickelt, sie zu verstecken oder zu unterdrücken.

Dabei sind unsere Gefühle ein kraftvolles Werkzeug, wie ein Kompass für unsere innere Welt. Die Wut hat zum Beispiel eine besonders starke Kraft. Sie kann Veränderungen und Wachstum fördern. Sie zeigt uns, wenn etwas in unserem Leben nicht zu unseren Werten und Grenzen passt. Wut ist wunderbar.

„Wut ist wie ein Sturm,
der aus der Tiefe deines Bewusstseins aufsteigt.
Wenn du es kommen fühlst,
konzentriere dich auf deinen Atem."

Thich Nhat Hanh

Doch was geschieht in unserem Körper, wenn wir unseren Gefühlen keinen Raum geben und sie nicht fließen lassen?

Emotionen sind nichts anderes als Energie, die sich bewegen will. Sie sind etwas ganz Natürliches. Sie wollen frei durch unseren Körper fließen. Sonst kann es passieren, dass sie im Körper stecken bleiben – hier besonders in den Faszien – und zu starken Verspannungen oder inneren Blockaden führen können.

Bei einem Kind kannst du das Fließen der Emotionen wunderbar beobachten. Die Emotion (z. B. Wut) kommt, wird langsam stärker, erreicht dann ihren Höhepunkt und flacht später wieder ab. Jede Emotion kommt, bleibt eine Weile, fließt durch den Körper und dann geht sie auch wieder.

Einen liebevollen und heilsamen Umgang mit meinen eigenen Gefühlen konnte ich mir mithilfe von Somatic Yoga, Achtsamkeit und Persönlichkeitsentwicklung Stück für Stück selbst verschaffen. Natürlich bin ich immer noch auf diesem spannenden Weg. Immer wieder zeigen sich neue Dinge und das Wachstum hört nie auf. Und das Magische und absolut Wundervolle auf dieser Reise ist: Da gibt es so viel Licht. Immer wieder spüre ich dieses Licht, einen tiefen inneren Frieden, Sicherheit und pures Glück, wenn ich im Somatic Yoga tief in mich, mein wahres Selbst und meinen einzigartigen Körper eintauche. Ich bin auch nicht mehr so kritisch mit meinem Körper, ich bin ihm vielmehr unendlich dankbar, dass er mir diese wundervollen Gefühle und Empfindungen schenkt. Diese Gefühle schenken mir Geborgenheit und geben mir Halt. Halt, den ich vorher so noch nie in mir selbst gefunden hatte. Ich komme endlich nach Hause! Nach Hause in meinen Körper.

Vertrauen

Vertraust du deinem Körper wirklich? Um eine tiefe Verbindung zu deinem Körper herzustellen, ist es entscheidend, ihm zu vertrauen. Doch was bedeutet es eigentlich, dem eigenen Körper wirklich zu vertrauen? Es kann bedeuten, dass du seinen Signalen vertraust und sie ernst nimmst. Wenn er müde ist, gönnst du ihm eine Pause oder Schlaf. Wenn er hungrig ist, versorgst du ihn mit Nahrung. Wenn er verspannt ist, tust du etwas, um ihn zu entspannen.

Wenn er dir in bestimmten Situationen Signale sendet, dass es ihm gerade nicht gut geht, dann versuchst du herauszufinden, was nicht für ihn bestimmt ist. Du vermeidest sie dann, wann immer es möglich ist – denn ihr seid Freunde, und Freunde behandelt man liebevoll und respektvoll.

Wenn du deinem Körper vertraust – und er dir –, dann seid ihr ein perfektes Dreamteam. Nichts und niemand kann euch von außen beeinflussen. Dann hörst du nicht mehr auf die vielen vermeintlich gut gemeinten Ratschläge. Dann kennt nur ihr beide die Wahrheit, es entsteht eine innige Liebe.

Ein zentraler Aspekt im Somatic Yoga ist die Selbstbestimmtheit. Du darfst dich so bewegen, wie es sich für dich stimmig anfühlt – nicht, weil eine äußere Anweisung es vorgibt, sondern weil dein Körper es möchte. Es geht darum, in deinem eigenen Tempo zu praktizieren, deinen eigenen Rhythmus zu finden und die Kontrolle über deine Bewegungen bewusst bei dir zu behalten. So lernst du, Vertrauen zu entwickeln – zu dir selbst, zu deinem Körper und zu deiner Bewegung. Du bist kein passiver Empfänger mehr, sondern der aktive Gestalter deiner Erfahrung. Diese Form der bewussten Selbstregulation stärkt nicht nur dein Körpervertrauen, sondern auch das Vertrauen in dich selbst. Vertrauen kann nur entstehen, wenn unser Nervensystem parasympathisch ist. Ängste, Sorgen und Stress sind das Gegenteil von Vertrauen. Nur wer sich sicher, gehalten und getragen fühlt, kann auch wirklich vertrauen.

> „Angst *existiert nicht nur in unseren Gedanken –*
> *es ist der Körper, der* Sicherheit *in einer Welt sucht,*
> *die als unsicher empfunden wird.*“
>
> *Unbekannt*

Soma-Quickie 7

Nimm dir hier und jetzt eine Minute Zeit, um deine Erdung zu spüren. Schließe dazu deine Augen und spüre, welche Körperteile den Boden, den Stuhl oder die Unterlage berühren. Erde dich und stelle dir dabei vor, dass nun Wurzeln bis tief in die Erde wachsen. Du bist zu jeder Zeit getragen und gehalten. Vertraue.

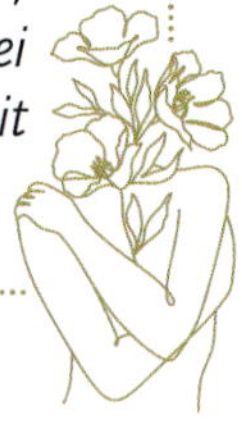

Achtsamkeit

Somatic Yoga ist Achtsamkeit pur, denn der Körper ist immer im Hier und Jetzt. Unsere Gedanken schweifen ja bekanntlich gerne ab und wandern in die Zukunft oder in die Vergangenheit. Der Körper aber ist immer hier und immer im Jetzt.

Sobald du beginnst, deinen Körper zu beobachten, zu spüren, zu berühren und wahrzunehmen, bist du präsent im jetzigen Moment. Und dass Achtsamkeit Stress reduziert, unser Leben entspannt und uns Energie schenkt, muss ich hier nicht weiter ausführen, das wissen wir mittlerweile alle.

> *„Deine innere Weisheit ist so viel stärker als deine Gedanken jemals sein werden."*
>
> *Kerstin Huber-Steinhorst*

Da wir diese achtsame Präsenz im Somatic Yoga durchgängig üben und ununterbrochen halten, kann Somatic Yoga aus meiner Sicht sogar als noch achtsamer als andere Yogastile bezeichnet werden. Durch die größere Achtsamkeit und gezielte Aufmerksamkeit auf den Körper, seine Bewegungen und inneren Prozesse gelangen wir im Somatic Yoga noch schneller in die Entspannung und können so unser Gedankenkarussell oder unseren wilden Affengeist leichter zur Ruhe bringen.

Freiheit

„Freiheit findest du nicht im Außen. Freiheit erwacht in dir."

Unbekannt

Früher dachte ich, ich muss alles aus meinem Leben eliminieren, was mich einengt und eingrenzt, damit ich mich wirklich frei fühlen kann. Ich hatte die Vorstellung, dass ich weit weg in den Urlaub fliegen muss, um mich endlich frei und unbeschwert zu fühlen.

Heute weiß ich, dass wahre Freiheit in mir beginnt. Dies bedeutet, alles in mir zu erlauben und da sein zu lassen. Lebendigkeit macht frei. Lebendig sein bedeutet, alles zu fühlen und das Leben durch dich hindurch strömen zu lassen. Ja zum Leben zu sagen. Freiheit beginnt in deinem Geist und mit deinen Gedanken über dich und dein Leben, wahre Freiheit findest du nur in dir, in deinem Soma. Sie ist immer da, egal wo du dich befindest.

„Die Tür zum Glück geht nach innen auf."

Søren Kierkegaard

Klang und Schwingung

Das Nervensystem wird auch durch Schallwellen beeinflusst – diese werden über das Gehör in elektrische Signale umgewandelt und an das Gehirn weitergeleitet. Im Innenohr übernimmt die sogenannte Hörschnecke (Cochlea) diese Aufgabe: Sie transformiert die Schallwellen in neuronale Impulse, die das zentrale Nervensystem anregen.

Auditive Stimulation: Das autonome Nervensystem (ANS) reagiert empfindlich auf bestimmte Frequenzen. Je nach Art der Frequenz können sie beruhigend oder aktivierend wirken und den Cortisolspiegel beeinflussen (siehe dazu auch das nächste Kapitel *Cortisol*). Niedrigere Frequenzen wie Alpha- und Theta-Wellen fördern Entspannung, während höhere Frequenzen anregend wirken und die Aktivität von Beta- oder Gamma-Wellen im Gehirn unterstützen können.

Vagusnerv-Stimulation: Studien legen nahe, dass auch bestimmte Klangfrequenzen und Schwingungen den Vagusnerv beeinflussen können. Dies kann sich, wie oben schon erklärt, sehr positiv auf unser Nervensystem und Heilungsprozesse auswirken.

Ein besonders faszinierendes Konzept in der Neurowissenschaft ist die sogenannte Resonanz. Damit ist gemeint, dass ein System – wie zum Beispiel das Gehirn – auf äußere Schwingungen reagiert und sich mit ihnen im Einklang bewegt. Diese neuronale Resonanz kann dabei helfen, neue Verbindungen im Gehirn zu fördern. Neuroplastizität (siehe Kapitel *Neuroplastizität*) beschreibt die Fähigkeit unserer Nervenzellen, sich an Reize wie Frequenzen anzupassen und ihre synaptischen Verbindungen zu stärken oder zu verändern.

Klang und Schwingung gezielt einzusetzen, kann somit helfen, das Gehirn in neue, harmonische Zustände zu versetzen. Das wird zunehmend auch therapeutisch genutzt – etwa bei der Behandlung von Depressionen, Angstzuständen oder posttraumatischen Belastungsstörungen (PTBS). Dabei können neuronale Netzwerke gewissermaßen „neu gestimmt" werden.

Fasziengewebe

Das Fasziengewebe und das Nervensystem sind eng miteinander verbunden. Sie kommunizieren ständig und beeinflussen sich wechselseitig.

Auch Trauma und Stress können tief im Fasziensystem des Körpers gespeichert sein – denn Faszien haben nicht nur eine mechanische, sondern auch eine sensorische und emotionale Funktion. Die Faszien, ein bindegewebiges Netzwerk, das Muskeln, Organe und Knochen umhüllt, reagieren empfindlich auf körperliche und seelische Belastungen.

Bei akutem oder chronischem Stress zieht sich das Fasziengewebe als Schutzreaktion des Körpers häufig zusammen. Hält dieser Zustand über längere Zeit an, etwa durch anhaltenden Stress oder traumatische Erfahrungen, kann sich das Gewebe dauerhaft verändern: Es verliert an Elastizität, wird dichter und weniger durchlässig. Die Folge können Bewegungseinschränkungen, Schmerzen und ein verringertes Körpergefühl sein.

Faszien enthalten eine hohe Dichte an Nervenenden und Rezeptoren – darunter Schmerz-, Bewegungs- und Interozeptionsrezeptoren. Emotionale Erfahrungen, insbesondere traumatische, werden nicht nur im Gehirn, sondern auch im Körpergedächtnis gespeichert. Die Faszien können dabei als eine Art „Speicherort" dieser Empfindungen dienen. So kann es vorkommen, dass bestimmte Körperregionen dauerhaft verspannt oder taub erscheinen – ohne dass eine akute Verletzung vorliegt.

In somatischen Therapieformen wie z. B. Somatic Yoga zeigt sich häufig, dass sanfte, bewusste Bewegungen oder Berührungen emotionale Reaktionen hervorrufen – ein Hinweis darauf, dass das Gewebe gespeicherte Erfahrungen freigibt. Durch achtsame Bewegung, Atmung und gezielte Entspannung kann das Fasziengewebe wieder durchlässiger und elastischer werden. Dadurch lassen sich nicht nur körperliche Spannungen, sondern auch emotionaler Ballast lösen.

Die Arbeit mit den Faszien kann so nicht nur zur körperlichen, sondern auch zur psychischen Heilung beitragen.

Embodiment

Was ist eigentlich der Unterschied zwischen Somatics und Embodiment?

In der Welt der Somatics steht vor allem **die innere Wahrnehmung und Erfahrung** im Mittelpunkt. Es geht darum, den eigenen Körper achtsam und aufmerksam zu spüren, körperliche Empfindungen bewusst wahrzunehmen und die Signale des Körpers frühzeitig zu erkennen. So lernst du, sensibler auf deinen Körper zu hören und ihm besser zu vertrauen. Somatics fördert damit ein tiefes Körperbewusstsein und unterstützt dich darin, alte, unbewusste Muster zu erkennen und zu lösen.

Embodiment bedeutet wörtlich übersetzt „Verkörperung" und beschreibt die enge Wechselwirkung zwischen Körper und Psyche. Es geht dabei nicht nur darum, wie sich psychische Zustände im Körper zeigen – etwa durch Gestik, Mimik oder Körperhaltung –, sondern auch darum, wie körperliche Zustände unsere inneren Gefühle und Gedanken beeinflussen können und umgekehrt. Ein einfaches Beispiel: Eine aufrechte Haltung kann ein inneres Gefühl von Stärke, Selbstbewusstsein und Stolz erzeugen, während eine zusammengesunkene Haltung oft mit Unsicherheit oder Traurigkeit einhergeht.

Beide Konzepte – Somatics und Embodiment – verbinden Körper und Geist auf eine tiefgehende, heilende Weise. Sie zeigen uns, wie eng unser körperliches Erleben mit unseren emotionalen und mentalen Zuständen verwoben ist und wie wir durch bewusste Körperarbeit unser gesamtes Wohlbefinden positiv beeinflussen können.

Mikrobewegungen

Im Somatic Yoga braucht es manchmal nur ganz feine Bewegungen des Körpers, die oft kaum zu sehen sind. Diese kleinen, bewussten Bewegungen werden langsam und achtsam gemacht. Ihr Ziel ist es, tiefe Verspannungen in Muskeln und Bindegewebe zu lösen und das Gefühl für den eigenen Körper zu stärken.

Warum sind diese kleinen Bewegungen so wichtig im Somatic Yoga?

Sie helfen deinem Gehirn, neue, gesündere Bewegungsweisen zu lernen und alte, ungünstige Muster loszulassen.

Sie machen dich empfindsamer dafür, ganz feine Veränderungen und Empfindungen in deinem Körper wahrzunehmen.

Sie ermöglichen es, tiefsitzende Verspannungen aufzuspüren und zu lösen, die sich oft über lange Zeit angesammelt haben.

Durch die bewusste Steuerung dieser kleinen Bewegungen kann sich dein Nervensystem beruhigen, was dir hilft, entspannter zu sein und Stress abzubauen.

Weil diese Bewegungen so sanft sind, belasten sie den Körper kaum. Das macht sie besonders gut geeignet für Menschen, die sich gerade erholen, älter sind oder besonders sensibel auf Reize reagieren.

So könnte eine Übung aussehen:

- Ganz feine, kleine Bewegungen in den Füßen, während du entspannt stehst.
- Das Becken langsam und achtsam im Sitzen oder Stehen kreisen lassen.
- Sanfte, kleine Kreise mit dem Kopf machen.
- Die Schultern ganz leicht und mühelos kreisen lassen.
- Im Liegen das Becken behutsam bewegen, während die Füße sicher aufgestellt bleiben.
- Auf allen Vieren sanfte Wellenbewegungen durch die Wirbelsäule fließen lassen.
- Das Steißbein und Becken im Liegen ganz sanft vor- und zurückkippen.
- Die Schulterblätter zart und bewusst zueinander bewegen - im Sitzen, Stehen oder Liegen.
- Die Finger beider Hände sanft strecken und wieder locker lassen - abwechselnd und entspannt.
- Den Nacken lang machen, indem du das Kinn sanft in Richtung Brust sinken lässt - wie ein zartes Nicken.

Neuroplastizität

Früher dachte man, dass sich unser Gehirn nicht mehr verändern könne, sobald es einmal vollständig entwickelt war. Heute weiß man: Es ist nicht festgefahren. Es kann neu geformt und umgebaut werden – und zwar jeden Tag.

Neuroplastizität bezeichnet die Fähigkeit deines Gehirns, sich ständig neu zu vernetzen – abhängig davon, was du denkst, fühlst und tust. Das bedeutet: Du kannst buchstäblich neue „Gedankenwege" entstehen lassen, während alte, gewohnte Pfade mit der Zeit schwächer werden, wenn sie nicht mehr genutzt werden.

Ähnlich wie in der Schule: Vielleicht konntest du damals eine Fremdsprache sprechen. Heute verstehst du sie vielleicht noch, aber flüssig sprechen kannst du sie nicht mehr. Warum? Weil du sie schon länger nicht mehr aktiv verwendet hast. Die Verknüpfungen existieren zwar weiterhin, aber sie sind schwächer geworden. Wenn du diesen Pfaden wieder gezielt folgst, kannst du die Sprache in kurzer Zeit wieder auffrischen. Dein Gehirn speichert die Erinnerungen – manchmal braucht es nur ein wenig Zeit, um sie zu reaktivieren. Doch es funktioniert.

Viele Menschen glauben, sie seien einfach so, wie sie eben sind – und dass sich das nicht ändern lasse. Doch das stimmt nicht. Durch häufiges Wiederholen von Gedanken und Verhaltensweisen können wir unser Gehirn regelrecht renovieren und umprogrammieren – zum Beispiel mithilfe von Affirmationen, die wir täglich wiederholen. Ein positiver Gedanke am Tag ist schon großer Schritt in eine positive Zukunft.

Vielleicht kennst du noch die Geschichte aus meinem zweiten Buch *YOGA Inspiration*?

Ich gehe eine Straße entlang.

Da ist ein tiefes Loch im Gehsteig.

Ich falle hinein.

Ich bin verzweifelt.

Es ist nicht meine Schuld.

Es dauert endlos, wieder herauszukommen.

Ich gehe dieselbe Straße entlang.

Da ist ein tiefes Loch im Gehsteig, ich tue so, als sähe ich es nicht.

Ich falle wieder hinein.

Ich kann nicht glauben, schon wieder am gleichen Ort zu sein.

Aber es ist nicht meine Schuld.

Immer noch dauert es sehr lange, wieder herauszukommen.

Ich gehe dieselbe Straße entlang.

Da ist ein tiefes Loch im Gehsteig. Ich sehe es.

Ich falle noch einmal hinein ... aus Gewohnheit.

Meine Augen sind offen. Ich weiß, wo ich bin.

Es ist meine eigene Schuld.

Ich komme sofort heraus.

Ich gehe dieselbe Straße entlang.

Da ist ein tiefes Loch im Gehsteig.

Ich gehe drum herum.

Ich nehme eine andere Straße.

Das Loch in der Straße ist eine wunderbar anschauliche Metapher dafür, dass wir immer wieder neue Wege und Verhaltensweise etablieren können. Wir alle haben uns aufgrund unserer Geschichte und unseren Prägungen in der Kindheit bestimmte Verhaltensweisen angewöhnt. Und es ist nicht leicht, diese zu verändern, da sie meist zu einem Schutzmechanismus gehören. Doch es ist möglich, dich zu verändern, auch wenn du eine traumatische Erfahrung gemacht hast. Mit liebevoller Präsenz und Geduld.

MERKE:

Neue Verbindungen im Gehirn werden also am besten durch häufiges Wiederholen gestärkt.

Besonders wenn du unter einem Trauma leidest und denkst, das hört nie auf, dann denke daran: Du kannst da rauskommen. Dein Gehirn und dein Körper können sich verändern und dir helfen, zu heilen.

Fang zum Beispiel direkt mit den folgenden Sätzen an, wenn du magst:

Ich bin hier und jetzt in Sicherheit.

Ich habe das schon oft geschafft.

Ich wachse jeden Tag.

Cortisol

Wenn du in deinem Alltag ständig angespannt bist und unter Stress stehst, ist dein Cortisolspiegel sehr wahrscheinlich dauerhaft erhöht. Cortisol ist das sogenannte Stresshormon. Seine Hauptaufgabe besteht darin, den Körper bei akutem Stress in Alarmbereitschaft zu versetzen. Es bereitet uns auf eine mögliche „Flucht" oder einen „Kampf" vor, indem es schnell Energie bereitstellt. Der Sympathikus ist dann dominant.

Bei andauerndem Stress verbraucht der Körper höhere Mengen an Eiweiß und Energie. Ohne die Ausschüttung von Cortisol könnten wir solchen Belastungen kaum standhalten. Das Hormon aktiviert den Sympathikus - den Teil des Nervensystems, der für die Stressreaktion verantwortlich ist. In diesem Zustand werden alle nicht überlebenswichtigen Funktionen - wie die Verdauung - zunächst heruntergefahren, denn in einer als bedrohlich empfundenen Situation geht es erst einmal ums Überleben.

Problematisch wird es dann, wenn der Cortisolspiegel über längere Zeit nicht mehr absinkt. Das bedeutet, dass die bereitgestellte Energie nicht abgebaut wird, sondern im Körper „stecken bleibt". Die Folge: Es fällt zunehmend schwerer, sich zu entspannen und innerlich zur Ruhe zu kommen.

Genau diese Regenerationsphase ist aber entscheidend - denn nur wenn der Körper in den Parasympathikus-Modus wechselt, können Atmung, Blutdruck und insbesondere die Verdauung wieder normal funktionieren. Hier kann das regelmäßige Praktizieren von Somatic Yoga helfen, den Cortisolspiegel dauerhaft zu senken. Wenn dann Verdauung und Stoffwechsel wieder stabiler funktionieren, kann sich gegebenenfalls dein Gewicht reduzieren oder du nimmst nicht weiter zu.

MERKE:

Sympathikus → hoher Cortisolspiegel → Verdauung wird heruntergefahren

Parasympathikus → Cortisolspiegel sinkt → Verdauung funktioniert wieder

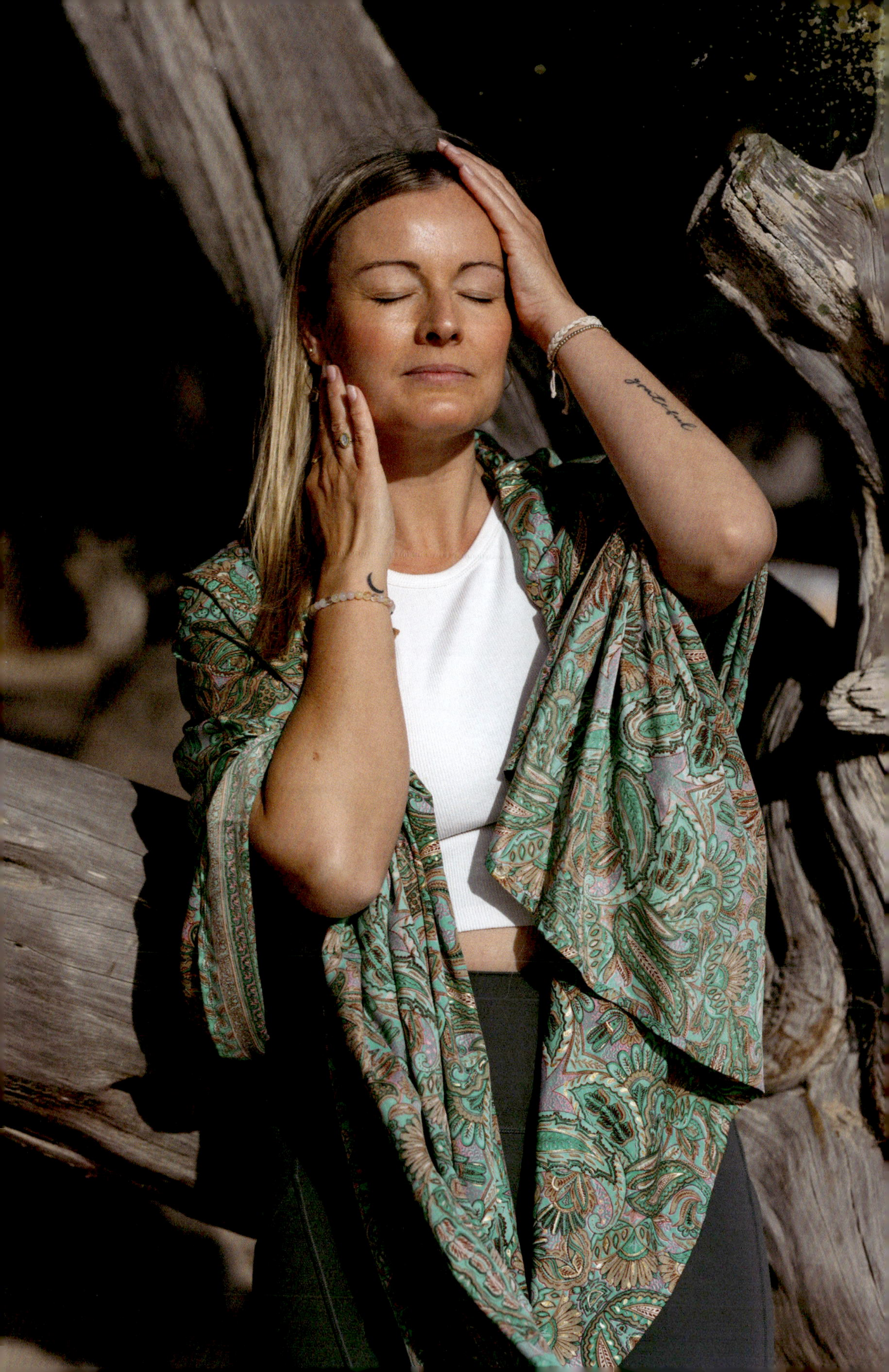
grateful

Anwendung und Regulation – Somatic Yoga in der Praxis

Jetzt wird es endlich praktisch: In diesem Buch findest du eine Vielzahl an Übungen, die dein Nervensystem regulieren und deinen Vagusnerv aktivieren. Sie schenken dir ein Gefühl von Sicherheit und Erdung, helfen dir, Spannungsmuster zu erkennen und abzubauen, und unterstützen dich dabei, deine Atmung zu verbessern. Darüber hinaus fördern sie deine Selbstwahrnehmung und setzen Kuschelhormone wie Oxytocin frei, die dein allgemeines Wohlbefinden stärken. Außerdem findest du geeignete Atemübungen zur somatischen Wahrnehmung.

Oh ja, in diesem Buch findest du wirklich eine ganze Menge Übungen.

Warum so viele?

Durch die Vielzahl an abwechslungsreichen Übungen steigt die Chance, dass du genau die Übungen findest, die dich wirklich weiterbringen. Du darfst dich neugierig auf eine spannende Entdeckungsreise begeben, ausprobieren, spüren und experimentieren. Sei dabei so offen und neugierig wie ein kleines Kind, das die Welt zum ersten Mal entdeckt - mit Freude und Staunen. Lerne dich neu kennen und spiele mit den Varianten, die ich dir zu jeder Übung anbiete. Ich wünsche dir jetzt schon ganz viel Freude und Heilung auf diesem Weg.

Nutze die Übungen in diesem Buch gezielt (z. B. bei innerer Anspannung), vorbeugend, therapeutisch (sprich dazu mit deinem Arzt oder Therapeuten) oder ausgleichend. Aber: Bleib dran. Dein Körper und dein Nervensystem werden es dir danken.

Und die Übungen, die besonders gut und auf magische Weise auf dich gewirkt haben, kannst du dann hinten in deine **Magic Moments**-Liste eintragen.

So schön: Für die Regulation deines Nervensystems brauchst du keine teuren Geräte - dein wichtigstes Werkzeug hast du immer dabei: deinen eigenen Körper.

Zu jeder Übung findest du die folgenden Informationen:

Ausführung: Hier erkläre ich dir, wie du die Haltung einnehmen kannst. Die Betonung liegt hier auf „kannst“, denn gerade im Somatic Yoga möchten wir spüren und bewusst wahrnehmen, ob wir nicht doch eine Anpassung vornehmen sollten, um uns in der Haltung wohler zu fühlen. Ich gebe hier also nur eine Hilfestellung und du entscheidest dann, wie es für dich am besten passt. Dies ist mir sehr wichtig.

Variationen: Hier biete ich dir Variationen in der Haltung an, die dir dabei helfen sollen, deine Wohlfühlposition zu finden. Es können hier auch Ideen dabei sein, die noch einmal ganz andere Empfindungen in uns erzeugen können. Erinnere dich gern an den Spruch aus dem Vorwort: *„Wer spürt, hat recht!"*

Wahrnehmung: Hier biete ich dir Körperteile oder Bereiche an, in die du hineinspüren könntest. Ich empfehle dies vor allem Anfängern, die noch nicht so lange auf ihrer achtsamen Reise zum eigenen Körper sind. Solltest du schon tiefer mit dir verbunden sein, so empfehle ich dir ein sogenanntes Offenes Gewahrsein. Dies bedeutet, dass du innerlich komplett offen bleibst, für alles, was sich zeigt - egal in welchem Bereich deines Körpers.

Herzensimpuls: Hier findest du zusätzliche Impulse und Informationen zur jeweiligen Übung, die dich vielleicht inspirieren oder dir dabei helfen, die Übung und ihre Wirkung noch besser zu verstehen.

Vergiss nach der Übung das **Nachspüren** nicht. Im Somatic Yoga sollte es immer den Raum und die Zeit dafür geben, nach einer Übung noch einen Moment nachzuspüren und zu fühlen, was gerade im Körper passiert ist. Dies ist wichtig, damit wir die Erfahrung bewusst integrieren und daraus wachsen können. Gehen wir nach einer Übung direkt zur nächsten über ohne nachzuspüren, so bleibt die Erfahrung unbewusst und uns fehlt die Information, was diese Übung in uns bewirkt hat.

Und nun geht es los. Bei allen Übungen ist Eines besonders wichtig, vergiss das bitte nie:

Genieße dich in deinem wundervollen und einzigartigen Körper. Öffne dich für die vielen Geschenke und Wunder, die in deinem Inneren auf dich warten.

Soma-Quickie 8

Wie fühlst du dich jetzt gerade? Schließe einmal kurz deine Augen und beschreibe in drei kurzen Sätzen, wie du dich gerade fühlst oder welche körperlichen Empfindungen in diesem Moment gerade da sind.

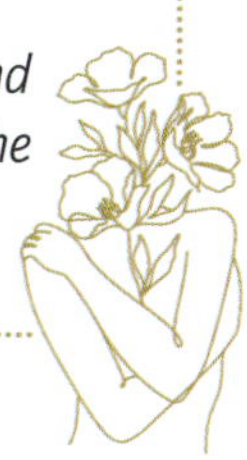

Vorbereitungen für deine somatische Praxis

Bevor du mit somatischen Übungen oder deiner Yogapraxis beginnst, nimm dir etwas Zeit, um einen Raum der Ruhe, Sicherheit und Geborgenheit zu erschaffen, an dem du ungestört üben und in dich hineinspüren kannst. Hier darf es so richtig kuschelig und gemütlich sein. Vielleicht ist es ein Raum oder eine Ecke, in der du weiches warmes Licht hast und deine Lieblingskissen, Decken, Kerzen, Düfte und Edelsteine liegen bereit. Erkläre deinem Partner, deinen Kindern oder Mitbewohnern, warum dieser Raum so wichtig für dich ist und dass du hier ungestört sein möchtest.

Das Wunderschöne an Somatic Yoga ist: **Du kannst es immer praktizieren**, weil es den aktuellen Zustand deines Körpers mitfühlend berücksichtigt!

Passe deine somatische Yogapraxis stets deinem aktuellen Zustand an. Die ruhigen und sanften Übungsfolgen kannst du auch üben, wenn du krank bist oder dich energielos fühlst. Im Somatic Yoga findest du ganz bestimmt die Ruhe und den Frieden in dir, die du gerade brauchst. Dies stärkt deine innere Kraft und die Verbundenheit zu dir selbst.

Wie schön ist es, dass gerade in den Zeiten, in denen wir uns schwach, kraftlos, traurig oder verletzlich fühlen, Somatic Yoga ein heilsames Geschenk ist, das uns hilft, diese Phasen liebevoll anzunehmen und mit sanftem Yoga zu begleiten.

Somatic Yoga ist Selbstliebe pur.

Im Somatic Yoga schließen wir so oft wie nur möglich die Augen, um ganz bei uns zu sein und uns nicht ablenken zu lassen. Wir beginnen stets mit Erdung und schaffen einen sicheren Raum in uns. Ohne Druck und ohne „Peak-Pose" fließen wir behutsam, ohne die übliche „höher, schneller, weiter"-Mentalität, durch die Sequenzen.

Nimm dir bitte nach jeder Übung oder Sequenz ausreichend Zeit zum Nachspüren. Im Somatic Yoga sollte immer genug Zeit vorhanden sein, um innere Prozesse und körperliche Empfindungen wahrzunehmen. Nur so bemerken wir auch, ob eine Übung uns hilft oder nicht.

Impuls

Frage dich zu Beginn deiner Praxis, was du gerade brauchst. Ist es Liebe, Aufmerksamkeit, Geborgenheit, Verständnis, Ruhe, Sanftheit, Mut, Kraft, Entspannung oder etwas ganz anderes? Mache dir dann bewusst, dass alles bereits in dir ist. Starte deine somatische Praxis mit der Intention, dies nun in dir selbst zu finden. Bleibe in den Übungen neugierig und offen für alles, was sich zeigt. Wenn du deine Qualität in dir gefunden hast, genieße es, sei stolz auf deinen inneren Schatz und deine einzigartige innere Welt. Alles, was du brauchst, ist bereits in dir vorhanden. Notiere die Übungen, in denen du diese Qualität gefunden hast, in den ***Magic Moments*** *am Ende des Buches.*

Signale beim Üben richtig verstehen

Mit der Zeit wirst du lernen, wie dein Körper und dein Nervensystem mit dir kommunizieren.

Körper und Nervensystem senden bestimmte Signale, wenn sich etwas löst oder sich ihr Zustand verändert.

Über diese Zeichen deines Körpers kannst du dich freuen:

- du musst gähnen
- du musst seufzen
- du musst schlucken
- du musst weinen
- du musst dich schütteln
- du beginnst zu zittern oder zu beben
- es entsteht Wärme oder Kälte
- es kribbelt
- dein Bauch macht Geräusche (Verdauung kommt wieder in Gang)
- es entsteht Speichelfluss (steht auch für Verdauungsaktivität)
- dein Atem fließt wieder ruhiger
- dein Herzschlag wird langsamer
- du fühlst dich wie ein Faultier

Der „Faultiermodus" im Somatic Yoga ist eine liebevoll-ironische Bezeichnung für eine besonders langsame, passive und entschleunigende Übungspraxis. In diesem Zustand bewegst du dich nur minimal oder gar nicht. Du darfst liegen, atmen, spüren – und einfach nur sein.

Ich liebe das Symbol des Faultiers, denn das Faultier steht symbolisch für Ruhe, Energieeffizienz und radikale Langsamkeit – Qualitäten, die in unserer oft hektischen Welt selten Raum finden. Dieser Modus ist nicht etwa Ausdruck von Faulheit, sondern ein kraftvoller Zugang zu Regeneration, Achtsamkeit und Selbstliebe.

Auch wenn es von außen so aussehen mag, als würdest du „nichts tun", geschieht in deinem Inneren oft sehr viel. Die langsame, achtsame Präsenz öffnet Räume für tiefe Prozesse. Du darfst dich anlehnen, loslassen, auftanken – ohne etwas leisten zu müssen. Denn genau darin liegt die Kraft des Faultiermodus: im bewussten Nicht-Tun.

So bringst du Abwechslung und neuen Schwung in deine Praxis

Um immer wieder frischen Wind in deine Praxis zu bringen, kannst du Übungen miteinander kombinieren. Besonders die Asanas aus den ersten beiden Kapiteln (z. B. die Übungen für Erdung und Sicherheit ab Seite 78 oder die Übungen für mehr Körperbewusstsein ab Seite 158) lassen sich wunderbar mit den Übungen für den ventralen Vagusast oder den Atemübungen verbinden. So entsteht immer wieder eine neue abwechslungsreiche Praxis, die neue Impulse setzt, neue innere Erfahrungen erzeugt und inspiriert.

Kombinationsmöglichkeiten:

- Sufi-Kreise und Summen
- Freies Bewegen auf allen Vieren und Löwengebrüll
- Liegender Twist und Gähnen
- Halbmond und S-Atmung
- Tiefe Hocke und AUOM-Tönen
- Vorbeuge und Pausbacken
- Taube und Summen
- Eidechse und Finde deinen Klang
- Sprinter und Verlängerte Ausatmung
- Shavasana und Tiefe Bauchatmung
- Päckchen packen und Salamander-Augenübung
- Kopfkreise und Summen

Der Wirksamkeitstest

Ob eine der folgenden Übungen bei dir wirkt und dein Nervensystem reguliert, kannst du übrigens ganz einfach testen:

- Bewege deinen Kopf ein paar Mal von links nach rechts und spüre dabei in deinen Nacken hinein. Wie verspannt ist er? Gibt es feste Stellen? Wie weit kannst du den Kopf drehen? Merke dir die Ausgangssituation, indem du dir abspeicherst, bis zu welchem Gegenstand deine Augen wandern konnten (z. B. ein Bild an der Wand, Rand des Vorhangs etc.)

- Mache nun eine der Übungen, die besonders starken Einfluss auf den Vagusnerv haben: Ohrmassage, Salamander-Übung, Hals ausstreichen, Zugendehnung, Halsdehnung mit Kussmund, Boje, S-Atmung, Physiologischer Seufzer oder Summen.

- Danach drehe deinen Kopf noch einmal hin und her und spüre, ob sich etwas verändert hat. Wenn eine Übung gut für unser Nervensystem funktioniert, was nicht bei allen Übungen der Fall sein muss, dann solltest du mehr Beweglichkeit im Nacken spüren und den Kopf weiter drehen können als zuvor.

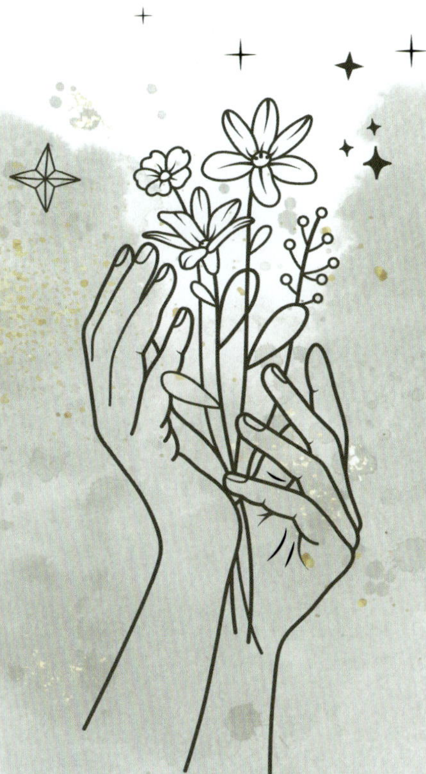

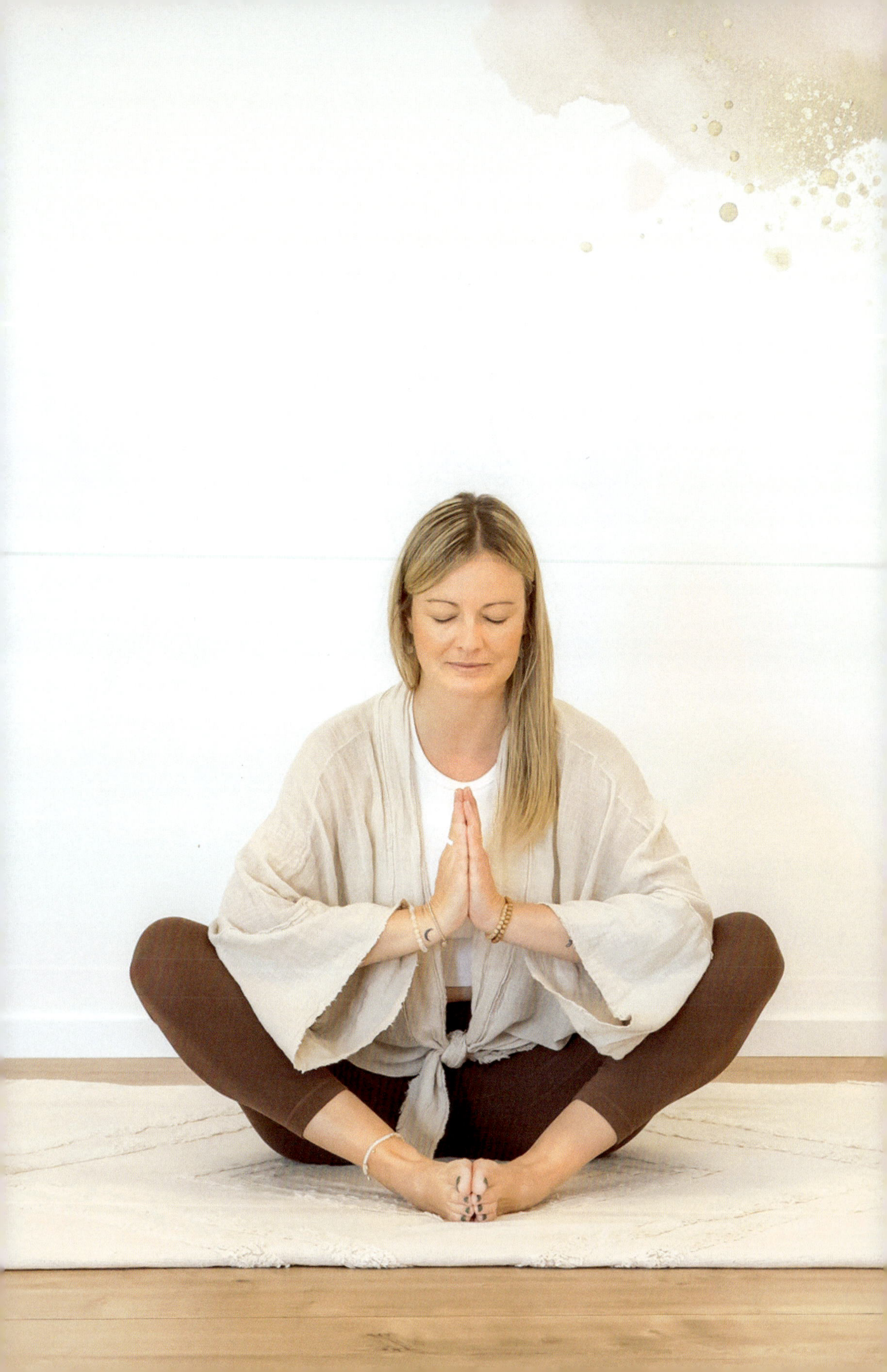

Übungen

Übungen für Erdung und Sicherheit

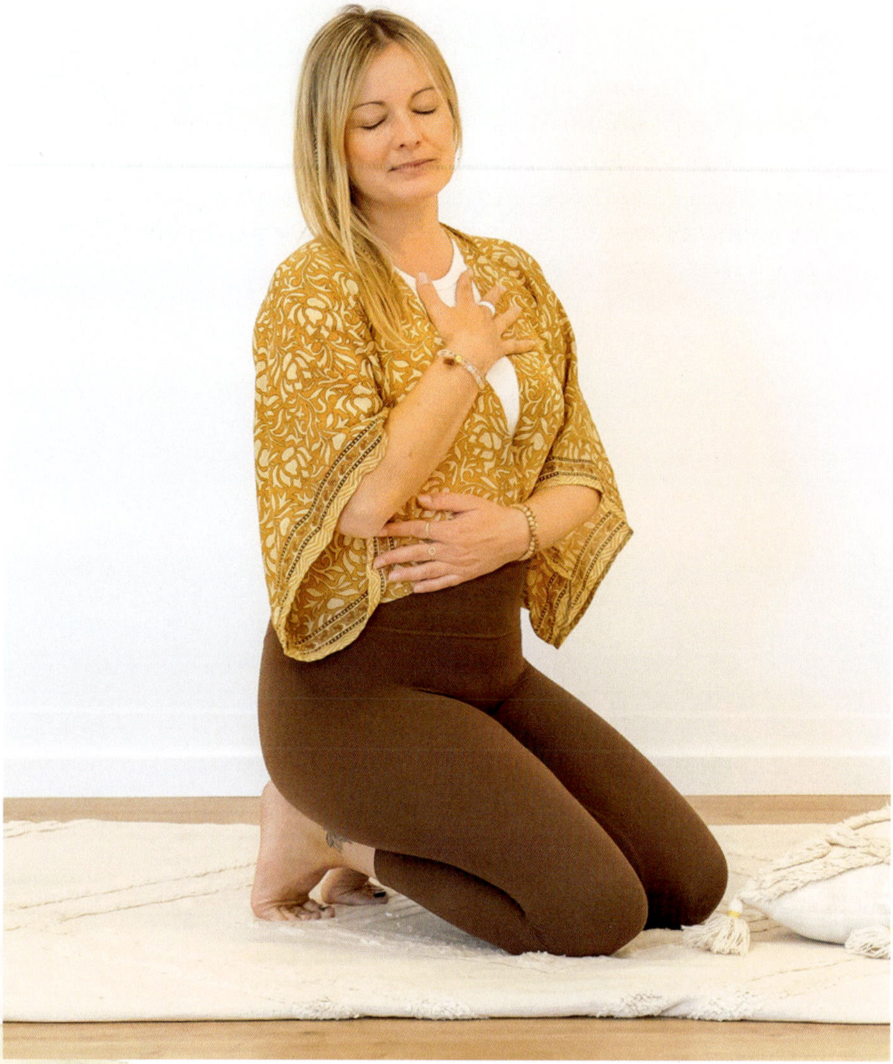

… die Basis und Grundlage für jede somatische Erfahrung.

Wir erinnern uns: Damit unser Nervensystem aus dem alltäglichen Stressmodus (Sympathikus) in den ruhigen und entspannten parasympathischen Zustand wechselt, braucht es eine sichere Umgebung, die Vertrauen und Erdung schafft. Dies ist die Basis für jede tiefe somatische Erfahrung in deinem wundervollen Körper.

Impuls

Denke einmal komplett um. Sei stolz, wenn du sagen kannst: Ich habe eine Stunde auf dem Rücken liegend verbracht und mich kaum bewegt. Von außen mag dies erscheinen, als sei ich faul und träge. Aber die wirkliche Arbeit hat in mir stattgefunden oder mich so viel näher zu mir selbst gebracht.

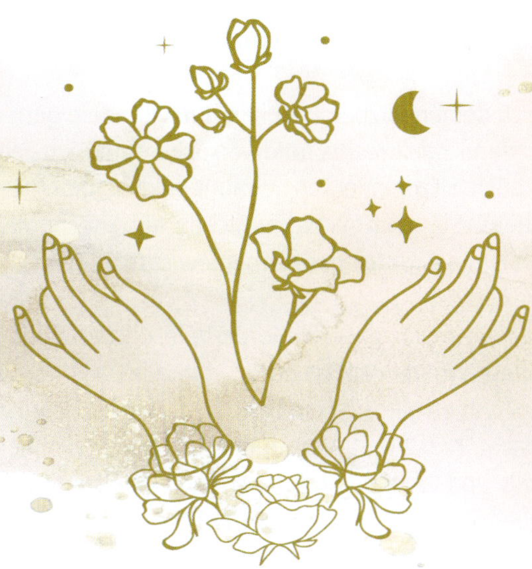

ERDUNG

Du bist sicher, gehalten und getragen – egal, was passiert.

Ausführung: Lege, setze oder stelle dich auf eine bequeme Unterlage. Spüre alle Körperteile, die in Kontakt mit dem Boden sind und verwurzele dich. Eine detailliertere Anleitung findest du in den Variationen. Übe mindestens drei Minuten. Die Übung kann auf 10 Minuten oder mehr ausgedehnt werden.

Variationen:

Im Liegen: Spüre nacheinander alle Teile deines Körpers, die den Boden berühren: Fersen, Beine, Gesäß, Rücken, Schultern, Arme, Hände und Kopf. Du kannst die Beine ausstrecken oder aufstellen. Noch mehr Erdung im unteren Rücken kannst du spüren, wenn du die Füße aufgestellt hast. Dies ist meine Empfehlung. Siehe auch Übung Shavasana.

Im Stand: Stelle dich bequem auf deine Unterlage. Nimm deine beiden Füße am Boden wahr. Spüre die beiden großen Zehen. Dann richte deine Aufmerksamkeit auf die kleinen Zehen. Spüre deine Mittelfüße, dann deine Fußsohlen. Nimm auch deine beiden Fußgelenke wahr. Verlagere nun dein Gewicht abwechselnd auf die Fußaußenkanten, dann auf die Innenkanten. Dann verlagere dein Gewicht mehr auf die Vorderfüße, dann mehr auf die Fersen. Finde irgendwann die Mitte, in der du beide Füße gleichmäßig belastest und ganz stabil und gut geerdet stehst.

Im Sitzen: Spüre zu deinen Sitzbeinknochen hin. Verlagere gern dein Gewicht etwas mehr nach links, dann nach rechts, und versuche deine Sitzbeinknochen zu erspüren. Sie werden auch Sitzbeinhöcker genannt und befinden sich am unteren Teil des Beckenknochens. Sie sind im Wesentlichen ein knöcherner Vorsprung, der in sitzender Position einen Großteil des Körpergewichts trägt.

Wahrnehmung: Stelle dir vor, dass die Körperteile, die den Boden berühren, Wurzeln schlagen. Über diese Wurzeln ziehst du dir nun alles aus der Erde, was du gerade für ein glückliches und erfülltes Leben benötigst. Zum Beispiel Sicherheit, Stabilität, Hoffnung, Zuversicht, Kraft, Mut, Vertrauen, Leichtigkeit, Freiheit, Gelassenheit ...
Alle Dinge, Gefühle und Empfindungen, die dich aktuell eher belasten und beschweren, lasse nun über deine Wurzeln in den Boden sickern. Befreie dich so innerlich von allem, was dich beschwert und blockiert.

Herzensimpuls: Diese Übung ist wichtig und bildet die Basis für somatische Erfahrung! Ich empfehle dir, dich so oft wie möglich zu erden. Wenn du nur eine Übung aus diesem Buch mitnimmst, dann lass es diese hier sein. Du kannst diese Übung überall im Stehen, Sitzen oder Liegen ausführen. Übungen müssen verinnerlicht werden, dazu sollten wir sie häufiger wiederholen, um sie dann in den Situationen, in denen wir sie ganz dringend brauchen, auch schnell abrufen zu können.

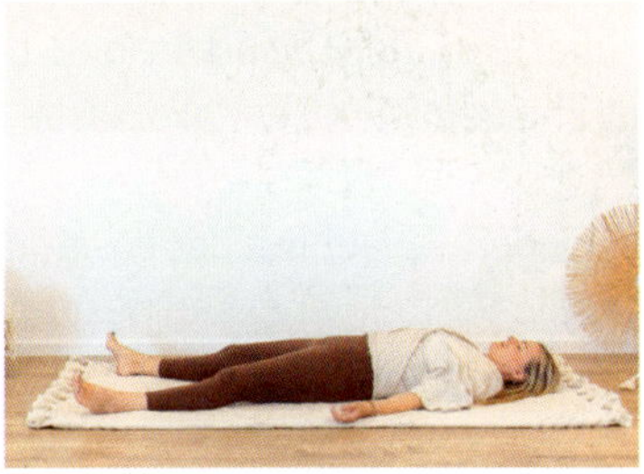

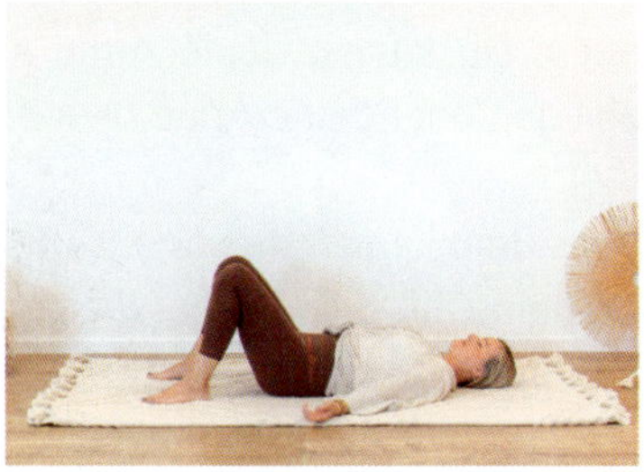

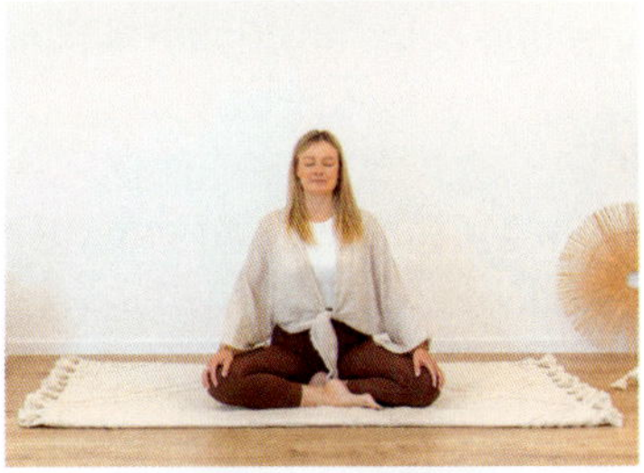

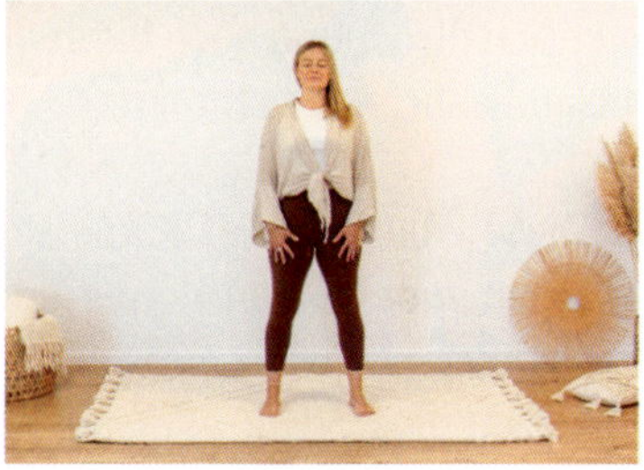

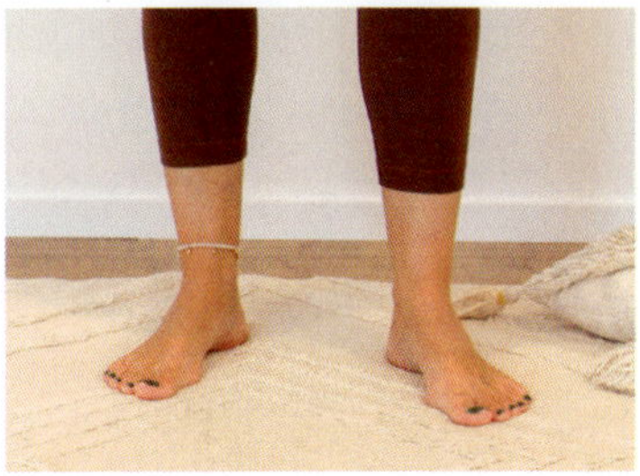

LIEGENDER TWIST

Rotationen schenken uns innere Ruhe und Balance.

Ausführung: Komme auf deine weiche Unterlage und lege dich auf den Rücken. Stelle nun beide Beine auf und lasse sie sanft zu einer Seite gleiten. Drehe den Kopf in die entgegengesetzte Richtung und breite deine Arme auf Schulterhöhe aus. Deine Handflächen zeigen nach oben. Halte für 3–5 Minuten und übe dann auf der anderen Seite.

Variationen: Du kannst deine Arme auch über den Kopf strecken und dort am Boden ablegen oder deine Arme beugen und ablegen wie zwei Kaktusäste.

Dein oberes Bein kannst du vor das untere schieben. Spiele mit der Position deiner Arme und Beine, bis dein Körper dir sagt, dass die Position angenehm ist und sanft verspannte Bereiche öffnet.

Wahrnehmung: Spüre die Rotation in deinem Oberkörper (Bauch und Rücken). Vielleicht wirkt sich die Übung auch bis in die Arme und Beine aus. Spüre hin und nimm alles achtsam wahr, was sich zeigt.

Hinweis: Diese Übung öffnet Körperstellen, die wir sonst schwer erreichen. Lasse dich hier fallen, erde deinen Körper und atme tief in die Bereiche hinein, die hier geöffnet werden.

Herzensimpuls: In dieser Übung drehen wir uns und schauen zu beiden Seiten. Die Übung hilft uns dabei, mehrere Blickwinkel in Betracht zu ziehen und allgemein im Leben flexibel zu bleiben.

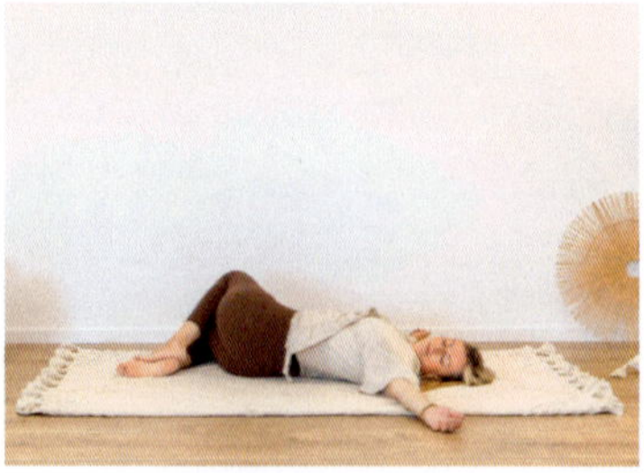

BEWEGTER LIEGENDER TWIST

Innere Balance entsteht, wenn wir uns sanft bewegen statt festzuhalten.

Ausführung: Nimm die Position Liegender Twist ein wie oben beschrieben. Bewege nun das obere Knie und öffne deine Hüfte. Dabei gehe nur so weit, dass das untere Knie noch am Boden bleibt. Öffne und schließe hier einige Male langsam und achtsam.

Variation: Anstatt nur die Beine zu öffnen und zu schließen, kannst du auch beide Arme gestreckt aufeinanderlegen und zusammen mit den Beinen öffnen und schließen.

Wahrnehmung: Richte deine Aufmerksamkeit hier auf die feinen Empfindungen in Bein und Hüfte.

Herzensimpuls: Übe langsam und achtsam. Erinnere dich daran, dass weniger mehr ist. Es ist eine einfache und sanfte Übung, die aber doch so viel in dir bewirken kann. Gib dir Zeit, lasse Ehrgeiz und Druck, immer etwas leisten zu müssen, los.

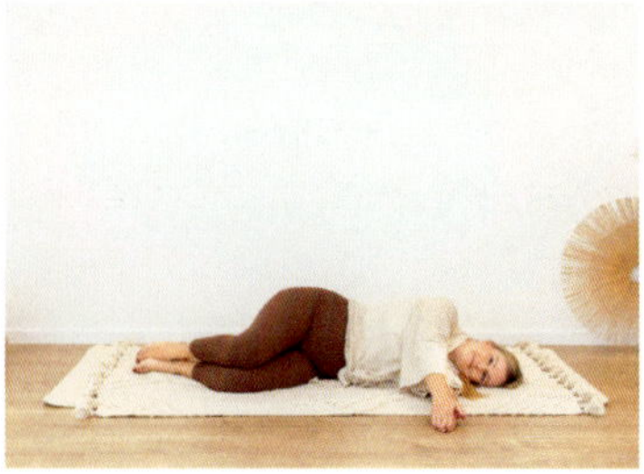

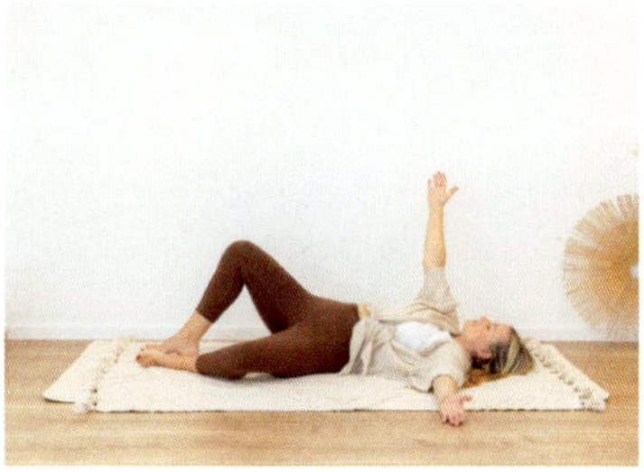

SEITLAGE

Lass die Spannung sanft entweichen und gib dich dem Moment hin.

Ausführung: Finde eine weiche Unterlage (Yogamatte, Decke, Teppich) und lege dich auf eine Körperseite. Finde eine angenehme Position für Beine und Arme. Schiebe sie vor und zurück, bis du richtig bequem liegen kannst. Bleibe hier mindestens für 3 Minuten und sinke in die Position hinein. Danach übe auf der anderen Seite.

Variationen: Um einen guten Halt zu finden, schiebe das obere Bein am unteren vorbei nach vorne.

Du kannst alternativ auch ein Kissen oder Yoga-Bolster unter dein oberes angewinkeltes Bein legen.

Wahrnehmung: Spüre deine Körperseite, die in den Boden sinkt. Lass deinen Körper tiefer und tiefer in die Erde sinken. Vielleicht hilft dir hier die Vorstellung eines Hochhauses, das in sich zusammenfällt. Kollabiere, falle zusammen, gib jede Art von Anspannung und Kontrolle ab. Die Schwerkraft unterstützt dich dabei.

Hinweis: Diese Übung gehört auch zu den wichtigsten Übungen im Somatic Yoga, da wir hier vollkommen loslassen können. Die Übung kann sehr lange gehalten werden, während wir Erdung und Halt entlang einer Körperseite wahrnehmen. Die linke Seite ist unsere weibliche Seite (Yin), die rechte Seite ist die männliche Seite (Yang). Auf der linken Seite befindet sich das Herz näher am Boden.

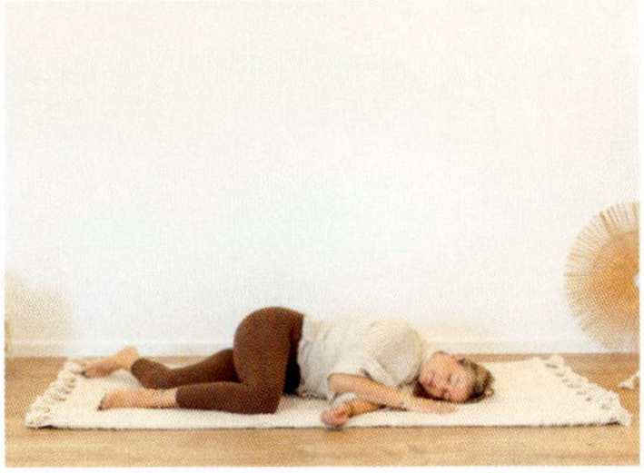

Herzensimpuls: Mein damaliger Lehrer gab mir einen ungewöhnlichen Rat: Ich sollte in dieser Position innerlich kollabieren. Diese Vorstellung öffnete mir eine neue Tür. Sie half mir, noch tiefer loszulassen und mich ganz dem Moment hinzugeben – mehr, als ich es je zuvor gewagt hatte. Dabei wurde mir etwas sehr Wesentliches bewusst: Wenn wir lernen, das innere Kollabieren bewusst und regelmäßig zu üben, muss uns das Leben nicht irgendwann dazu zwingen. Es ist ein sanftes Sich-Hingeben, ein freiwilliges Aufgeben von Widerstand, das uns stark macht und heilt.

HALBMOND

Öffne sanft deine Flanken und spüre die unendliche Weite, die entsteht.

Ausführung: Komme in die Rückenlage. Schiebe nun deine beiden Beine gestreckt zu einer Seite. Du kannst ein Fußgelenk über das andere legen. Bringe nun deinen Oberkörper zur gleichen Seite und strecke deine Arme über Kopf. Du bist nun krumm wie eine Mondsichel oder auch eine Banane. Übe mindestens 3 Minuten pro Seite.

Variation: Du kannst hier auch deine beiden Ellbogen mit den Händen greifen und die Arme in dieser Variante über dem Kopf ablegen. Spiele mit der Armposition und finde eine angenehme Haltung für dich.

Wahrnehmung: Atme in deine geöffnete Flanke und spüre die Weite in deinem Brustkorb. Auch die Rippenbögen dürfen sich weiten und Anspannung darf sich sanft lösen.

Herzensimpuls: Baue immer wieder Übungen in deine Praxis ein, die dir ein Gefühl von Freiheit und Weite schenken, besonders in Zeiten, in denen sich dein Leben eng und starr anfühlt.

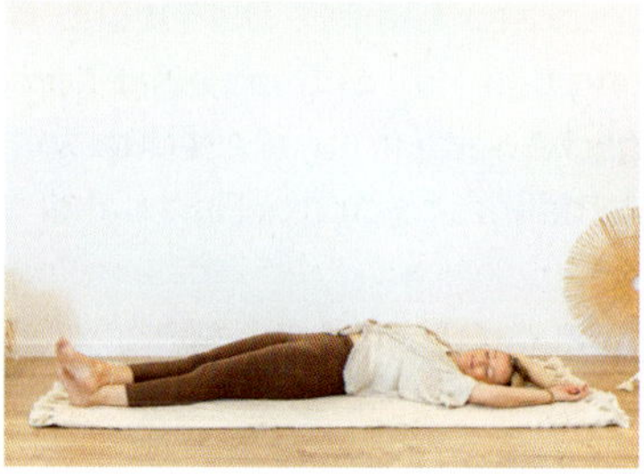

STERN

Du darfst leuchten und strahlen wie ein Stern.

Ausführung: Komme in die Rückenlage. Öffne deine Arme weit, strecke sie und lege sie bequem am Boden ab. Öffne auch die gestreckten Beine und lege sie bequem ab. Genieße für mindestens 3 Minuten.

Variationen: Kombiniere diese Haltung mit der Übung Full-Body-Breathing, um noch mehr Weite in deinem Soma zu spüren.

Kombiniere die Haltung mit der Softness-Atmung, um den ganzen Körper in die Weichheit zu bringen.

Wahrnehmung: Spüre hier die Weite und Freiheit im Körper. Die Achseln bekommt Luft zum Atmen und auch dein Becken hat hier viel Raum zum Entspannen. Dein Rücken kann komplett loslassen.

Hinweis: Hier geht es nicht darum, die Arme und Beine so weit wie nur möglich zu öffnen. Es geht vielmehr darum, deine Wohlfühlposition zu finden, in der du körperliche Freiheit spüren kannst.

Herzensimpuls: Nimm Raum ein. In meiner jahrelangen Arbeit als Yogalehrerin habe ich viele Menschen gesehen, die sich in den Asanas wenig Raum nehmen. Ihre Hände und Füße stehen sehr nah zusammen, sie wollen sich immer noch klein machen und das drückt sich über ihre Haltung aus. Der Stern lädt uns ein, weit und groß zu werden, uns zu zeigen mit allem, was zu uns gehört. Im Somatic Yoga wollen wir uns genau dies erlauben: sich mit allen Gefühlen zeigen und Verletzlichkeit zur Stärke machen!

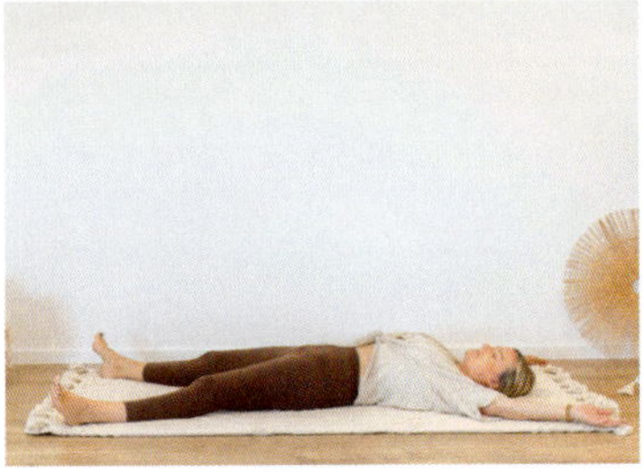

BAUCHLAGE

Entspanne deinen ganzen Körper. Die Erde trägt dich.

Ausführung: Komme auf deiner bequemen Unterlage in die Bauchlage. Lege deinen Kopf gern auf den Händen ab. Lasse deine Füße nach außen oder innen fallen. Finde deinen bequemen Beinabstand. Bleibe mindestens 3 Minuten in der Position.

Variation: Der liegende Baum. Winkle ein Bein an und drehe deinen Kopf in die entgegengesetzte Richtung.

Wahrnehmung: Spüre die Entspannung in der geerdeten Vorderseite deines Körpers. Entspanne vor allem den Bauch, das Zwerchfell und den Brustkorb. Werde schwerer und schwerer.

Wenn du sonst meist auf dem Rücken liegst, was ja im Yoga üblich ist, dann nimm hier einmal genau wahr, was die Bauchlage Gutes für dich und deinen Körper mit sich bringt.

Herzensimpuls: Besonders Frauen möchten eine schöne Silhouette und einen flachen Bauch haben. Häufig ziehen sie den Bauch ein. Lasse diesen Anspruch in dieser Übung bitte einmal komplett los und entspanne deinen ganzen Bauch. Schenke so deinen inneren Organen Raum und Weite.

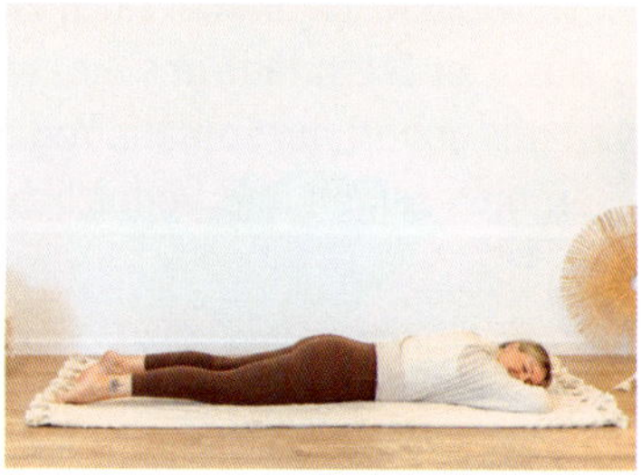
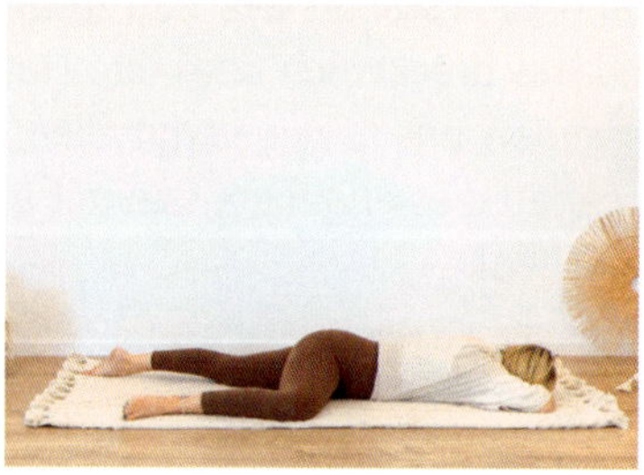

KIND

Werde klein und rund wie ein Baby im Bauch der Mutter. Finde Ruhe und Geborgenheit in dir selbst.

Ausführung: Komme in den Vierfüßlerstand und schiebe langsam dein Gesäß in Richtung deiner Fersen. Lege nun deinen Kopf ab und deine Arme bequem neben dich. Bleibe mindestens 3 Minuten hier.

Variationen: Sollte dein Kopf den Boden noch nicht erreichen, so lege eine gefaltete Decke unter deine Stirn. Du kannst deine Arme auch über den Kopf strecken und dort am Boden ablegen. Öffne deine Knie so weit, dass sich dein Bauch entspannt und genug Raum bekommt.

Strecke deine Arme über dem Kopf aus und neige Arme und Oberkörper etwas zur Seite. Spüre nun die Flankendehnung, siehe Bild 2. Übe dann auf der anderen Seite.

Lege gern eine Decke über deinen ganzen Körper, sodass du wie in einem kleinen Zelt der Geborgenheit verweilst.

Wahrnehmung: Spüre und genieße die Momente des Rückzugs. Du darfst dich abgrenzen und vom Außen abschotten. So kommst du ganz bei dir selbst an. Spüre, wie sich dein Körper in dieser Haltung des Schutzes anfühlt.

Herzensimpuls: Wiederhole hier gern das Mantra „Ich bin ganz bei mir“, „Ich bin für mich da“ oder „Ich sorge gut für mich“.

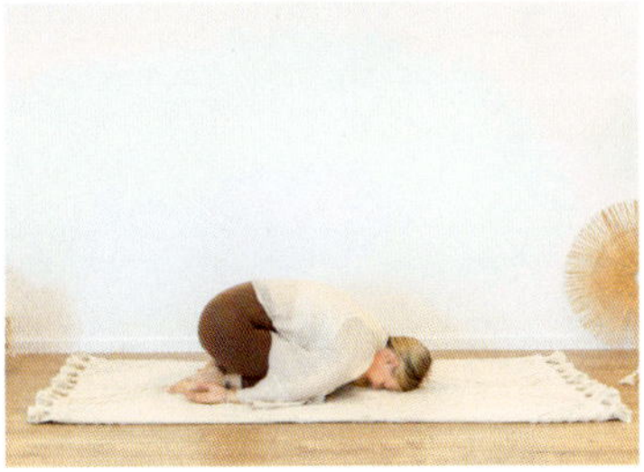

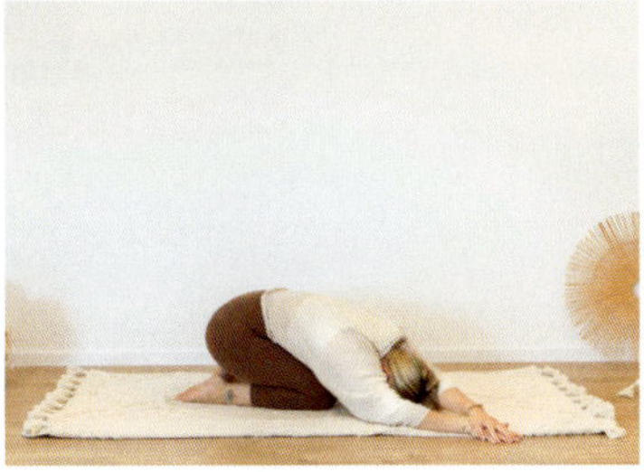

FROSCHKIND

Verbinde dich mit der Erde und genieße die Weite in deinem Becken.

Ausführung: Komme auf alle viere (Hände und Knie). Öffne nun deine Knie in etwa yogamattenbreit und schiebe dann dein Gesäß nach hinten in Richtung Fersen. Lege deine Stirn bequem auf den Händen oder Unterarmen ab. Halte und genieße für mindestens 3 Minuten.

Variation: Spüre, wie weit du deine Beine öffnen möchtest. Jedes Hüftgelenk und jedes Knie ist anders. Finde deine Position, in der du gut in dich und die Haltung eintauchen kannst.

Wahrnehmung: Spüre die Öffnung in deinem Unterbauch, Becken, unteren Rücken und in den Beinen.

Herzensimpuls: Verbinde dich hier mit der stützenden Kraft von Mutter Erde. Gib Ballast ab. Du bist in dieser Position sowohl dir selbst als auch der Erde zugewandt und mit ihr verbunden. Die Froschbeine erinnern uns zusätzlich an das Element Wasser. Lasse alles durch dich hindurchfließen - Energie, Blut, Atem, Entspannung, einfach das ganze Leben.

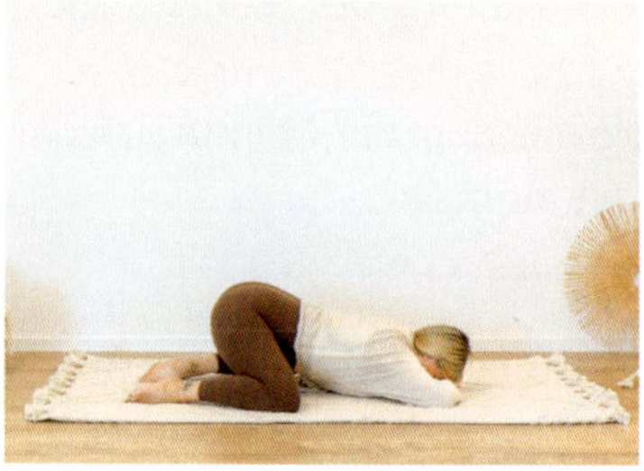

SHAVASANA

Entspanne deinen ganzen Körper und gib die Schwere an den Boden ab. Du bist sicher, gehalten und getragen.

Ausführung: Lege dich auf eine weiche Unterlage (Yogamatte, Decke, Teppich). Gib deinen Beinen etwas Raum und lasse die Füße bequem nach außen fallen. Lege deine Arme neben dir ab und drehe die Handflächen nach oben. Erde deine Schulterblätter und deinen unteren Rücken. Bleibe hier für mindestens 8 Minuten.

Variationen: Solltest du Beschwerden im unteren Rücken haben, so stelle deine Beine auf. So kann sich der untere Rücken noch mehr erden und loslassen.

Um mehr Weite im Unterbauch und im Becken zu bekommen, kannst du deine angewinkelten Beine auch sanft zu den Seiten ablegen. Die Position ist auch als liegender Schmetterling bekannt.

Wahrnehmung: Spüre die Teile deines Körpers, die den Boden berühren. Lasse diese Bereiche noch mehr in die Erde sinken, als wolltest du mit deinem Körper einen Abdruck in der Erde hinterlassen. Gib dich hin, lass deinen Körper schmelzen und weich werden. Werde mit jedem Atemzug weicher und durchlässiger.

Hinweis: Diese Übung bildet zusammen mit Erdung und Verwurzelung die Basis für jede somatische Erfahrung und Somatic Yoga, da wir hier den ganzen Körper sicher und geerdet am Boden spüren. Es ist eine Übung, in der wir besonders gut loslassen und entspannen können. Sie kann im Somatic Yoga sehr lange gehalten werden, während innere Prozesse beobachtet werden.

Herzensimpuls: Erlaube dir, einfach nur dazuliegen, ohne etwas leisten zu müssen. Du darfst einfach nur sein. Liegen und atmen. Entspannen und genießen.

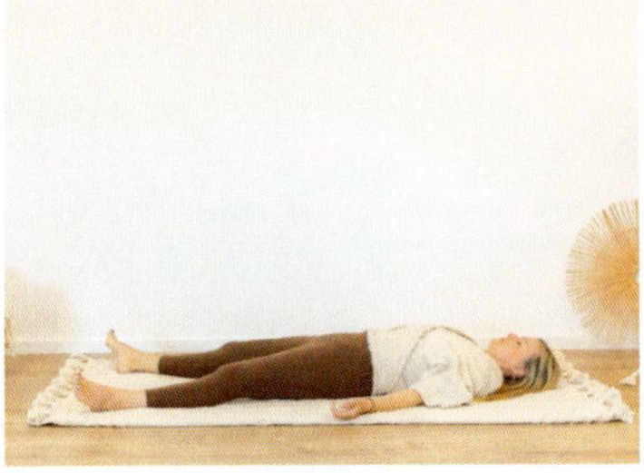

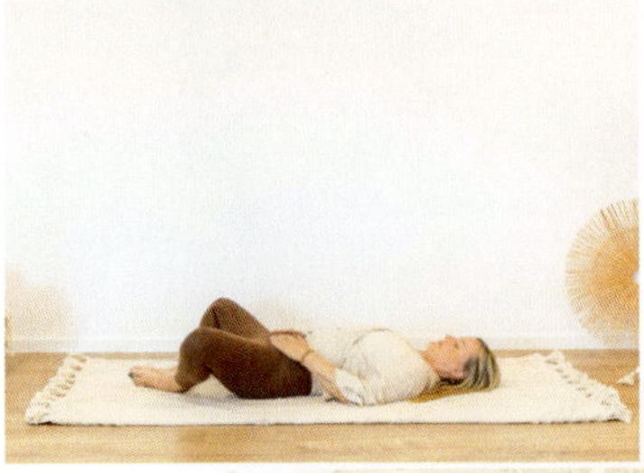

Übungen für den vorderen Vagusast

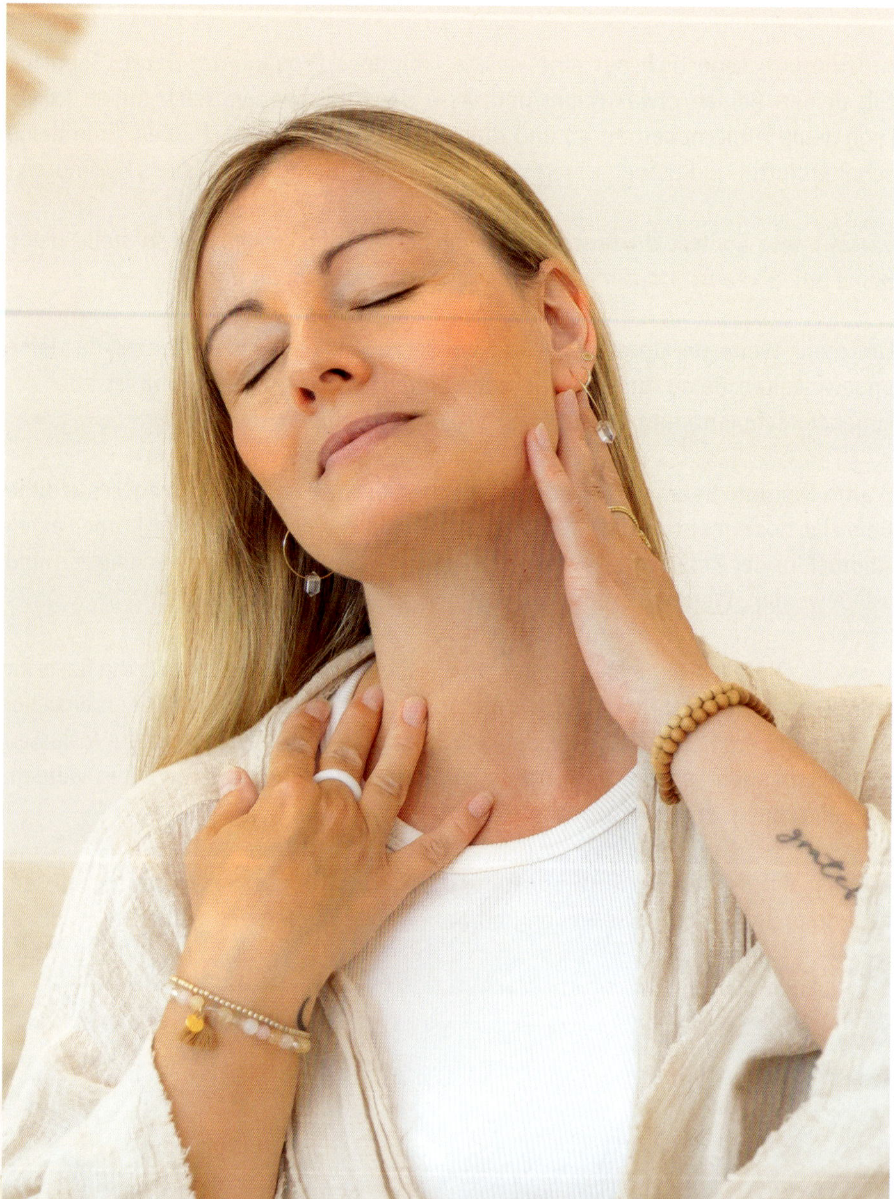

Mit den folgenden Übungen aktivierst und trainierst du den vorderen (ventralen) Vagusast. Sobald der vordere Vagusnerv dominant ist, fühlst du dich **sicher, verbunden, zugewandt, offen, positiv, hilfsbereit, klar und geerdet.**

!

Good to know

Auch wenn der Vagusnerv nicht direkt durch Kiefer, Augen, Stirn, Mund und Lippen verläuft, so haben die Übungen in diesem Bereich doch Auswirkungen auf unser Nervensystem. In diesem Bereich des Gesichtes verläuft nämlich beispielsweise der Trigeminusnerv, der funktionell eng mit dem Vagusnerv verbunden ist. Die Nerven im Gesicht beeinflussen sich wechselseitig. Der Trigeminusnerv ist zum Beispiel auch für die Sensibilität und Motorik des Kieferbereichs zuständig und der Vagusnerv kann durch seine Verbindungen zum Kiefergelenk und den Kiefermuskeln indirekt Einfluss auf Schmerzen und Bewegungseinschränkungen im Kieferbereich nehmen. Siehe auch Kapitel „Der Vagusnerv".

SUMMEN

Schenke dir eine innere Klangmassage. Komm in deine „good vibration"!

Ausführung: Du kannst die Übung im Stehen, Sitzen, Liegen, beim Spazierengehen oder sogar im Auto ausführen. Atme dazu durch die Nase ein und summe dann beim Ausatmen wie eine Biene. Der Mund ist geschlossen und die Lippen liegen locker aufeinander. Mache die Übung mindestens für 20 Atemzüge und spüre in Stille nach. Das Nachspüren ist wichtig.

Variationen: Lege deine Hände sanft auf deine beiden Ohren und spüre, was sich in dir verändert. Für einen noch kraftvolleren inneren Klang verschließe deine Ohren komplett mit den Händen

Summe in verschiedenen Tonlagen und spüre, was sich verändert. Starte mit dem tiefen Summen, dann summe etwas höher und zuletzt ganz hoch. Was hast du beobachtet?

Wechsle nach einer gewissen Zeit ins Schnurren (tiefer).

Summe dein Lieblingslied oder -mantra. Es sollte nicht zu schnell sein. Diese Übung ist auch wundervoll, wenn du dich noch nicht so richtig traust, zu singen, deiner Stimme aber Raum geben magst und dein Hals-Chakra beflügeln möchtest.

Bewege deinen Mund beim Summen. Stelle dir vor, etwas schmeckt dir so richtig gut. Lass Mund und Kiefer kreisen, als würdest du sanfte Kaubewegungen machen.

Bewege deine Zunge im Mund. Spüre, wie der Klang mehr nach unten wandert, wenn die Zunge unten im Mund liegt, und spüre, wie er mehr nach oben geht, wenn du die Zunge an den Gaumen oben anlegst.

Fokussiere dich einmal nur auf die Vibration in deinem Gesicht (Lippen, Kehle, Stirn, Schädel, drittes Auge etc.).

Summe einen anderen Laut als „M". Hier funktioniert sehr gut das „W", das „N", das „B" und auch das „H". Experimentiere neugierig, was passiert.

Wahrnehmung: Spüre, wo du die Vibration und Schwingung im Körper besonders gut wahrnehmen kannst. Genieße die Entspannung in diesem Bereich.

Hinweis: Studien belegen, dass die beim Summen erzeugten eigenen Vibrationen eine Hilfe zum Absenken von Puls und Blutdruck, zur Verbesserung des Schlafs und zur Minderung von Stress sind. Summen wirkt wie eine Klangmassage im Inneren.

Herzensimpuls: Summe bitte so oft du nur kannst! Diese Übung können wir fast überall machen und sie wirkt so wunderbar und schnell auf unser Nervensystem. Add-on: Außerdem kann sie auch nach wenigen Tagen und regelmäßigem Üben deine Spannungen im Kiefer lösen.

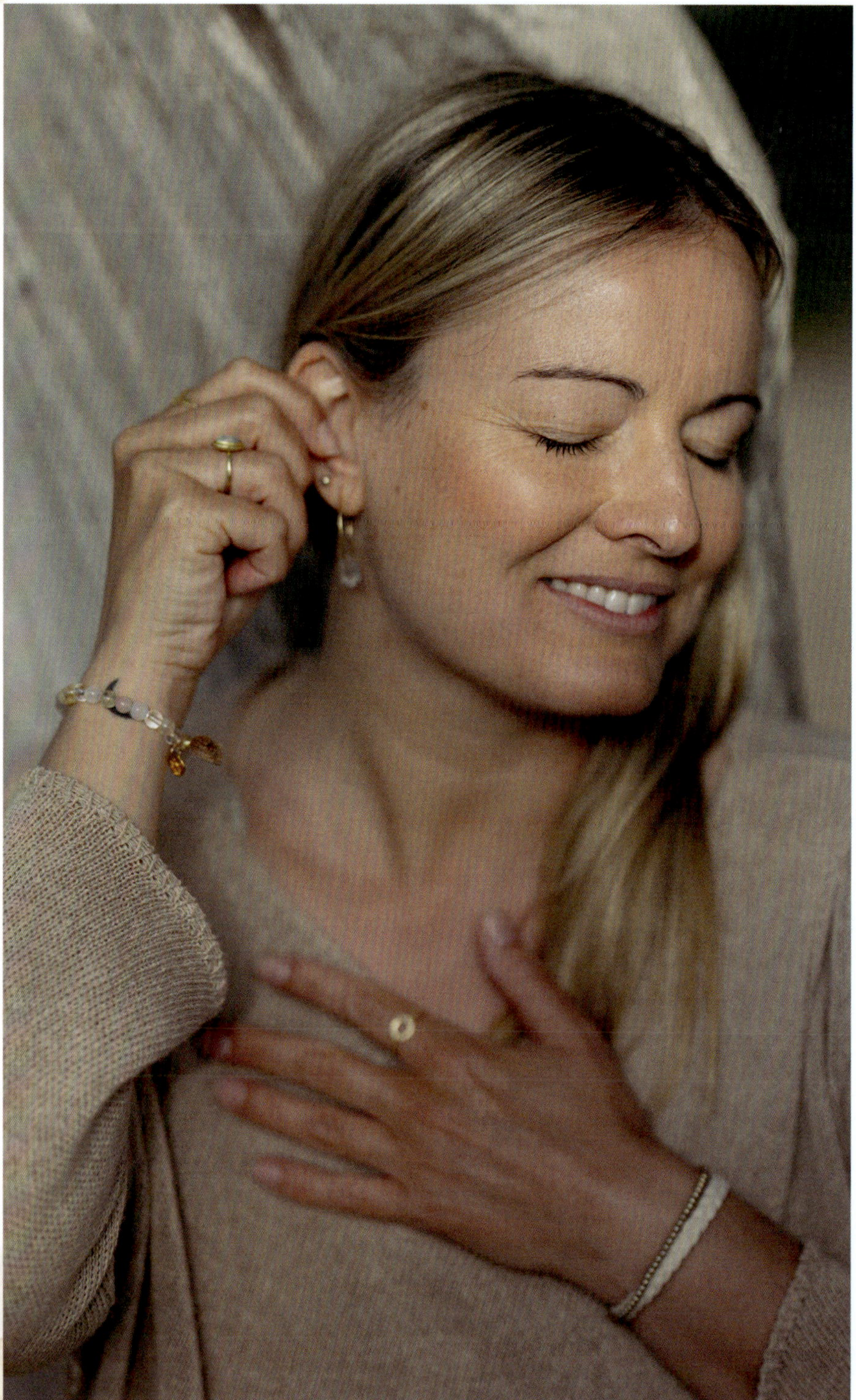

OHRMASSAGE

Massiere deine Ohren liebevoll und spüre, wie sich langsam Ruhe in dir ausbreitet.

Ausführung: Massiere deine Ohren. Beide gleichzeitig oder nacheinander. Knete sie durch, ziehe sanft an deinen Ohrläppchen, ziehe an den anderen Teilen deiner Ohren, reibe hinter den Ohren und gehe auch mit den Fingern in die einzelnen Ausbuchtungen/Höhlen hinein und kreise dort mit dem Finger. Nimm dir Zeit, es lohnt sich so sehr.

Variationen: Reibe die Bereiche vor und hinter deinen Ohren. Dazu lege jeweils Zeige- und Mittelfinger hinter deine Ohren, Ringfinger und kleinen Finger davor. Beginne nun auf und ab zu reiben, bis Wärme entsteht. Spüre nach.

Massiere den Bereich hinter deinen Ohren mit jeweils Zeige- und Mittelfinger. Versuche, die Haut hinter deinen Ohren auf dem Schädelknochen hin und her zu bewegen. Mache auch gern kreisende Bewegungen. Massiere 2 Minuten und spüre entspannt nach.

Wahrnehmung: Kaum eine Übung bringt uns so schnell in Kontakt mit den vielen kleinen Verästelungen des ventralen Vagusnervs. Daher mache diese Übung so oft wie möglich.

Herzensimpuls: Berühre deine Ohren, ohne durch sie etwas hören zu wollen. Lausche vielmehr dem inneren Zustand deines Nervensystems dabei und was es dir sagen möchte.

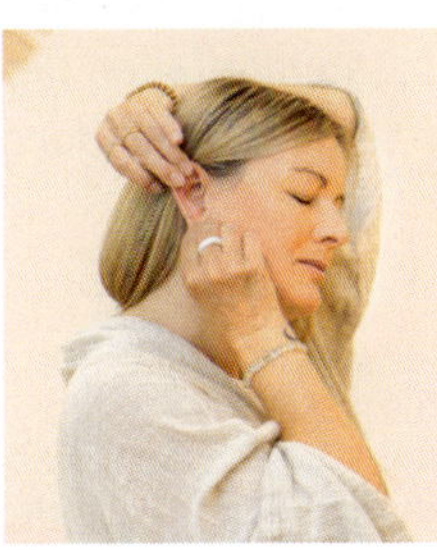
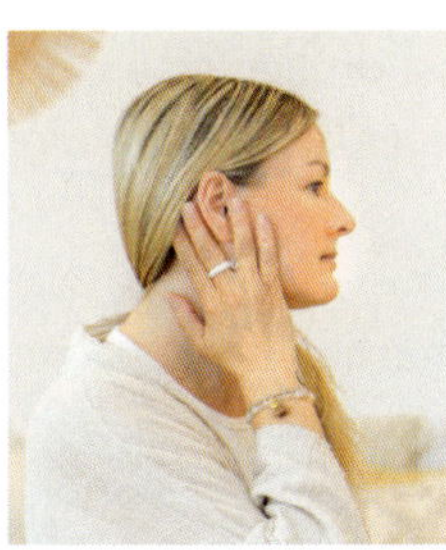
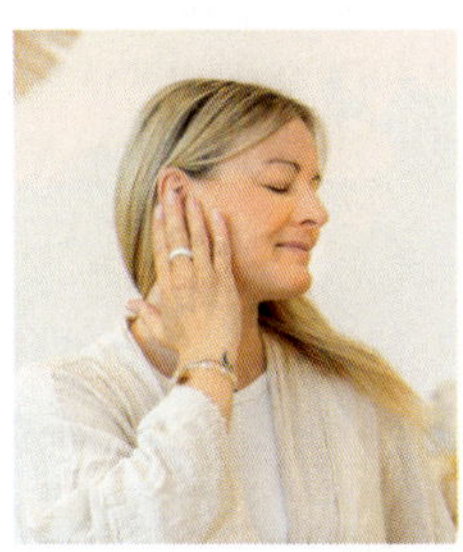
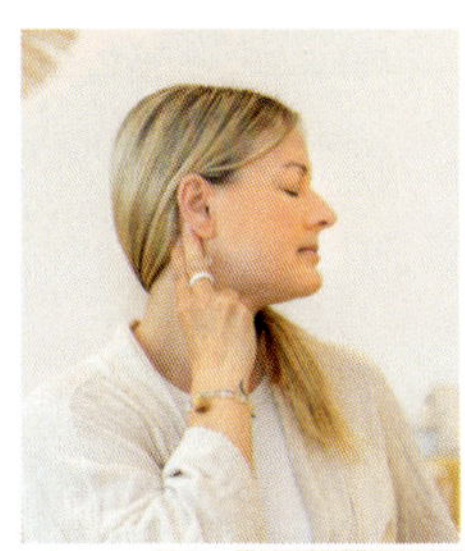

PAUSBACKEN

Manchmal müssen wir uns erst aufpusten, um uns dann Luft zu machen ...

Ausführung: Diese Übung kann in fast jeder Haltung und Situation angewendet werden. Puste dazu einfach deine beiden Backen auf und lasse dann die Luft herausplatzen, als würden zwei Luftballons platzen. Dabei kann der Laut „Poh" entstehen. Mache dies mindestens 8-mal.

Variationen: Schiebe die Luft von rechts nach links, sodass einmal mehr Luft in deiner linken und dann in deiner rechten Backe ist. Schiebe 8-mal hin und her. Lasse erst am Ende die Luft herausplatzen.

Lasse die Luft langsam aus deinem Mund ausströmen. Atme tief ein und fülle beide Pausbacken, atme aus und schiebe die Luft langsam durch einen kleinen Spalt zwischen deinen Lippen heraus. Es darf sich anhören, als entweiche langsam die Luft aus einem Luftballon.

Lasse ein „Poh", „Pah" oder „Puh" herausplatzen. Spüre, was die Laute in dir verändern und mit welchem Ton du besser zurechtkommst.

Wahrnehmung: Spüre und genieße die Dehnung in deinem Mund- und Kieferbereich. Nimm wahr, wie der Druck langsam absinkt, wenn du die Luft ausströmen lässt. Erforsche, ob du heute eher das laute Platzen brauchst oder ein langsames sanftes Ausströmen der Luft.

Richte deine Wahrnehmung noch mehr nach innen, indem du dir vorstellst, dass die Luft nicht nach außen platzt, sondern in dich hinein. Lass dich dabei „gehen" und versinke in dich hinein. Vielleicht kannst du hier eine Art von Zusammenfallen deines Oberkörpers spüren und in ein tiefes Loslassen kommen. Siehe auch Übung Kollabieren.

Herzensimpuls: Sich einfach mal Luft machen. Durch das Platzen-Lassen kannst du vielleicht angestaute Emotionen loslassen. Töne dabei genüsslich das „Poah" und lasse angestaute Wut und Ärger in der Luft zerplatzen.

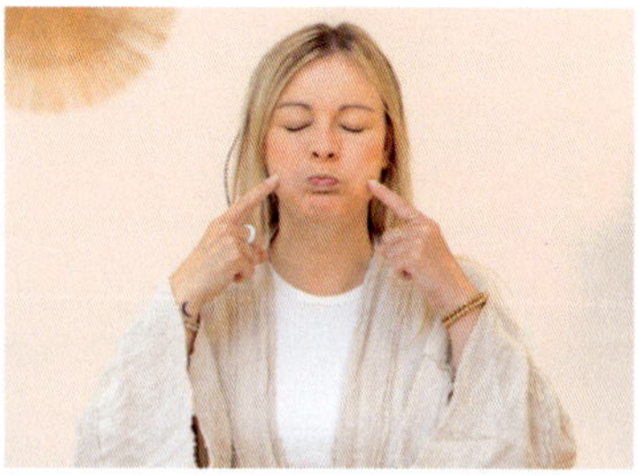

KIEFERMASSAGE

Spüre deinen Kiefer und gönne ihm die Entspannung, nach der er sich sehnt.

Ausführung: Nimm beide Hände und massiere den Bereich deiner Kiefermuskulatur. Diese sitzt unter deinem Jochbein (Wangenknochen) und verläuft nach unten in Richtung Mundwinkel. Den ganzen Bereich kannst du mit allen Fingern lockern und massieren.

Variationen: Nimm dann deine beiden Zeigefinger und forme sie zu zwei Häkchen. Fahre nun mit diesen Häkchen von oben (Start am Jochbein/Wange) schräg nach unten in Richtung Mundwinkel.

Du kannst deine beiden Hände auch zu Fäusten formen und mit den herausstehenden Knochen deiner Finger den Kiefermuskel von oben nach unten massieren.

Du kannst zum Abschluss noch deinen Mund von innen nach außen massieren, indem du deine beiden Lippen zwischen Zeigefinger und Daumen nimmst und mit sanftem Druck ausknetest.

Wahrnehmung: Spüre deine Muskulatur auf beiden Seiten und finde verspannte Bereiche, die mehr Aufmerksamkeit benötigen.

Herzensimpuls: Viele Menschen beißen nachts unterdrückte Gefühle in ihren Kiefer hinein. Einige benutzen daher eine Beißschiene. Der Kiefermuskel ist ein sehr starker Muskel und kann daher auch sehr stark verspannen. Beobachte, wann dein Kiefer sich stärker verspannt und wann nicht.

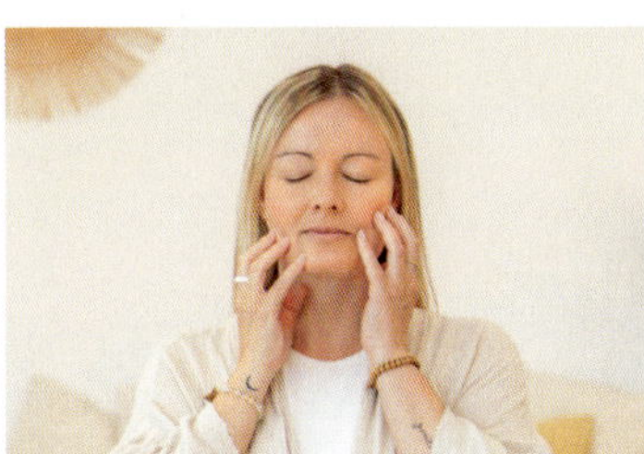

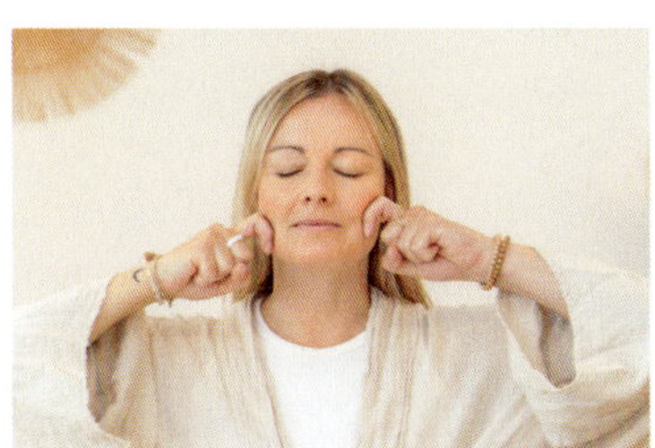

KIEFERDEHNUNG

Entspanne deinen Kiefer und spüre, wie sich emotionale Last langsam lösen darf.

Ausführung: Nimm eine Hand und spreize Daumen und Zeigefinger weit auseinander. Lege nun den Bogen zwischen diesen beiden Fingern zwischen Kinn und Unterlippe. Öffne deinen Mund und schiebe mit deiner Hand sanft den Unterkiefer nach unten. Achtung, sei hier sanft und vorsichtig. Taste dich langsam heran und ziehe niemals zu stark am Unterkiefer. Halte die Dehnung für 10 Atemzüge.

Variation: Nimm während der Dehnung die andere Hand zur Hilfe und massiere mit den Fingerkuppen dieser Hand deinen gedehnten Kieferbereich. Wechsle nach fünf ruhigen Atemzügen die Hände. Nun zieht die andere Hand den Unterkiefer sanft nach unten, die andere Hand massiert.

Wahrnehmung: Spüre in deinen Kiefer hinein und atme entspannt.

Herzensimpuls: Frage dich: Was halte ich in diesem Bereich noch fest? Warum beiße ich nachts? Wen oder was möchte ich zerbeißen?

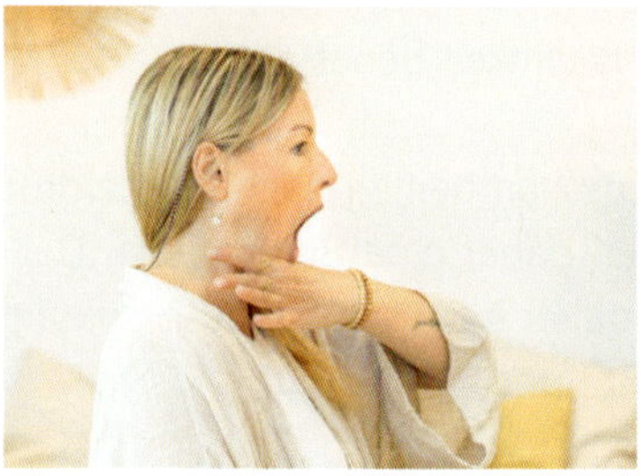

WOW

Verliere nie deine Begeisterung für dieses wundervolle Leben.

Ausführung: Diese Übung kannst du in jeder Körperhaltung ausführen. Öffne dazu deinen Mund weit und schließe ihn wieder zum Kussmund. Sprich dabei laut oder in Gedanken „Wooooow". Öffne den Mund so weit wie du kannst, dehne ihn in alle Richtungen aus.

Variation: Lege deine Hände auf dein Brustbein, schiebe die Brust sanft nach unten. Dann hebe dein Kinn und übe „Woooow" mit gedehntem Hals. Drehe den Kopf dabei vorsichtig nach links und rechts. Spüre, was dann passiert.

Wahrnehmung: Nimm deine Kiefermuskulatur, deine Lippen, deine Zahnreihen und deine Zunge wahr. Was zeigt sich?

Herzensimpuls: Denke bei der Übung an Dinge, die dich begeistern und dein „Wow" so richtig lebendig machen. Bleib neugierig und begeisterungsfähig wie ein kleines Kind.

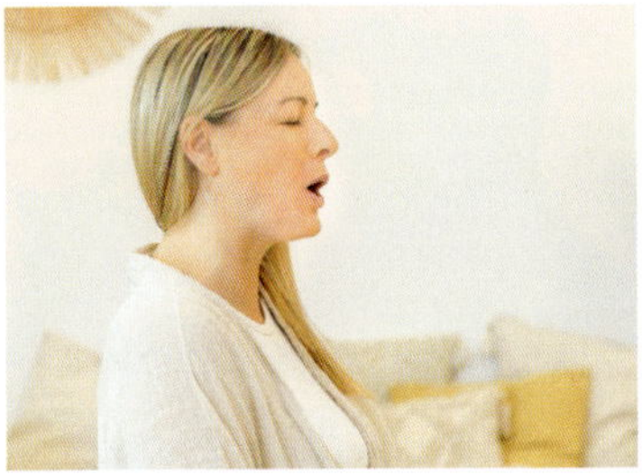

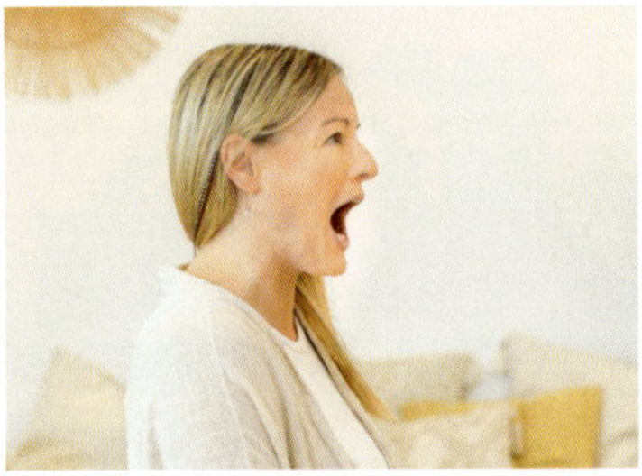

KUHKAUEN

Langsam und mit Genuss – bewege deinen Kiefer wie eine entspannte Kuh auf der Weide.

Ausführung: Du kannst diese Übung in jeder Position machen. Öffne dazu einfach deinen Mund weit und schließe ihn wieder, als würdest du langsam und entspannt kauen – ganz wie eine gemütliche Kuh auf der Weide. Spüre das sanfte Auf- und Abbewegen deines Kiefers. Öffne ihn auch schräg und diagonal.

Variation: Bewege deinen Kopf langsam nach links und rechts, während du weiter ruhig und gleichmäßig kaust. Erinnere dich an die Übung Boje und lasse beim Kauen komplett los in Nacken und Hals.

Wahrnehmung: Fühle deine Kiefermuskeln, deine Lippen, die Zahnreihen und deine Zunge ganz bewusst. Was bemerkst du in deinem Körper, wenn du dich in diese ruhige Kaubewegung versenkst?

Herzensimpuls: Erinnere dich an schöne Momente, in denen du ganz entspannt und gelassen warst – so wie jetzt beim langsamen Kauen. Lass diese Ruhe und Gelassenheit in dir wachsen.

GÄHNEN

Gähnen ist ein natürlicher Reflex, der deinen Körper entspannt und dein Nervensystem beruhigt.

Ausführung: Setze oder lege dich bequem hin. Öffne den Mund leicht und lade das Gähnen bewusst ein. Lass deinen Körper tun, was er braucht - einer oder mehrere Gähner sind erlaubt. Beweg dich ruhig mit, wenn es sich gut anfühlt.

Variation: Lege deine Hände sanft an Wangen oder Hals und spüre die Bewegungen. Du kannst auch seufzen, während du gähnst. Erlaube deinem Körper, sich frei zu bewegen, zum Beispiel sich zu strecken.

Wahrnehmung: Nimm wahr, wie sich Kiefer, Nacken und Atem verändern. Spürst du mehr Weite oder Ruhe? Lass alles ohne Bewertung geschehen.

Herzensimpuls: Gähnen lässt sich nicht erzwingen, aber du kannst es einladen. Es ist ein natürlicher Reflex, der hilft, das Gehirn mit Sauerstoff zu versorgen, die Körpertemperatur zu regulieren und das Nervensystem in einen ruhigen, parasympathischen Zustand zu bringen. Dadurch unterstützt Gähnen den Übergang von Anspannung zu Entspannung und hilft, Stress abzubauen.

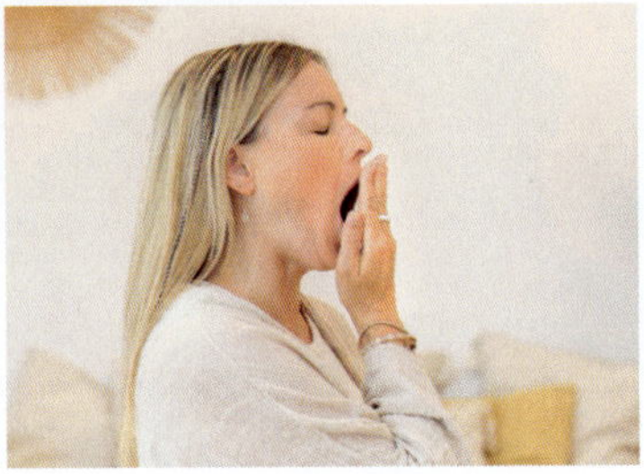

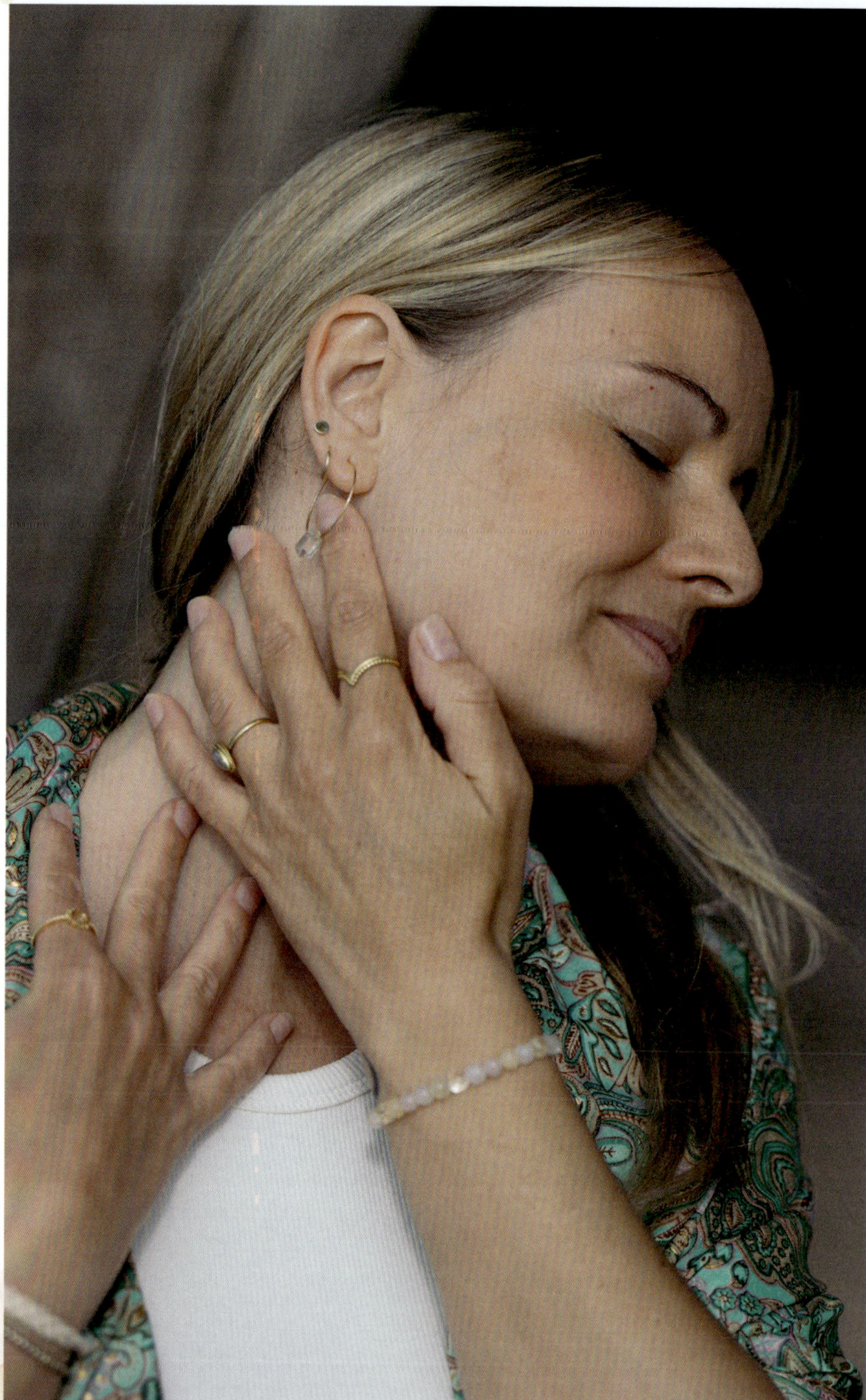

HALS AUSSTREICHEN

Streiche deinen Hals liebevoll aus, denn er ist die Brücke zwischen Körper und Geist.

Ausführung: Heb dein Kinn leicht nach oben und streiche deinen Hals sanft von oben nach unten aus. Massiere mit beiden Händen rechts und links vom Ohr bis hinunter zu den Schlüsselbeinen. Nimm dir zwischendurch Zeit, dich mit beiden Händen auf einen Halsbereich zu konzentrieren, und senke den Kopf dabei behutsam hinunter zu einer Schulter ab. Anschließend wiederholst du die Massage auf der anderen Seite.

Variation: Wenn du deinen Halswendemuskel (Musculus sternocleidomastoideus) gut lokalisieren kannst, dann kannst du auch deine Handkante verwenden, um ihn auszustreichen. Dieser Muskel setzt hinter dem Ohr am Schädel an und verläuft schräg nach unten in Richtung Brust- und Schlüsselbein.

Wahrnehmung: Spüre, was diese Berührung in dir bewirkt und verändert. Und wie sich dein Hals lockert.

Herzensimpuls: Das sanfte „Hals ausstreichen" ist eine Technik, um den Lymphfluss anzuregen. Diese Methode kann helfen, Lymphstaus im Halsbereich zu lösen und das Immunsystem zu unterstützen.

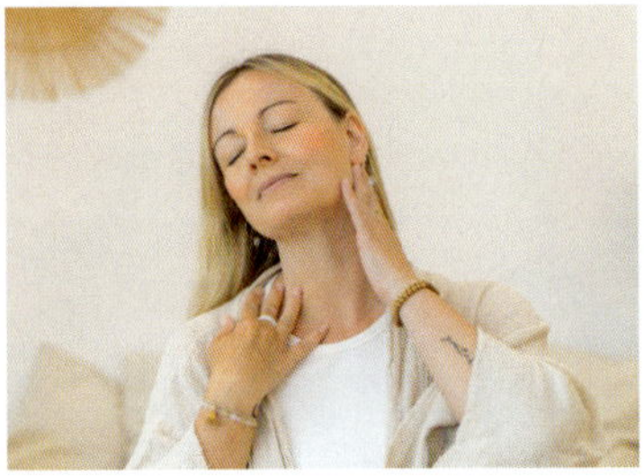

HALS DEHNEN

Öffne deinen Halsbereich sanft, sodass die Energie wieder frei fließen kann.

Ausführung: Hebe dein Kinn etwas nach oben. Lege nun deine Hände auf dein Brustbein. Schiebe mit den Händen sanft deine Brust und die Haut nach unten, sodass sich dein Hals dehnt. Deine Schultern bleiben entspannt und ziehen sanft nach hinten und unten. Schiebe dein Kinn hoch zur Decke. Für noch mehr Dehnung schiebe deine Unterlippe über die untere Zahnreihe.

Variationen: Lege in der oben beschriebenen Position deinen Kopf sanft zur Seite und spüre, wie die Dehnung in die seitliche Halspartie wandert.

Schiebe auch hier deine Unterlippe über die untere Zahnreihe oder forme einen Kussmund und schicke die Küsschen nach schräg oben, um zusätzlich Dehnung in deinen Kieferbereich zu bringen. Genieße.

Wahrnehmung: Spüre die Öffnung und Weite in deinem Hals. Nimm wahr, ob dein Hals diese Dehnung häufiger braucht und welche Empfindungen auftauchen.

Herzensimpuls: Diese Übung sorgt für ein straffes Dekolleté und einen entspannten Hals. Sie öffnet dein Halschakra.

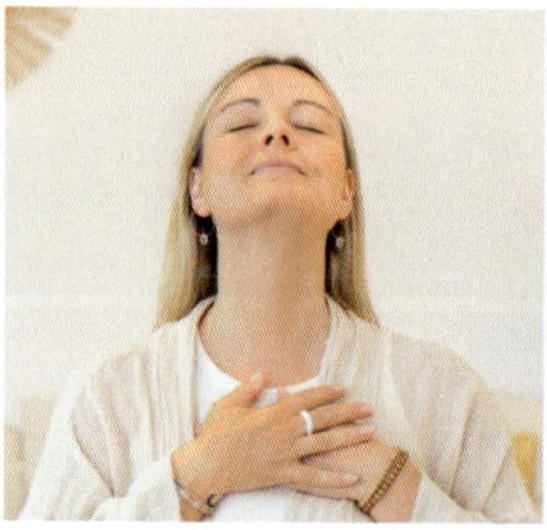

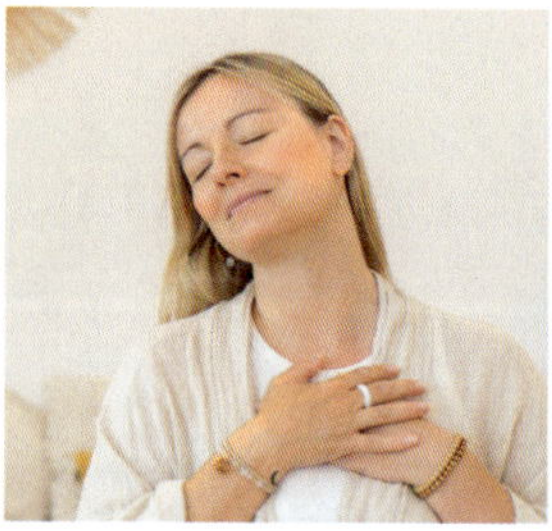

HALSDEHNUNG MIT KUSSMUND

Schicke Küsschen in die Welt, um deinen vorderen Vagusast zu aktivieren.

Ausführung: Komme erneut in eine sitzende oder stehende Haltung. Halte deinen Kopf gerade. Lasse nun dein rechtes Ohr zur rechten Schulter sinken. Lege sanft deine rechte Hand auf deine linke Schläfe. Das Gewicht deines Arms reicht völlig aus, um tiefer in die Dehnung zu kommen. Ziehe oder reiße nicht an deinem Kopf. Um die Dehnung auf der linken Halsseite zu verstärken, forme nun einen Kussmund und ziehe ihn nach rechts oben. Spüre, wie nun auch Weite und Dehnung in deinen Mund- und Kieferbereich kommt. Halte für 60–90 Sekunden. Übe nun auf der linken Seite.

Variationen: Anstatt Küsschen zu schicken, kannst du hier auch die Wow- oder Kuhkauen-Übung einbauen. Strecke auch gern einmal deine Zunge weit heraus oder ziehe deine Unterlippe über die untere Zahnreihe. Spüre, was dann passiert und finde heraus, welche Variante dir am besten gefällt.

In dieser Haltung kannst du auch wunderbar eine kleine Massage einbauen. Dazu nimm die Finger der oberen Hand, die an der Schläfe anliegt, und massiere unter bzw. hinter deinem Ohr an der Schädelkante in Richtung Nacken. Genieße.

Wahrnehmung: Spüre die Verbindung zwischen Hals und Gesicht und entspanne tief in die Dehnung hinein.

Herzensimpuls: Die Aktivierung des vorderen Vagusastes hilft uns dabei, wieder offen, ausgeglichen, hilfsbereit und zugewandt auf die Welt und andere Menschen zuzugehen. Stelle dir beim Üben vor, dass du Küsschen der Verbundenheit zu allen Menschen und Lebewesen sendest.

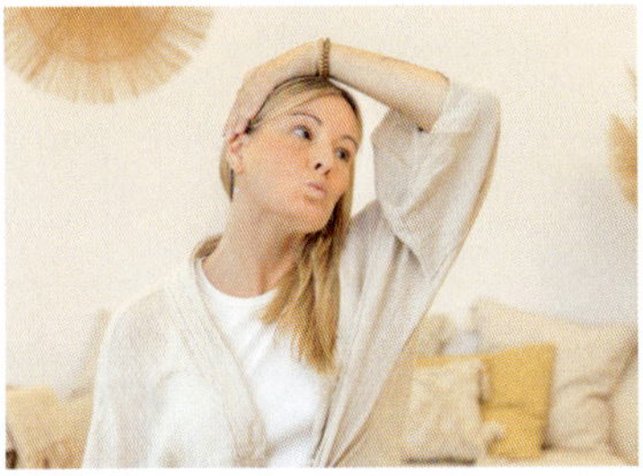

LÖWENGEBRÜLL

Manchmal müssen und dürfen wir die innere Anspannung hinaus in die Welt schreien.

Ausführung: Komme in den Vierfüßlerstand. Atme ein und forme einen runden Katzenbuckel. Atme aus, öffne deinen Mund, strecke die Zunge weit heraus und brülle leise oder laut wie ein Löwe. Übe das mindestens 10-mal.

Variation: Reiße gern beim Brüllen auch deine Augen weit auf und blicke nach oben oder zu den Seiten. Spüre, was sich verändert.

Wahrnehmung: Nimm wahr, welche Bereiche gelockert und geöffnet werden. Kiefer, Schläfen, Ohren, Nacken, Hals ... Was bewirkt die Übung bei dir?

Herzensimpuls: Die Zunge ist mit deiner Nackenmuskulatur verbunden. Dies kannst du spüren, wenn du deine Hände in den Nacken legst und dann deine Zunge ganz weit herausstreckst. Der obere Nackenbereich bewegt sich dann.

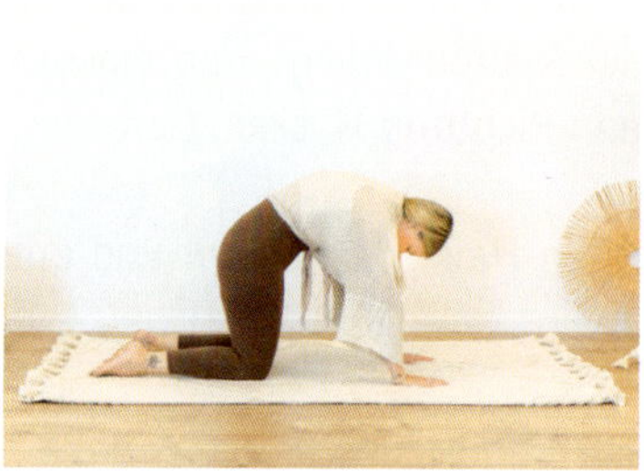

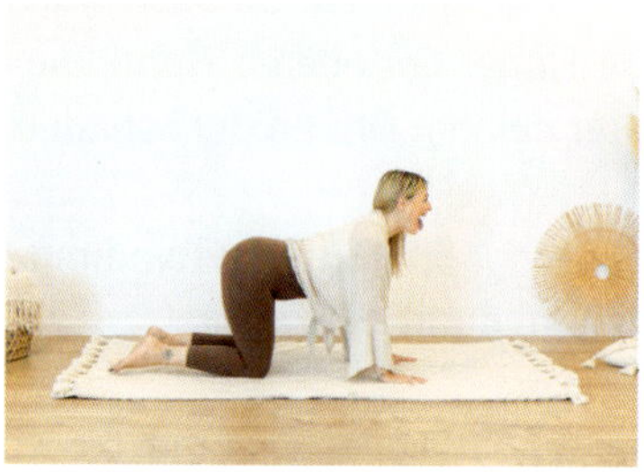

DER STILLE SCHREI

Manchmal braucht die Seele keinen Klang und ein stiller Schrei genügt.

Ausführung: Atme tief ein, öffne deinen Mund weit und schreie dann ganz still und ohne Ton beim Ausatmen. Atme Frieden ein und alles aus, was dein Leben beschwert und dich blockiert. Öffne deinen Kiefer weit, nimm dein ganzes Gesicht mit in die Bewegung hinein. Mache dies mindestens 5-mal.

Variation: keine

Wahrnehmung: Nimm wahr, was das Schreien mit dir macht und welche Gedanken auftauchen. Spüre auch, ob es dich innerlich befreit.

Herzensimpuls: Ja, es ist erlaubt zu Schreien. Vielleicht hast du in deiner Kindheit gelernt, dass laut sein schlecht ist. Wenn wir aber zu still werden (verstummen) und die Dinge nicht mehr aus uns heraus fließen lassen können, dann manifestiert sich die Anspannung innerlich immer mehr in uns und wird zur inneren Last. Also wirf bitte deinen alten Glaubenssatz von Bord und schreie, wenn es dir guttut. Im Auto oder Wald kannst du sogar laut schreien. In anderen Umgebungen hilft das stille Schreien.

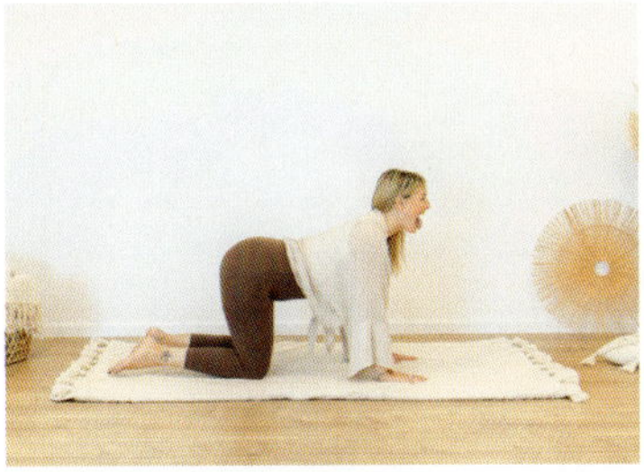

ZUNGENDEHNUNG

Dehne deine Zunge ganz behutsam und spüre, wie sich auch dein Nacken entspannt.

Ausführung: Lege dir ein kleines sauberes Handtuch bereit. Strecke nun deine Zunge heraus und greife sie mit einer Hand und dem Handtuch. Wichtig: Nicht jeder Mensch kann die Zunge gerade herausstrecken. Es ist okay, wenn die Zunge beim Dehnen leicht nach unten gebogen ist. Halte die Dehnung für 90 Sekunden. Lasse dabei komplett los in Zunge, Kiefer und Nacken.

Variation: Massiere deine Zunge vorsichtig mit den Fingern. Sie ist sehr empfindlich. Taste dich langsam heran.

Ziehe deine Zunge sanft zu einer Seite und halte dort für einen Moment. Dann die andere Seite. Spüre, was passiert und lasse los.

Wahrnehmung: Spüre einmal, was in deinem Nackenbereich passiert, wenn du die Zunge dehnst. Siehe auch Herzensimpuls Löwengebrüll.

Herzensimpuls: Auch die Zunge speichert Stress und kann verspannt sein, besonders wenn wir sie unbewusst stundenlang an den Gaumen oder gegen eine Zahnreihe pressen. Daher ist es wichtig, sie regelmäßig zu lockern.

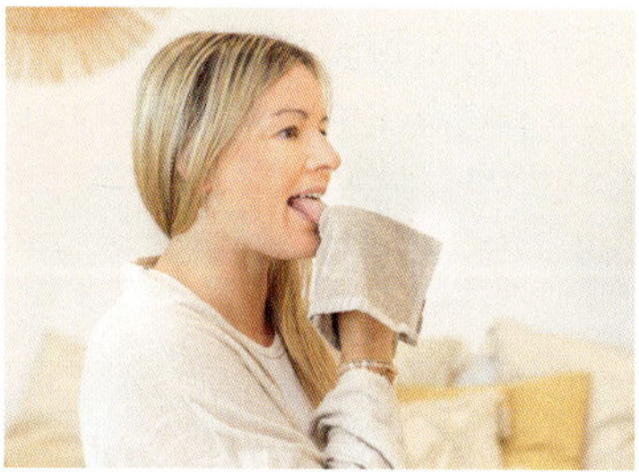

STIRNMASSAGE

Wenn die Stirn weich wird, darf der Geist zur Ruhe kommen.

Ausführung: Komme in eine bequeme, aufrechte Haltung – im Sitzen oder Liegen. Lege dann deine Fingerspitzen auf die Mitte deiner Stirn und beginne sanft, von dort nach außen zu streichen – über den Haaransatz hinaus. Starte am oberen Haaransatz und wandere in kleinen Etappen nach unten bis zu den Augenbrauen. Vergiss auch die Schläfen nicht – streiche sie weich aus. Lass dir Zeit. Spüre die Berührung. Genieße die Stille.

Variation: Du kannst auch vom Punkt zwischen den Augenbrauen – deinem Dritten Auge – aus entlang der Brauen nach außen streichen. Nach einigen Wiederholungen schließe die Übung mit einer kleinen Massage deines Dritten Auges ab: Lege dafür Zeige- und Mittelfinger einer Hand auf den Punkt zwischen deinen Augenbrauen. Massiere mit sanften, kreisenden Bewegungen – zunächst in eine Richtung, dann in die andere. Atme dabei ruhig und tief. Du musst nichts tun, nur spüren.

Wahrnehmung: Spüre, wie sich mit jeder Berührung die Region um Stirn und Augen mehr entspannt. Lass dich vom Kreis deiner Fingerbewegung in die Tiefe führen. Besonders beim Dritten Auge nimm wahr, in welche Richtungen sich die Bewegung vielleicht im ganzen Gesicht oder sogar weiter im Körper ausbreitet. Entspannung kann ganz leise beginnen.

Herzensimpuls: Mit dieser Übung schenkst du dir selbst einen Moment der Entlastung. Gerade bei Spannungskopfschmerzen, bei innerem Druck oder Reizüberflutung kann diese Berührung wohltuend wirken. Wenn du zu Stirn- oder Augenpartie-Spannungen neigst, übe regelmäßig – mit Achtsamkeit und Liebe. Du darfst loslassen.

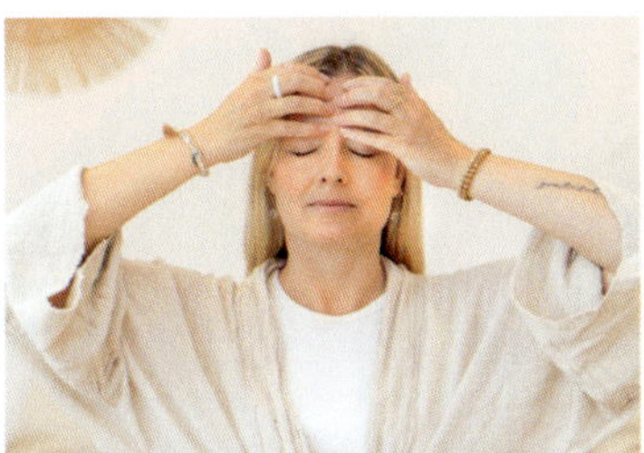

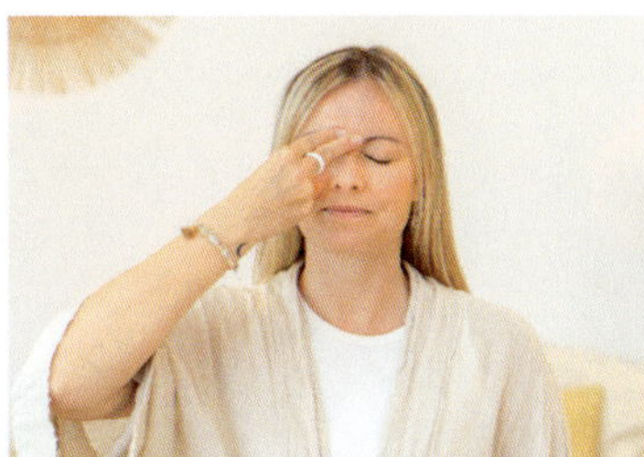

SCHLÄFENMASSAGE

Dort, wo zu viel Druck sitzt, darf nun Weichheit entstehen.

Ausführung: Finde eine bequeme Haltung im Sitzen oder Liegen. Lege deine Fingerspitzen sanft auf deine Schläfen – dort, wo du den weichen Übergang zwischen Stirn und Schläfe spürst. Beginne mit kleinen, kreisenden Bewegungen zu massieren. Der Druck bleibt weich, gerade so, dass du gut spüren kannst. Bleibe einige Atemzüge lang in dieser Bewegung – langsam, gleichmäßig, ohne Eile.

Variationen: Du kannst den Druck variieren – je nachdem, was sich für dich angenehm anfühlt. Wechsle nach einiger Zeit die Richtung der Kreise.

Wenn du magst, kannst du auch mit den Handballen sanft in die Schläfen pressen – kurz halten, dann lösen. Oder du kombinierst die Massage mit leichtem Ausstreichen über Stirn, Kiefer oder Nacken, um ein größeres Spannungsfeld zu lösen.

Wahrnehmung: Spüre, wie sich die Spannung im Kopfbereich allmählich löst. Vielleicht wird dein Atem freier, dein Blick weicher. Nimm wahr, ob die Entspannung sich über die Schläfen hinaus ausbreitet – in die Stirn, die Augen, den Kiefer, vielleicht sogar in den ganzen Körper. Lass dich in die Berührung hineinfallen – in Ruhe, in Verbindung.

Herzensimpuls: Mit dieser Übung schenkst du dir selbst Beruhigung, dort, wo oft Druck und Reizüberflutung sitzen. Deine Schläfen sind ein feiner Zugang zu deinem Nervensystem. Wenn du regelmäßig hier verweilst – atmend, berührend, lauschend – darf sich vieles lösen, was du vielleicht schon lange mit dir trägst. Du darfst loslassen. In deinem Tempo.

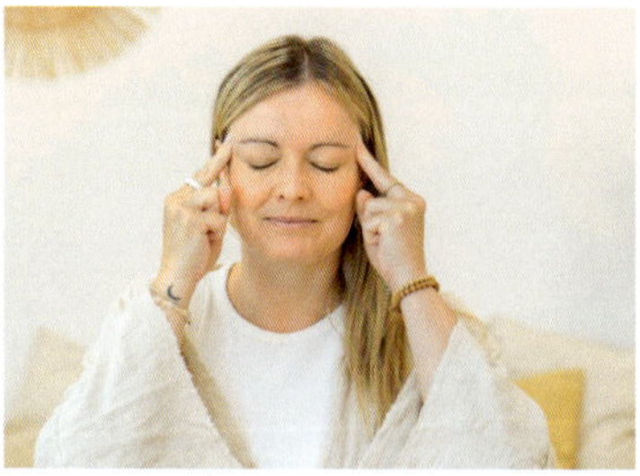

PALMING

Manchmal brauchen wir Rückzug, um uns selbst wieder näherzukommen.

Ausführung: Die Übung kannst du in jeder Position ausüben. Lege dazu beide Hände leicht gekreuzt auf deine beiden Augen. Atme tief ein und aus und verlängere und betone während der Übung die Ausatmung.

Variationen: Summe anstatt normal zu atmen und spüre die Vibration in Hals, Wangen, Nase und Augen.

Lege die Hände so, dass sie dein ganzes Gesicht abdecken. So kannst du Abstand von der Außenwelt bekommen und dich ganz auf dich und deine Innenwelt konzentrieren.

Wahrnehmung: Spüre bei der zweiten Variation, wie dein ganzes Gesicht atmet, indem du auch achtsam zu deinen Nasennebenhöhlen hin spürst. Sie füllen sich mit frischer Luft, dein Gesicht weitet sich sanft, und sie leeren sich dann langsam wieder.

Herzensimpuls: Diese Übung ist besonders heilsam für hochsensible Menschen, die häufig an Reizüberflutung leiden.

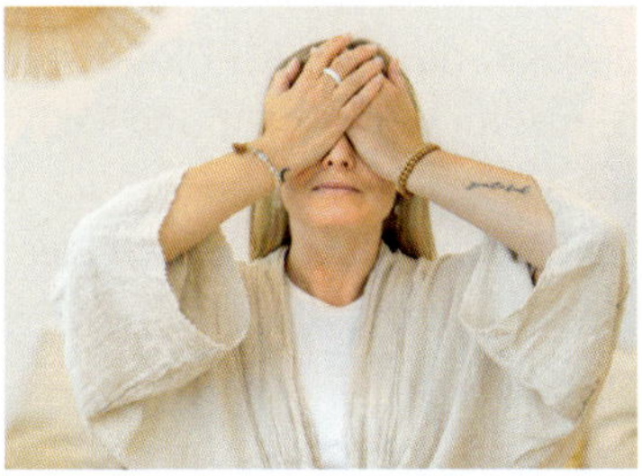

LIPPENKNETEN

Massiere deine Lippen liebevoll und genieße, wie sich Wärme und Entspannung ausbreiten.

Ausführung: Greife deine Lippen sanft in der Mitte mit den Zeigefingern und Daumen. Spüre zunächst kurz die natürliche Spannung in deinem Mundbereich. Beginne dann, die Lippen behutsam nach vorn zu schieben, so als würdest du sie leicht ausrollen. Massiere sie mit kleinen, kreisenden oder knetenden Bewegungen. Wechsle dabei zwischen sanftem Druck und weichem Loslassen. Wandere langsam von der Mitte nach außen und wieder zurück. Lass den Atem ruhig fließen, während du die Bewegung ausführst.

Variation: Halte die Lippen, wenn du sie etwas nach vorn gezogen hast, und spüre die Dehnung in deinen Gesichtsmuskeln um den Mund herum.

Wahrnehmung: Spüre deinen Mund und deine Lippen. Welche Empfindungen tauchen während der Massage auf? Wie fühlen sich die Lippen nach der Massage an?

Herzensimpuls: Die Lippen stehen für Kontakt – zu uns selbst und zur Welt. Durch sie nehmen wir auf (Atmung, Nahrung, Kuss) und geben ab (Worte, Atem, Zärtlichkeit). Sie sind ein Sinnesorgan der Nähe und der Wahrheit. Wenn die Lippen weich werden, darf oft auch das Herz weicher werden. Denn viele Menschen spannen unbewusst die Lippen an, um Gefühle zurückzuhalten – Worte, Tränen, Sehnsucht. Eine sanfte Lippenmassage kann deshalb mehr lösen als nur Muskelspannung: sie öffnet den Raum für Selbstausdruck, Sanftheit und Verbindung. So schön: In manchen Traditionen gelten die Lippen auch als Ausdruck der Lebensfreude und der Empfänglichkeit – sie berühren, schmecken, fühlen. Über sie wird Begegnung möglich – mit der Welt und mit sich selbst.

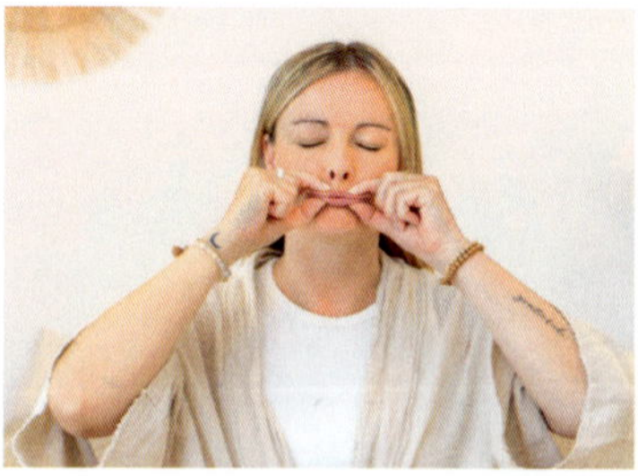

LIPPENFLATTERN

Nutze Luft und Klang, um dich von innerer Anspannung zu befreien.

Ausführung: Lege deine Lippen locker aufeinander. Beginne mit leichtem Luftdruck durch den Mund auszuatmen, sodass die Lippen zu flattern beginnen. Wenn du möchtest, füge einen Ton hinzu und lass die Stimme mitschwingen.

Variation: Lippenflattern mit Tonhöhe: Beginne auf einem tiefen Ton und gehe spielerisch nach oben und unten. Du kannst dabei in Bewegung kommen – zum Beispiel den Kopf ganz sanft hin und her bewegen.

Wahrnehmung: Spüre die Vibrationen in Lippen, Wangen, Kehlkopf und Brustraum. Wie verändert sich dein Atem? Deine Stimme? Deine Präsenz?

Herzensimpuls: Alles darf vibrieren – Klang braucht keinen Druck, sondern Fluss. Sanfte Vibration auf den Lippen regt die Durchblutung an, löst Verspannungen im Mund- und Kieferbereich und macht die feinen Muskeln geschmeidiger. Gleichzeitig werden die taktilen Nervenenden stimuliert, wodurch die Wahrnehmung von Berührung und Resonanz im Mundraum feiner wird. So entsteht eine entspannende, bewusste Verbindung zwischen Körper, Atem und innerer Präsenz.

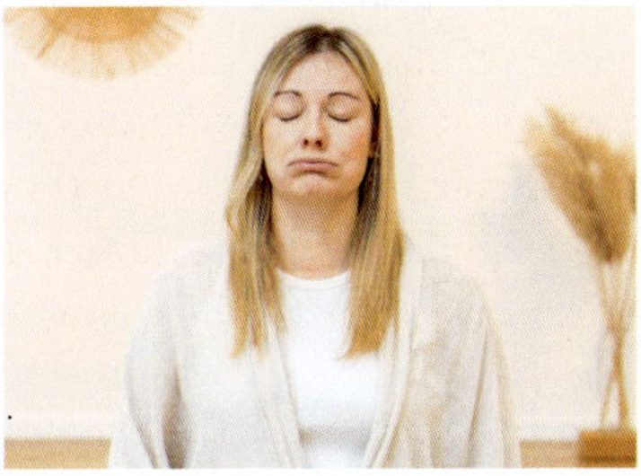

Übungen für den hinteren Vagusast

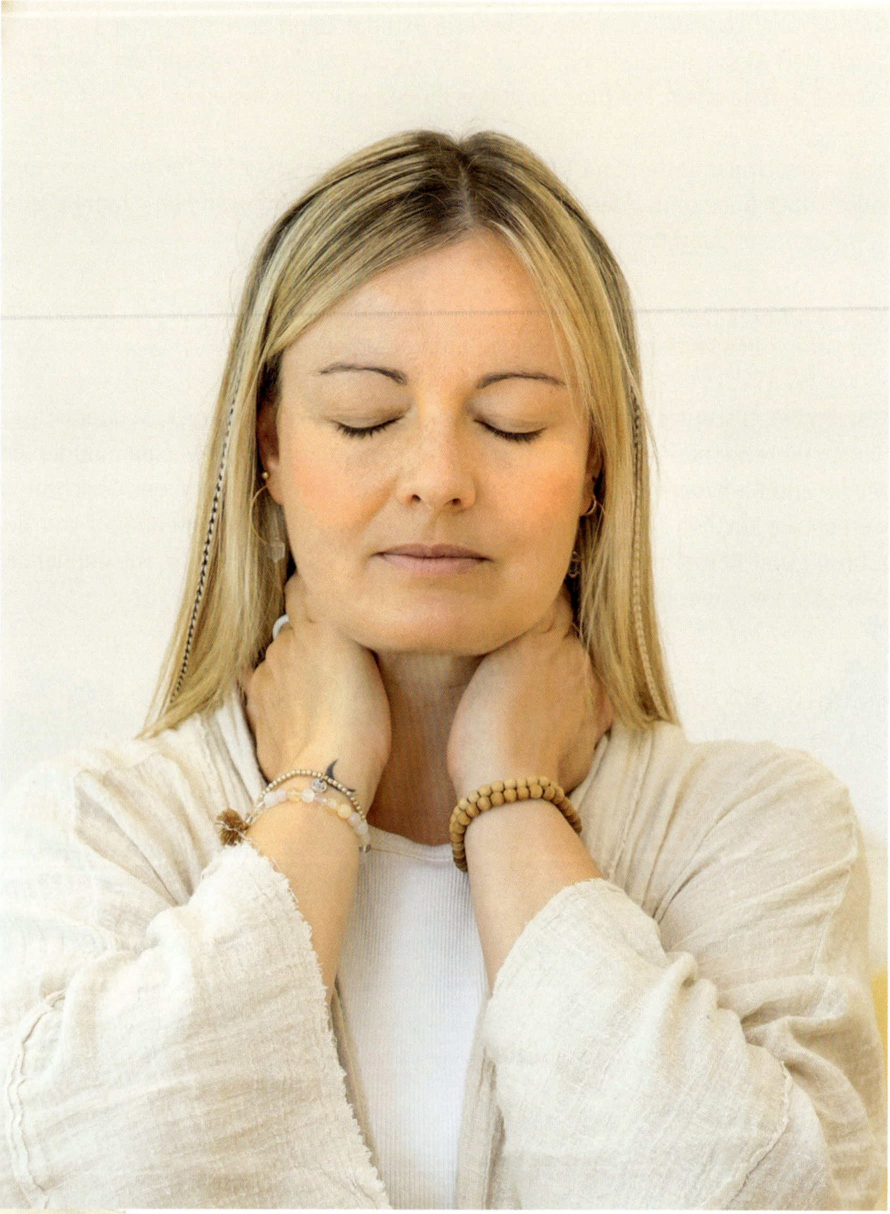

Wir erinnern uns: Ist der dorsale (hintere) Ast dominant, fühlen wir uns **gelähmt, verzweifelt, allein gelassen, abgeschnitten, ohnmächtig, hilflos oder sind häufig im Nacken- und Schulterbereich verspannt.**
Mit den folgenden Übungen lockerst und befreist du diese Bereiche, um aus den oben genannten Gefühlszuständen zu kommen und dich wieder sicher, gelassen, ruhig und geerdet zu fühlen.

!

Good to know

Wenn wir im Somatic Yoga Nacken und Schultern sanft bewegen, kreisen oder bewusst anheben und wieder loslassen, geschieht oft mehr als nur eine muskuläre Entspannung. Diese langsamen, achtsamen Bewegungen laden unser Nervensystem ein, sich sicherer zu fühlen und Spannung Schritt für Schritt abzugeben. Über feine Körperwahrnehmungen, Tiefensensibilität und häufig auch über eine ruhiger werdende Atmung können solche Übungen unser vagales System indirekt ansprechen und damit einen parasympathischen, entspannteren Zustand unterstützen.

Die Idee, dass bestimmte Bewegungen gezielt auf einzelne Äste des Vagusnervs wirken – etwa auf den sogenannten „hinteren Vagus" –, stammt aus der Polyvagal-Theorie. Diese Theorie bietet wertvolle Bilder und eine hilfreiche Sprache für die Praxis, wird in der Neurowissenschaft jedoch auch kritisch diskutiert, da die Zusammenhänge im Nervensystem komplexer sind, als es einfache Zuordnungen vermuten lassen.

Im Sinne des Somatic Yoga dürfen wir daher davon ausgehen: Nacken- und Schulterübungen können unser Nervensystem liebevoll regulieren, indem sie Wahrnehmung, Atmung und innere Sicherheit fördern – nicht, weil sie einen bestimmten Nerv direkt „aktivieren", sondern weil sie dem Körper Raum geben, wieder in ein Gefühl von Ruhe und Verbundenheit zu finden.

NACKENZIEHEN

Ich lasse die Schwere des Lebens von meinen Schultern fallen.

Ausführung: Komme in eine sitzende oder stehende Position. Lass deine Arme locker neben dem Körper hängen. Beginne nun deine Schultern hoch zu den Ohren zu ziehen und wieder fallen zu lassen. Mache die Übung ruhig etwas schneller und kraftvoller. Atme beim Hochziehen ein und beim Fallenlassen der Schultern aus. Übe 60–90 Sekunden.

Variation: Wenn 90 Sekunden schon gut gehen, mache die Übung gern auch bis zu 2 Minuten.

Wahrnehmung: Spüre nach der Übung nach. Was kannst du wahrnehmen in deinem Nacken? Beispiele: Wärme, Kribbeln, Energiefluss, Freiheit etc.

Hinweis: Es kann sein, dass du nach der Übung Muskelkater im Nacken bekommst. Bei den meisten Menschen sind Nacken- und Schultermuskulatur zu wenig gekräftigt. Die Übung hilft also, den Nacken zu trainieren, damit der den Kopf besser halten kann und weniger verspannt.

Herzensimpuls: Genieße beim Üben das Loslassen in den Schultern. Vielleicht kennst du den Spruch „Der Schrecken sitzt mir im Nacken". Lass beim Üben alles von deinen Schultern und deinem Nacken purzeln, was dich beschwert, blockiert, beängstigt oder dir Sorgen bereitet.

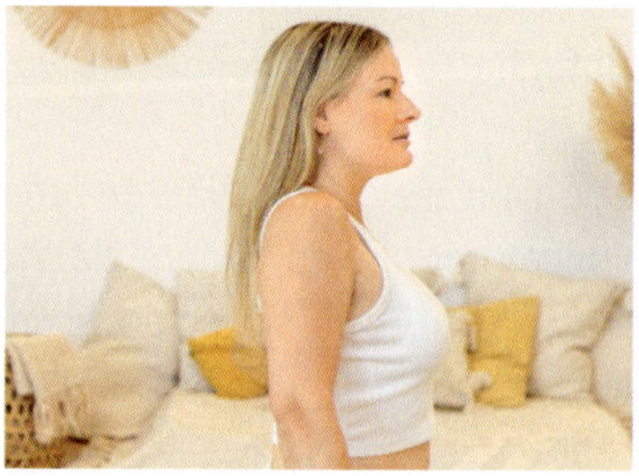

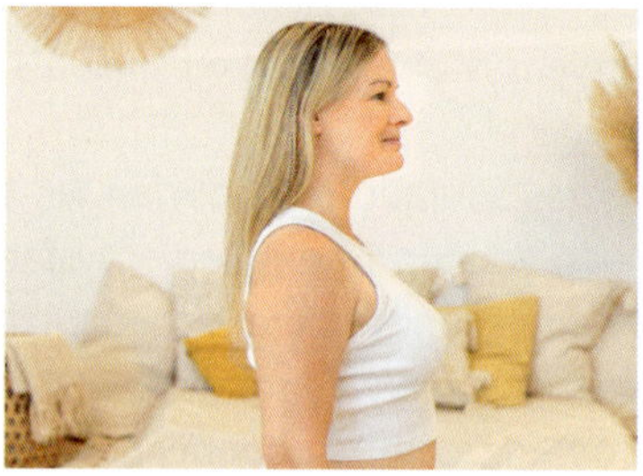

KOPFDREHEN

Mit dem Loslassen im Nacken darf sich mein hinterer Vagusast sanft regulieren.

Ausführung: Komme für diese Übung in eine sitzende oder stehende Position. Achte darauf, dass dein Kopf nicht nach vorne hängt. Ziehe ihn eventuell ein klein wenig nach hinten, sodass dein Nacken lang wird. Stell dir dabei vor, du möchtest ein leichtes Doppelkinn erzeugen. Beginne nun, den Kopf langsam nach rechts und links zu drehen. Mache die Übung mindestens 10-mal pro Seite.

Variation: Merke dir beim ersten Blick nach rechts und links jeweils, wo deine Augen landen (z. B. einen Punkt an der Wand, ein Objekt etc.). Übe weiter wie oben beschrieben und schaue am Ende, wo deine Augen jetzt landen und wie viel weiter du deinen Kopf nun drehen kannst.

Wahrnehmung: Spüre, wie dein Hals- und Nackenbereich langsam mobiler und beweglicher wird. Beobachte beim Üben achtsam, wie alles weicher und offener wird und dass du den Kopf mit der Zeit immer weiter drehen kannst.

Herzensimpuls: Du kannst deine Vorstellungskraft zur Hilfe nehmen. Stelle dir bei der Übung vor, dass dein Hals aus einem weichen durchlässigen Material besteht (z. B. Gummi, Gelee, Watte – wähle die Vorstellung, die dir hilft, komplett weich zu werden in diesem Bereich).

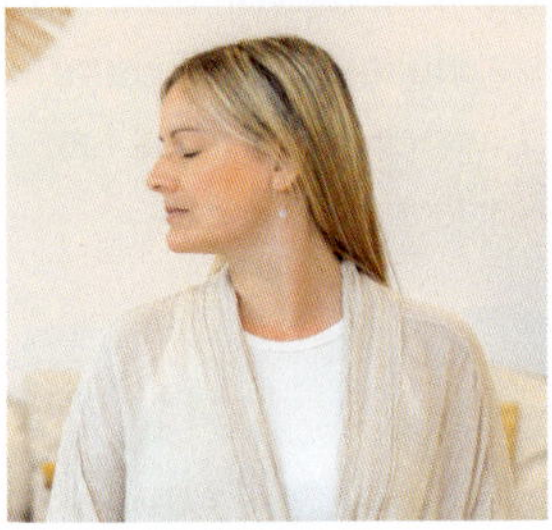

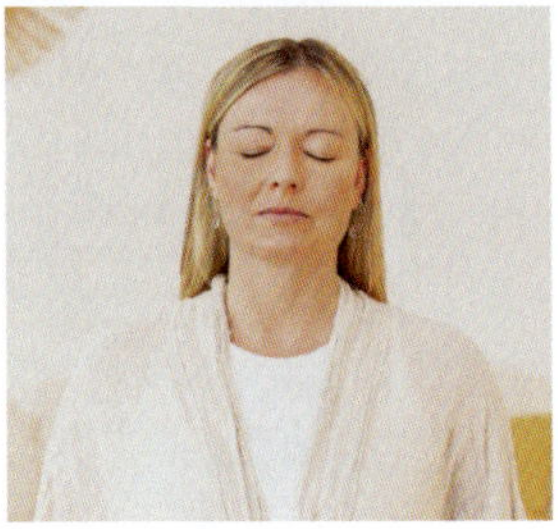

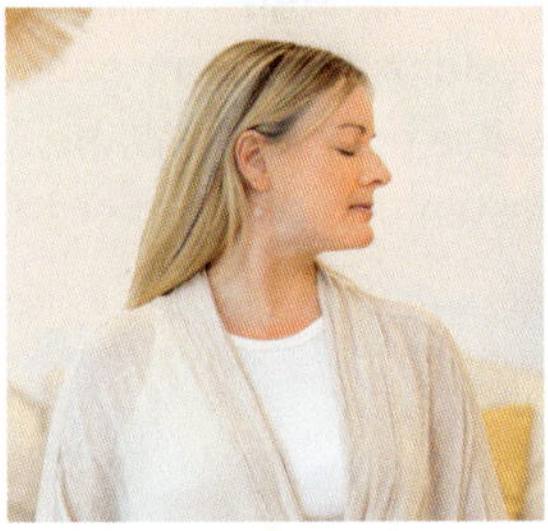

KOPFKREISEN

Mit jeder Bewegung wird mein Geist leichter und freier.

Ausführung: Komme in eine aufrechte Sitz- oder Stehposition. Achte darauf, dass dein Kopf nicht nach vorne fällt. Ziehe ihn sanft etwas nach hinten, sodass dein Nacken lang wird - als würdest du ein leichtes Doppelkinn machen.

Beginne nun, den Kopf langsam und achtsam von einer Schulter zur anderen zu bewegen - nicht über den Hinterkopf, sondern in einem Halbkreis vor deinem Körper entlang. Das Kinn sinkt dabei Richtung Brustbein und gleitet dann von einer Seite zur anderen.

Führe diese Bewegung mindestens 10-mal pro Seite aus, ganz ohne Druck. Spüre die feinen Übergänge und achte auf einen gleichmäßigen Atemfluss.

Variation: Wenn es sich für deinen Hals und deinen Nacken gut anfühlt, dann mache nun auch ganze Kopfkreise. Sanft, weich und achtsam.

Wahrnehmung: Spüre, wie der Nacken- und Halsbereich mit jeder Bewegung weicher wird. Vielleicht nimmt dein Nervensystem diese achtsame Mobilisierung zum Anlass, loszulassen. Beobachte, wie dein Atem freier fließt, dein Kiefer sich entspannt und dein innerer Raum sich öffnet.

Herzensimpuls: Nutze auch hier die Kraft deiner Vorstellung. Stell dir vor, dein Hals besteht aus einem ganz weichen, durchlässigen Material - vielleicht aus Gummi, Gelee oder feiner Watte. Wähle das innere Bild, das dir hilft, weich zu werden, loszulassen und dich sicher zu spüren - genau hier, in deinem Nacken.

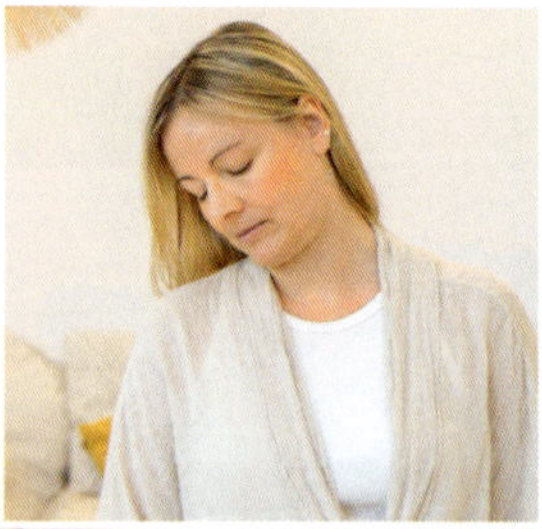

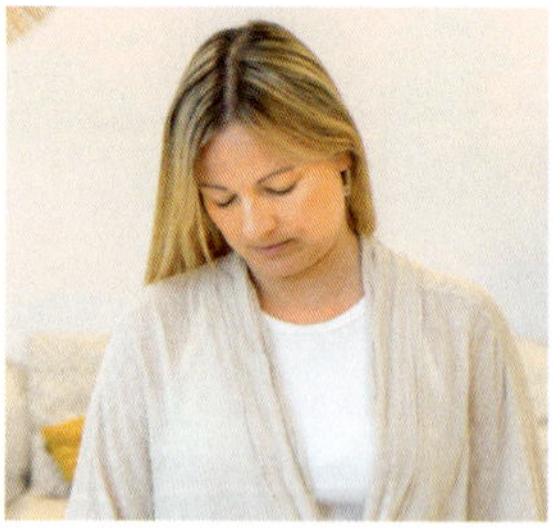

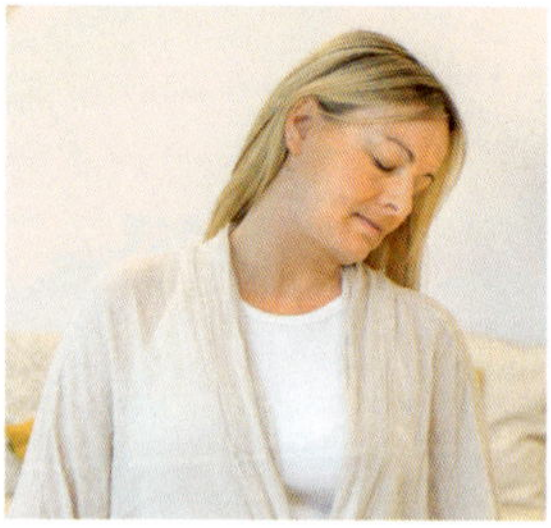

NACKENDEHNUNG IM LIEGEN

Ich lasse all die Anspannung aus meinem Nacken gehen und tauche in eine tiefe Ruhe ein.

Ausführung: Komme in die Rückenlage und stelle deine Beine auf. Drehe nun den Kopf zur Seite, als wolltest du die Unterlage (Decke, Yogamatte etc.) direkt neben deinem Kopf betrachten. Deine Augen schauen auf die Unterlage direkt neben deinem Kopf. Der Kopf bleibt dabei am Boden. Halte hier für mindestens 90 Sekunden. Danach übe auf der anderen Seite.

Variationen: Hebe die Nasenspitze ein klein wenig nach oben, als würdest du den Kopf heben, und spüre, ob du damit deine Dehnung im Nacken und den seitlichen Halsmuskeln verstärken oder wirkungsvoll verändern kannst.
Schiebe deine Hände unter dein Gesäß, wie du es vielleicht aus der Asana „der Fisch" kennst. Die Handflächen zeigen dabei nach unten. Schiebe deine Schultern so weit wie möglich weg von den Ohren und etwas unter deinen Oberkörper. So wird deine Nackendehnung noch intensiver.
Kombiniere diese Übung mit der Salamander-Übung, um deinem Nervensystem eine Extraportion Entspannung zu schenken. Wenn du deinen Kopf nach rechts gedreht hast, dann blicke mit den Augen nach links. Versuche nicht zu blinzeln und halte so lange, bis du seufzen, gähnen, schlucken oder tief durchatmen musst. Dann schließe die Augen und genieße die Nackendehnung.

Wahrnehmung: Spüre deinen Nacken und stelle dir dabei vor, dass er ganz weich und durchlässig wird. Nutze deinen Atem, um noch mehr loslassen zu können.

Herzensimpuls: Kennst du diese Sprüche wie „Mir sitzt der Schreck noch im Nacken" oder „Das lastet schwer auf meinen Schultern"? Solche Sprüche, die häufig schon sehr alt sind, zeigen, dass die Menschen schon immer gespürt haben, dass sich belastende Themen auf Körperebene festsetzen können.

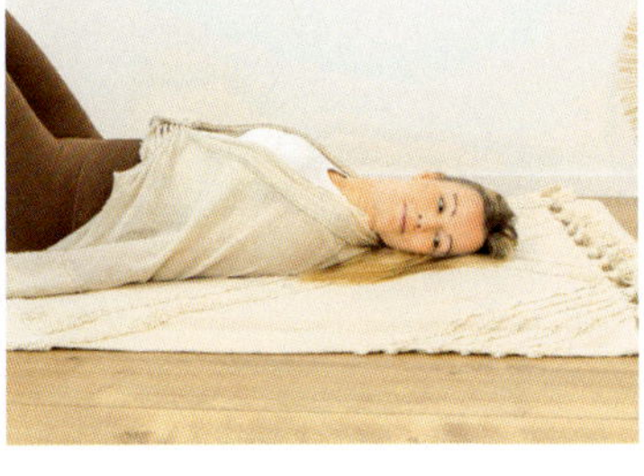

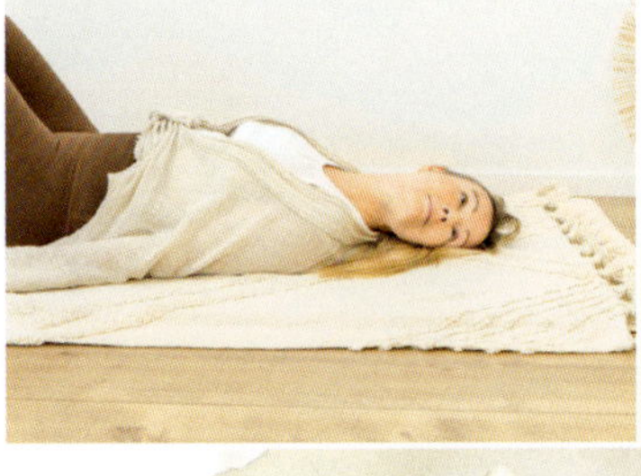

SCHMETTERLINGSARME

Ich genieße die Leichtigkeit des Seins.

Ausführung: Komme in eine sitzende oder stehende Haltung. Lege deine beiden Handrücken an deinen unteren Rücken. Deine Arme bilden nun mit deinem Oberkörper jeweils ein Dreieck. Ziehe nun die Arme, besonders die Ellbogen, nach hinten zueinander. Nutze dabei die Muskulatur zwischen den Schulterblättern. Dann lasse wieder los. Mache dies ruhig einem etwas schnelleren Tempo. Es darf ein „Flattern" entstehen.

Variation: Du kannst du Übung auch in der Bauchlage ausführen

Wahrnehmung: Spüre in deine Schulter- und Rückenmuskulatur hinein, während die Arme locker flattern. Genieße die Leichtigkeit beim Nachspüren.

Herzensimpuls: Der Schmetterling steht für Unbeschwertheit und Freiheit. Er hat sein wahres leuchtendes Wesen entfaltet, war er doch zuerst verpuppt und hat sich versteckt.

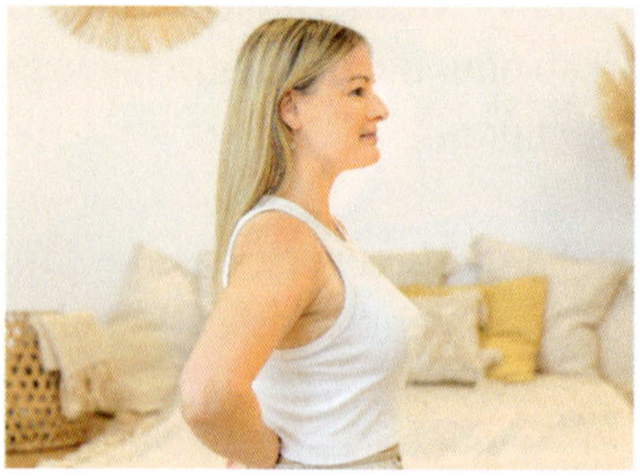

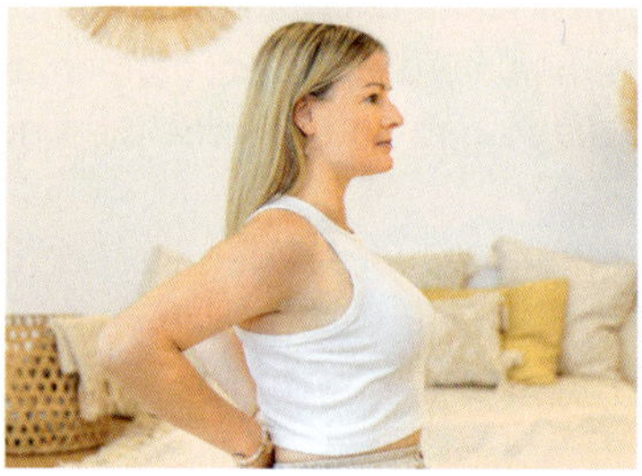

ARMKREISEN

Wenn wir loslassen, was uns fest macht, kann die Leichtigkeit wieder fließen.

Ausführung: Die Übung kann im Sitzen, Liegen oder Stehen ausgeführt werden. Verschränke dazu deine Arme ineinander (siehe Bild). Die Hände liegen jeweils am anderen Arm locker an den Oberarmen oder Ellbogengelenken. Beginne nun deine Arme – und dadurch auch die Schultern – frei und intuitiv zu bewegen.

Variationen: Zeichne eine liegende Acht (Zeichen für Unendlichkeit) mit deinen Ellbogen in die Luft. Wechsle nach einer Minute die Richtung.
Lege die Hände auf die jeweils andere Schulter und bringe die Ellbogen nahe zusammen und übereinander. Versuche nun auch hier, mit den Ellbogen eine liegende Acht zu zeichnen. Vergiss auch hier nicht, nach circa einer Minute die Richtung zu wechseln.
Im Liegen lege die Arme auf deinen Bauch. Die Hände greifen die Unterarme. Lasse die Arme nun schwer und langsam zur rechten Seite gleiten, bewege sie dann seitlich hoch in Richtung Kopf, dann um den Kopf herum und auf der anderen Seite wieder zurück auf den Bauch. Kreise langsam (mindestens 10-mal) und lasse dabei vollkommen im Nacken- und im Schulterbereich los. Übe dann auf der anderen Seite.

Wahrnehmung: Spüre beim Üben in deine Schultern und deine Brustwirbelsäule hinein. Wo lockert sich etwas, wo wird dein Körper beweglicher? Wo kannst du beim Üben loslassen?

Herzensimpuls: Gib dich hin. Lasse beim Üben sanft den Kopf hin- und herwiegen wir Seegras im Wind. Stelle dir vor, dein Kopf ist der einer Marionette und wird gerade nicht durch den Faden gehalten.

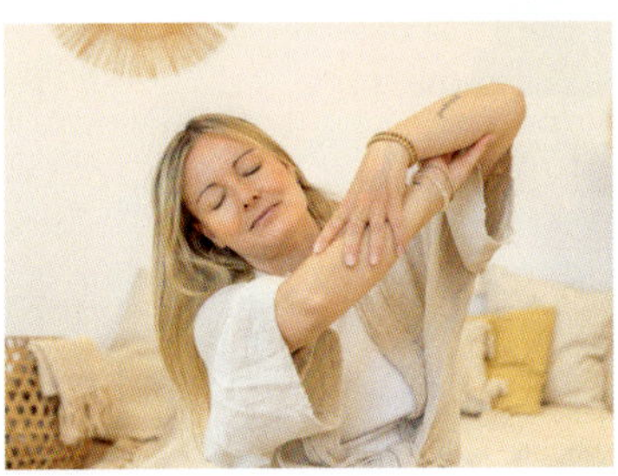

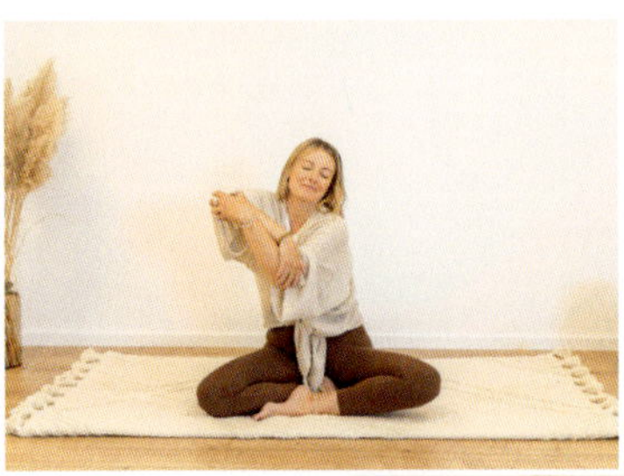

NACKENDEHNUNG MIT HERZÖFFNUNG

Mein Herz ist offen und weit.

Ausführung: Komme in eine sitzende oder stehende Haltung. Rolle deine Arme und Schultern nach hinten und unten und greife dann mit den Händen ineinander (Räuberleitergriff). Strecke die Arme nach hinten weg und hebe sie leicht an. Lege nun den Kopf zur Seite. Dein Ohr bewegt sich dabei zur Schulter.

Variation: Du kannst den Kopf auch im Halbkreis von einer Seite zur anderen bewegen. Lasse dabei dein Kinn sanft von einer Schulter zur Mitte hin zum Brustbein und dann zur anderen Schulter gleiten.

Wahrnehmung: Spüre die Weite und Öffnung im Nackenbereich und Herzraum. Genieße.

Herzensimpuls: Wer mit einem offenen Herzen durch die Welt geht, empfängt viele kleine und große Wunder.

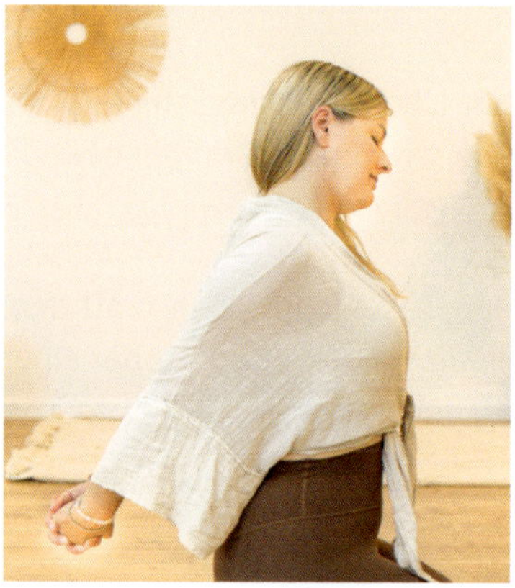

NACKENMASSAGE MIT BLOCK

Ich lasse vollkommen los und genieße.

Ausführung: Komme in die Rückenlage auf deiner Matte. Nimm dir einen Yogablock zur Hand und platziere ihn flach (auf der niedrigsten Höhe) unter deinen Hinterkopf. Dein Nacken bleibt frei und schwebt entspannt in der Luft. Lasse den Kopf zunächst ganz schwer in den Block sinken. Beginne nun, den Kopf langsam und achtsam von Seite zu Seite zu rollen – nur ein kleines Stück, als würdest du „Nein" sagen. Spüre, wie die Kanten des Blocks sanft Punkte an deinem Hinterkopf massieren. Bleibe bei dieser Bewegung oder verweile an einem Punkt, an dem du einen leichten Druck oder eine angenehme Dehnung spürst. Atme ruhig und tief, der Kiefer bleibt weich, die Schultern entspannt.

Variationen: Rolle den Kopf sanft in Mikrobewegungen nach oben und unten („Ja"-Bewegung), um andere Bereiche zu erreichen.

Du kannst den Block auch auf die mittlere Höhe stellen oder mit den Händen schräg halten, um den Druck leicht zu intensivieren und noch andere Punkte zu finden, die gelockert werden möchten.

Wahrnehmung: Spüre, wie sich Anspannung löst – im Nacken, im Kopf und vielleicht auch in Zunge und Kiefer. Genieße das Loslassen.

Herzensimpuls: Wenn du loslässt, schaffst du Raum – für Stille, für Leichtigkeit, für dich selbst.

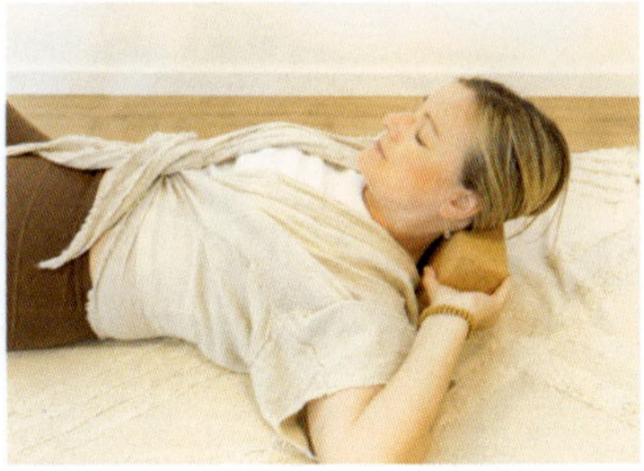

Übungen mit heilsamer Berührung

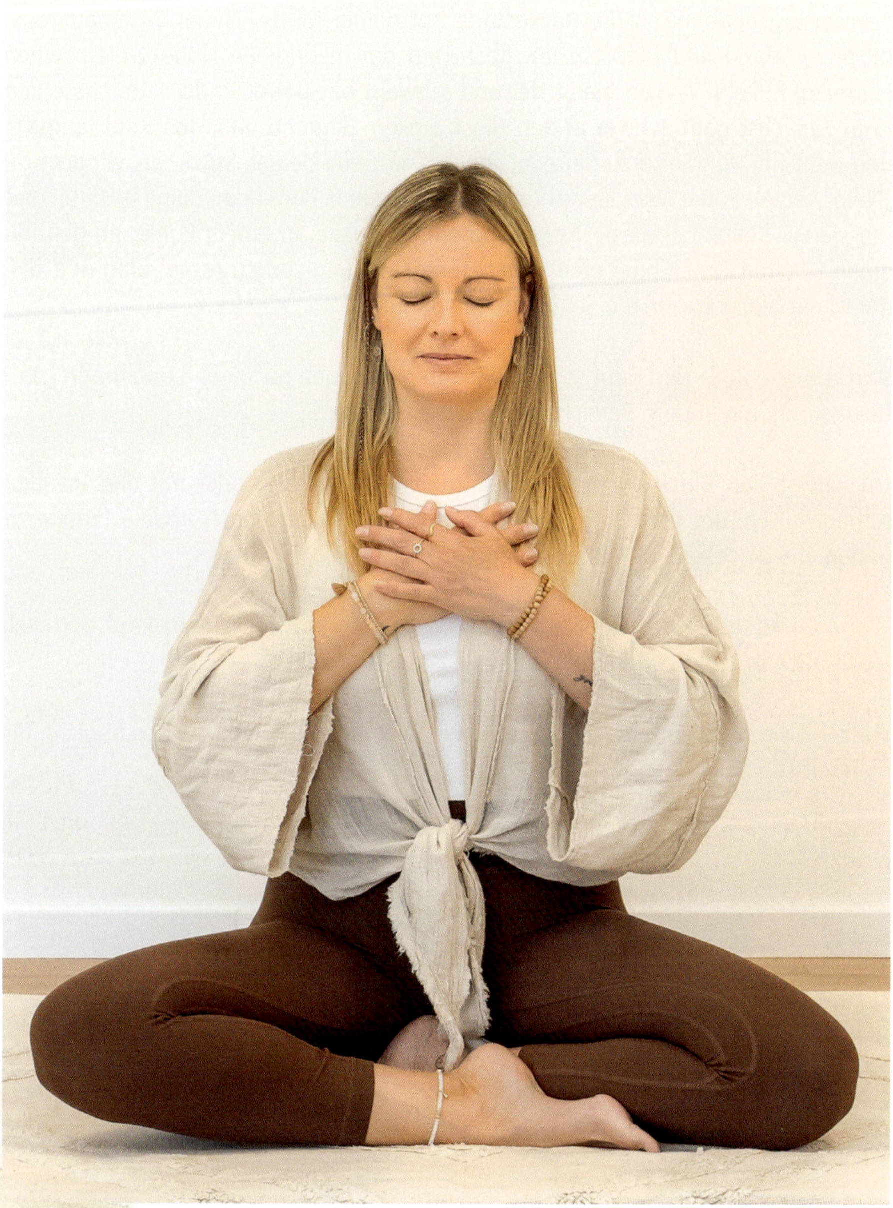

Wir erinnern uns: Berührungen sind die wohl schönste Art, um in einen liebevollen Kontakt zu deinem Körper zu kommen. Sie schenken uns Gefühle von Geborgenheit, Sicherheit, Vertrauen und Verbundenheit. Außerdem aktivieren sie unseren Tastsinn und bringen uns so ganz in den jetzigen Moment.

UMARMUNG

Eine liebevolle Umarmung ist kraftvoller als tausend Worte.

Ausführung: Immer und überall. Nimm dich in den Arm! Lege dazu deine Hände auf den Oberarmen ab. Halte dich. Schenke dir Geborgenheit, Nähe und Liebe. Schließe deine Augen gern und wiege dich sanft hin und her.

Variationen: Streiche dabei sanft mit den Händen über deine Arme. Unterstütze diese liebevolle Geste innerlich mit Affirmationen wie „Ich bin bei mir", „Ich sorge gut für mich", „Ich bin genug", „Ich bin liebenswert" oder „Alles ist gut".
Für noch mehr Kuschelfaktor lege deinen Kopf auf einer Schulter ab und schmiege dich an deinen Körper an.

Wahrnehmung: Spüre, was die Umarmung in dir bewirkt und welche Gedanken und Gefühle auftauchen.

Herzensimpuls: Umarmungen sind Medizin für Körper, Geist und Seele. Die berühmte Therapeutin Virginia Satir hat einmal gesagt: „Wir brauchen 4 Umarmungen pro Tag zum Überleben, 8 Umarmungen pro Tag, um uns gut zu fühlen, und 12 Umarmungen pro Tag, um innerlich zu wachsen." Berührungen lösen auf unserem größten und sensibelsten Sinnesorgan, der Haut, etwas aus. Wenn wir umarmt werden, schüttet der Körper Botenstoffe, sogenannte „Glückshormone", aus. Das Hormon Oxytocin etwa entfaltet eine beruhigende Wirkung, hilft beim Stressabbau und stärkt zwischenmenschliche Bindungen.

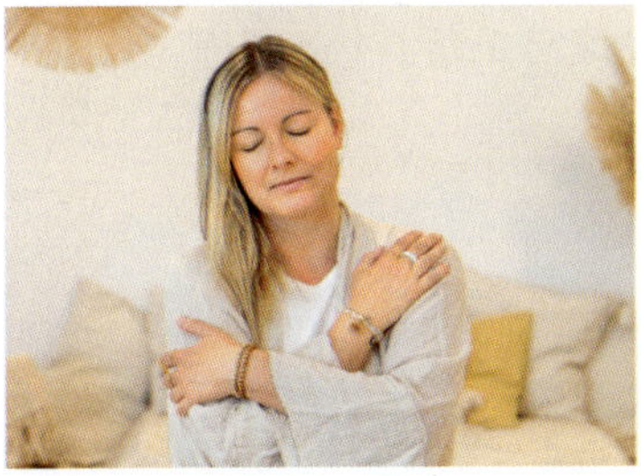

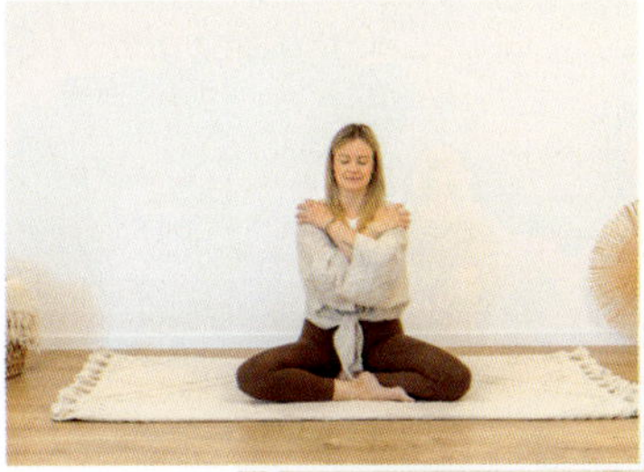

BERÜHRUNG SCHENKEN

Anfassen ist simpel, aber wahre Berührung ist eine Kunst.

Ausführung: Diese Übung kannst du in jeder Position machen. Du brauchst lediglich deinen wunderbaren einzigartigen Körper und hier besonders deine heilsamen Hände und Arme. Lege eine Hand auf den Kopf und eine an den Hals. Schließe die Augen und spüre, ob du durch die Berührung ruhiger wirst.

Variationen: Lege beide Hände seitlich an deinen Hals. Fühle mit geschlossenen Augen hinein.

Lege eine Hand auf die Stirn und eine in den Nacken. Spüre, wie dein Kopf gehalten wird. Lasse los und genieße.

Lege beide Hände auf dein Herzzentrum oder auf deine Schultern.

Wahrnehmung: Spüre, wie eine Berührung an den verschiedenen Körperbereichen wirkt. Wo sehnt sich der Körper ganz besonders danach? Wo spürst du mehr Wärme als an anderen Stellen?

Herzensimpuls: Schenke nicht nur dir selbst regelmäßig Berührung, sondern auch deinen geliebten Menschen. Spüre, wie sich eure Verbindung allein durch sanftes Handauflegen, einen liebevollen Händedruck oder zärtliches Streichen über den Rücken verändert. Berührung schafft Nähe, Wärme und tiefe Verbundenheit.

„Berührungen versorgen deine Wunde und bringen Heilung in dein Leben."

Kerstin Huber-Steinhorst

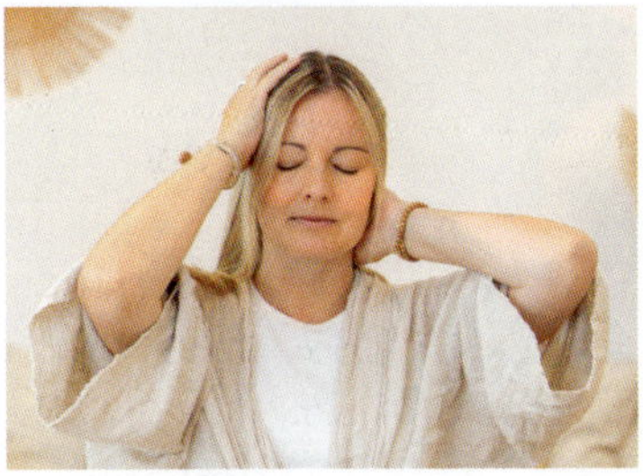
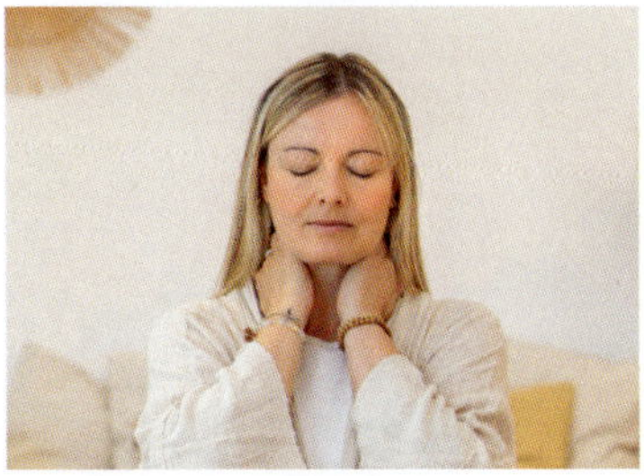
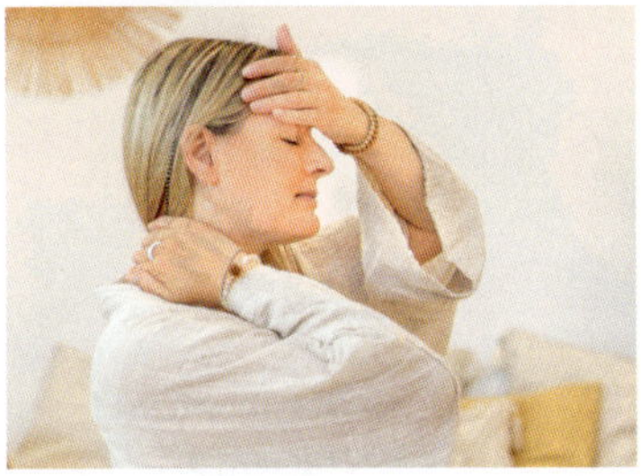
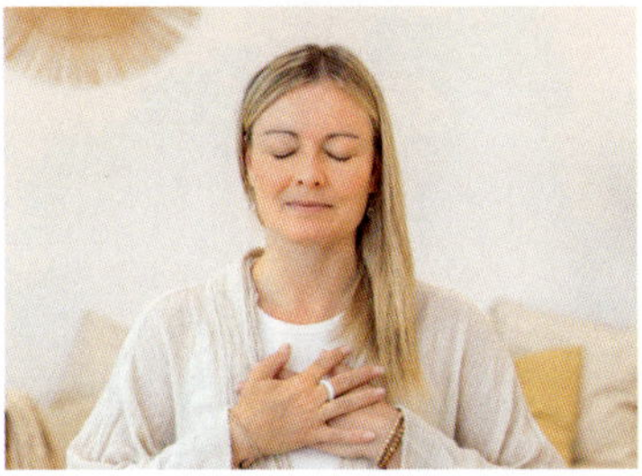
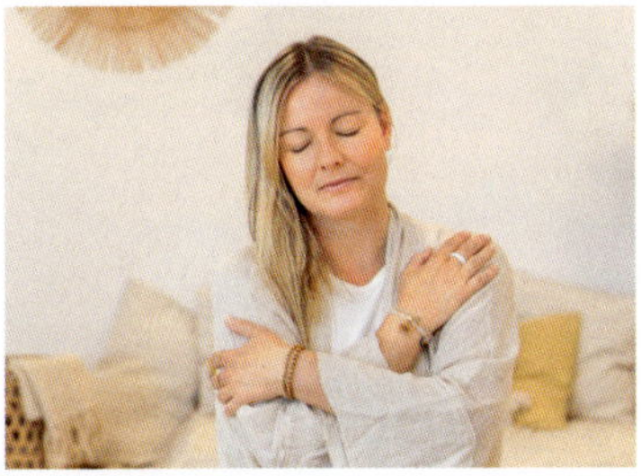

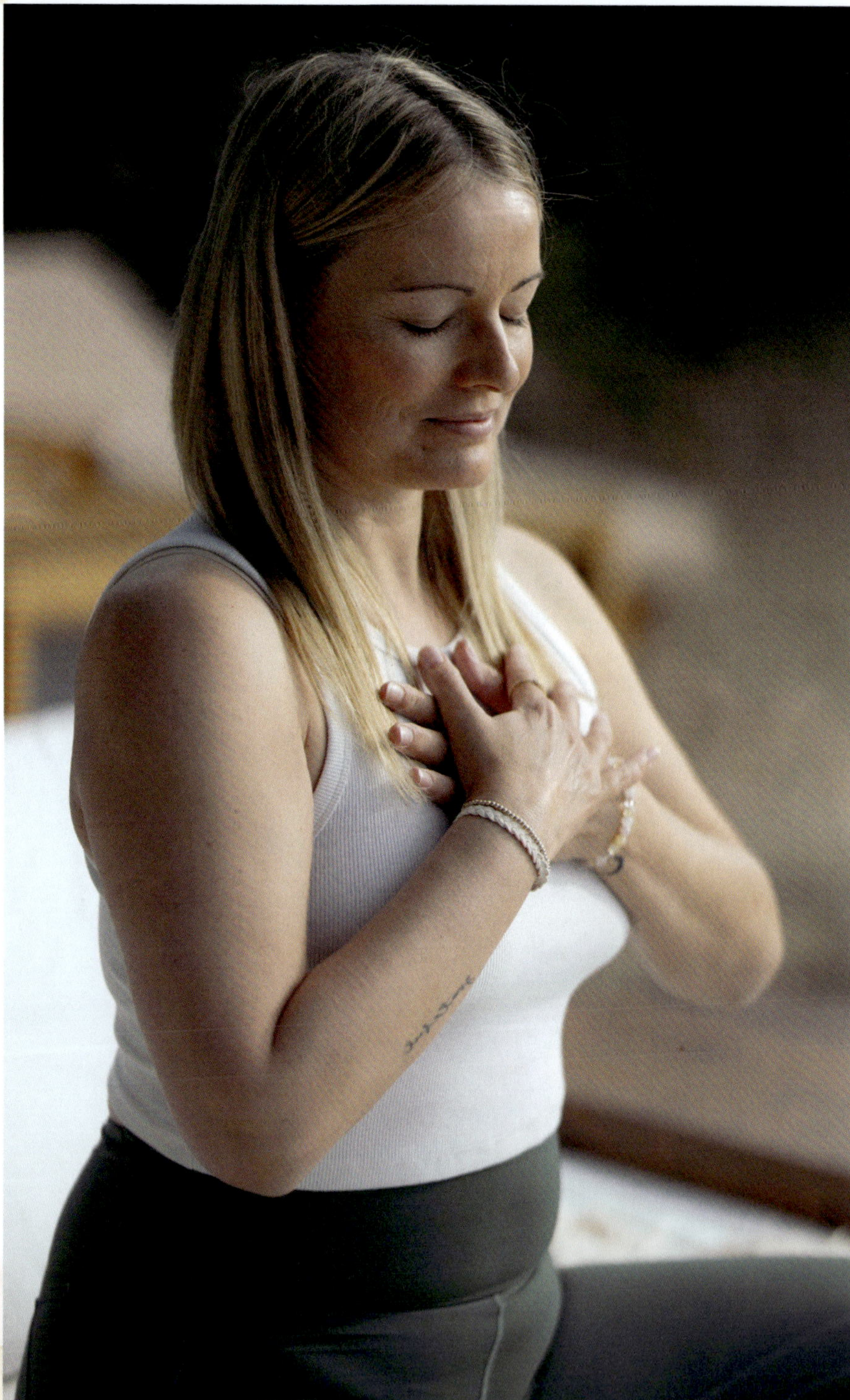

HÄNDE AUFS HERZ

Die Berührung meines Herzraumes bringt Heilung und schafft Verbundenheit.

Ausführung: Diese Übung kannst du in jeder Position machen. Lege deine Hände nacheinander auf den Herzraum. Eine Hand liegt auf dem Brustkorb, die andere schräg darüber.

Variationen: Atme ein und hebe deine Hände wenige Zentimeter vom Brustkorb weg. Atme aus, lege sie zurück auf den Brustkorb. Spüre beim Anheben das Energiefeld zwischen Händen und Herz. Genieße beim Ablegen die warme sanfte Berührung.

Bewege deine Hände hin und her und streichle deinen Brustkorb dabei sanft.

Wahrnehmung: Spüre, was die Berührung deiner Hände und die sanfte Bewegung in dir verändert. Welche Qualitäten nimmst du wahr? Geborgenheit, Liebe, Dankbarkeit, Vergebung, Gelassenheit, Ruhe, Frieden oder etwas ganz anderes?

Herzensimpuls: Kombiniere die Übung mit Worten des Wohlwollens: „Möge ich glücklich sein. Möge ich gesund sein. Möge ich in Frieden leben." Bewege dabei gern deinen Daumen und streichle dich sanft. Dies beruhigt und schenkt Verbindung.

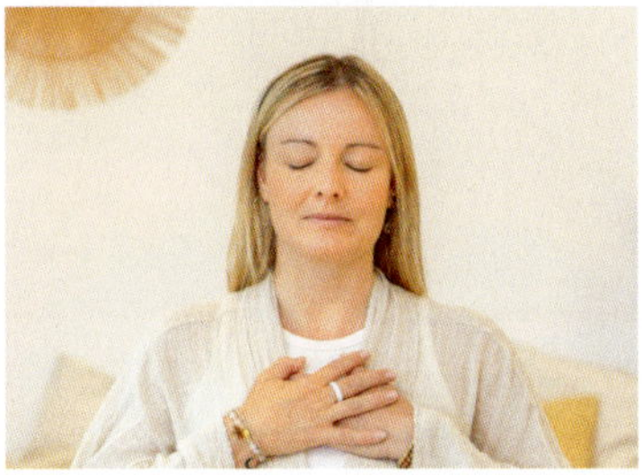

KOPFMASSAGE

Gönne deinem Kopf eine kleine Auszeit.

Ausführung: Massiere mit beiden Händen deinen ganzen Schädel, indem du die Fingerkuppen in die Haare steckst und deine Kopfhaut massierst. Mache kreisende Bewegungen und versuche, die Kopfhaut auf dem Schädelknochen zu bewegen. Hier kann viel Spannung sitzen. Mache dies im gesamten Bereich, wo üblicherweise Haare wachsen.

Variation: Reibe fester oder kratze mit den Fingernägeln auf deiner Kopfhaut. Massiere 2 Minuten und spüre entspannt nach.

Wahrnehmung: Was spürst du bzw. welche Empfindungen schenkt dir deine Kopfhaut? Ein Kribbeln, Wärme oder etwas anderes?

Herzensimpuls: Belohne deinen Kopf regelmäßig mit einer Massage, denn er bringt jeden Tag Höchstleistung für dich. Wir denken zu viel und verwöhnen ihn zu wenig. Diese Massage soll übrigens das Haarwachstum anregen, weil es die Durchblutung in der Kopfhaut fördert.

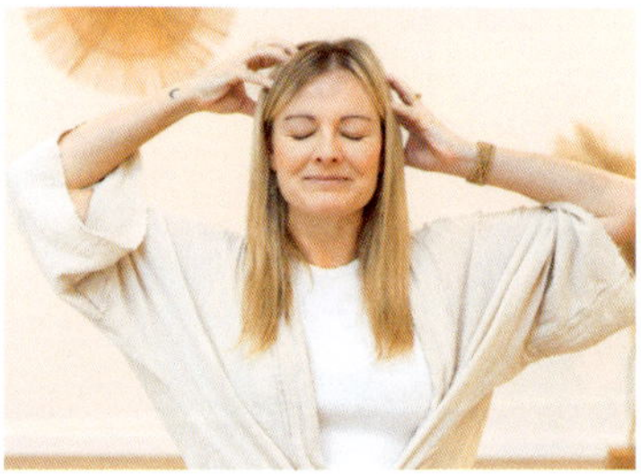

KOPF AUSSTREICHEN

Ein Streicheln über den Kopf wirkt wie ein stilles Versprechen: Ich bin sicher.

Ausführung: Komme in eine sitzende Position. Beginne nun sanft mit beiden Händen deinen Kopf von vorne nach hinten auszustreichen. Starte bei der Stirn und streiche bis weit über den Nacken nach unten. Streiche auch die Kopfseiten entlang über die Schläfen, Ohren und deinen Hals. Genieße!

Variation: Variiere bei Druck, Tempo und Handhaltung. Spüre, was dir guttut und experimentiere. Du kennst deinen Körper wie kein anderer.

Wahrnehmung: Was macht es mit dir, wenn jemand oder du über den Kopf streicht? Spürst du Ruhe, Sanftmut, Liebe, Geborgenheit, Verbundenheit oder vielleicht eine ganz andere Qualität?

Herzensimpuls: Vielleicht erinnerst du dich noch an deine Kindheit, in der Erwachsene manchmal über deinen Kopf gestrichen haben, um dich zu beruhigen oder einfach um dich liebevoll zu berühren. Du kannst dir diese Gefühle nun einfach selbst wieder schenken. Sich selbst verwöhnen und liebevoll umsorgen ist so wichtig und ein Akt der Selbstliebe.

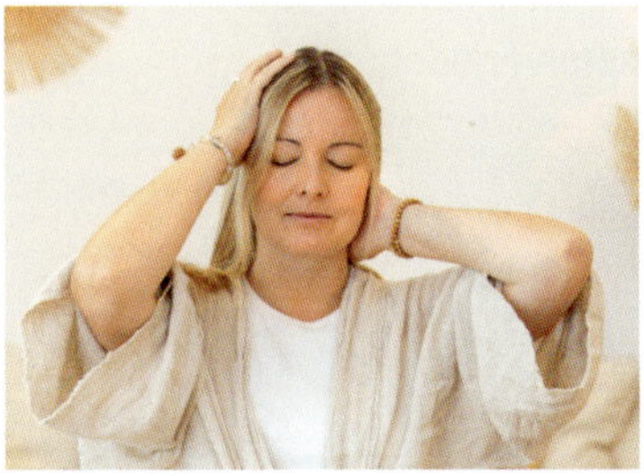

ZWERCHFELLMASSAGE

Weiches Zwerchfell. Freier Atem. Stiller Geist.

Ausführung: Setze dich bequem hin oder (besser) lege dich mit dem Brustkorb erhöht auf ein Kissen. Ertaste nun mit den Händen dein Brustbein und beginne, sanft die Fingerspitzen unter dem Brustbein und dann entlang der Rippenbögen ins Gewebe zu schieben. Wandere von der Mitte schräg hinunter bis in deine Taille. Die Rippen verlaufen diagonal nach außen und werden immer kürzer. An ihnen entlang ist dein Zwerchfell befestigt und du kannst es dort sehr gut lockern. Massiere 2–3 Minuten.

Variationen: Mache sanfte kreisende Massagebewegungen. Gehe mit deinem Atem. Massiere stärker, wenn du ausatmest und das Zwerchfell erschlafft.

Im Sitzen beuge dich leicht nach vorne, um besser unter die Rippen zu kommen.

Wahrnehmung: Fühle, wie dein Zwerchfell beim Atmen arbeitet. Spüre die Entspannung und Weite in deinem Bauchraum nach der Massage. Lass Verspannungen los und genieße das Gefühl von Ruhe.

Herzensimpuls: Mit dieser Übung schenkst du deinem Atem Ruhe und Weite. Du erlaubst deinem Zwerchfell, sich frei und sanft zu bewegen. So öffnest du dich für Leichtigkeit, Kraft und inneren Frieden.

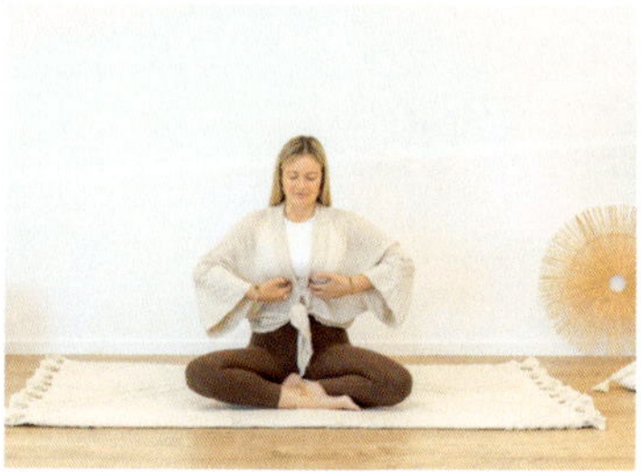

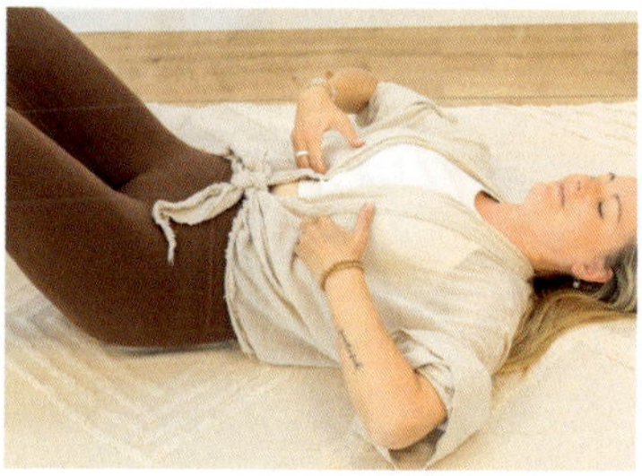

BAUCHMASSAGE

Mit jeder kreisenden Berührung löse ich, was noch festhält, und werde weich.

Ausführung: Lege dich auf den Rücken und schiebe gern dein Oberteil etwas nach oben. Massiere nun deinen Bauch in kreisenden Bewegungen um den Bauchnabel herum. Massiere immer im Uhrzeigersinn, da es die Richtung ist, in die auch dein Darm und deine Verdauung arbeiten.

Variation: Du kannst die Massage mit sanften, langsamen Kreisbewegungen ausführen und dabei den Druck deinem Wohlbefinden anpassen. Wärme, etwa durch ein warmes Tuch oder eine Wärmflasche, unterstützt zusätzlich die Entspannung und löst Verspannungen im Bauchraum.

Wahrnehmung: Nimm wahr, wie sich Verspannungen und Blockaden sanft lösen und dein Bauch wieder weicher wird. Verbinde dich mit deinem Inneren und deiner Mitte.

Herzensimpuls: Mit dieser Übung schenkst du deinem Bauch Ruhe und Leichtigkeit. Du erlaubst allem, was dich belastet, zu gehen. Dein Bauchraum wird zu einem Ort von Vertrauen und innerer Kraft.

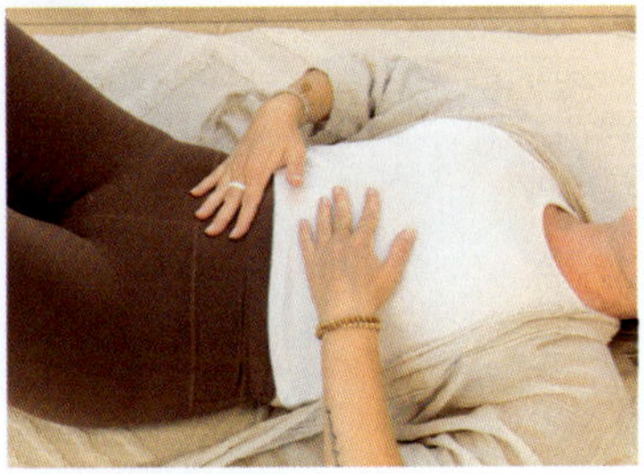

ARME KNETEN

Selbstmassage ist ein wunderschöner Weg, um wieder in meinen Körper zu kommen.

Ausführung: Kreuze deine Arme vor deiner Brust und lege deine Hände auf den Armen ab. Knete nun deine Ober- und Unterarme. Beginne bei den Schultern und wandere langsam Richtung Hände.

Variationen: Nutze Kneten, Streichen, Drücken, Walken und andere Grifftechniken, um deinen Armen etwas Gutes zu tun und sie zu lockern.

Wahrnehmung: Wie fühlen sich deine Arme dabei an? Welche Stellen brauchen mehr Aufmerksamkeit?

Herzensimpuls: Das Setzen gezielter mechanischer Reize an Haut und Muskulatur fördert die Durchblutung, regt den Lymphabfluss an, entspannt die Muskulatur und löst Gewebsverklebungen in den Faszien. Außerdem arbeitest du hier am Herz-Lungen-Meridian und bringst dort die Energie wieder ins Fließen.

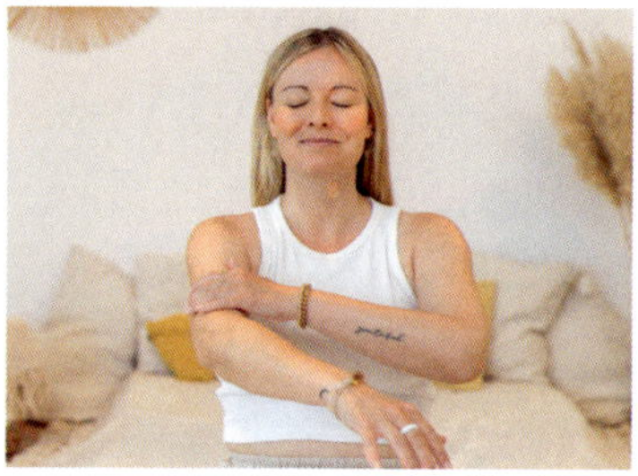

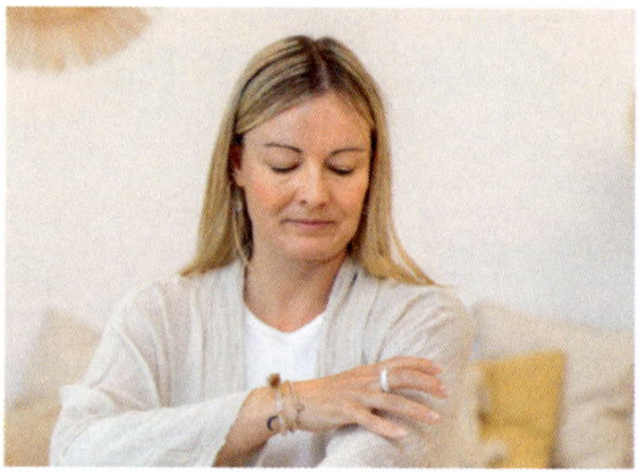

TAPPING

Sanftes Klopfen heilt und beruhigt mein System.

Ausführung: Für diese Übung finde eine bequeme Position im Sitzen oder Stehen. Beuge nun deine Finger leicht ein und beginne am Brustbein sanft zu tappen (klopfen). Dabei klopfen die Fingerkuppen sanft auf deinen Körper. Wandere nun an den Schlüsselbeinen entlang nach außen, dann weiter nach unten, tappe an deinen unteren Rippenbögen entlang, komm wieder zur Mitte. Klopfe so den ganzen Brustkorb ab.

Variationen: Du kannst überall auf deinem Körper tappen, wo du mit den Händen hinkommst und der Körper gerade diese belebenden Impulse benötigt.
Wandere dazu von oben nach unten: Stirn, Schläfen, Kopf, Kiefer, Nacken, Schultern, Brustbein, Brustkorb, Arme, Hände, Bauch, Rücken, Becken, Beine und Füße. Klopfe in deinem eigenen Tempo und mit deiner Intensität.
Manche Bereiche reagieren besser auf sanftes Trommeln mit der flachen Hand, andere auf leichtes Klopfen mit den Fingerspitzen.
Auch das Hinzunehmen von Tönen oder bewussten Atemzügen kann die Wirkung vertiefen. Tapping kann dynamisch und schnell oder eher langsam ausgeführt werden – so wie dein Körper es gerade braucht.

Wahrnehmung: Spüre, was du wahrnimmst. Vielleicht ein Kribbeln, Wärme oder Lebendigkeit. Beobachte, ob du dich präsenter, wacher oder ruhiger fühlst. Das Klopfen kann dabei helfen, aus dem Kopf in den Körper zu kommen und das Nervensystem zu regulieren. Erlaube dir, einfach nur zu spüren – ohne etwas verändern zu müssen.

Hinweis: Wenn du dich gut mit Akupunkturpunkten (TCM) auskennst, dann klopfe gezielt in diesen Bereichen, um die zugeordnete Wirkung zu entfalten.

Herzensimpuls: Tapping kann jeder schnell lernen und anwenden. Dabei wird die Energie wieder ins Fließen gebracht und vielleicht sogar die ein oder andere Blockade gelöst. Außerdem schenkst du dir mit dieser Übung liebevolle Berührung und Präsenz. Du weckst deinen Körper sanft auf und stärkst dein Gespür für dich selbst. Beim Klopfen erinnere dich daran: Du bist hier. Du bist sicher. Du bist ganz.

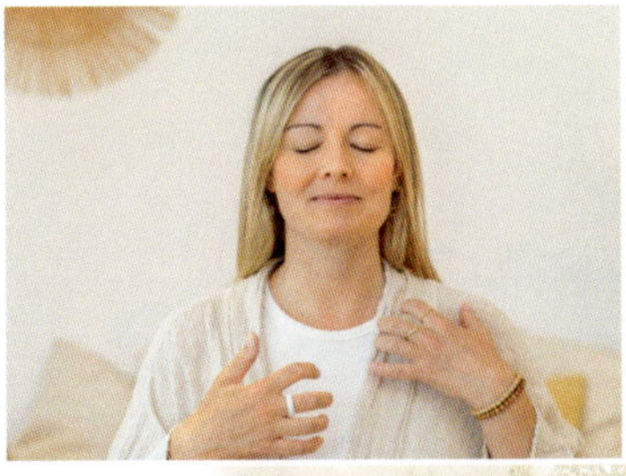

SCHMETTERLINGSKLOPFEN

Mit jedem Klopfen wird mein Herz ruhiger und meine Seele atmet auf.

Ausführung: Nimm deine Hände über Kreuz vor deinen Brustkorb und verhake die Daumen ineinander. Beginne nun, abwechselnd mit den Handflächen auf den Brustkorb zu klopfen. Tap, tap, tap, tap ... Es darf ein langsamer, gleichmäßiger Rhythmus entstehen, der dich beruhigt. Mache die Übung mindestens für 2 Minuten.

Variation: Wenn dich die verhakten Daumen beim Klopfen stören, dann nimm nur die Hände über Kreuz und klopfe abwechselnd.

Wahrnehmung: Spüre, was die sanfte Klopftechnik innerlich mit dir macht.

Herzensimpuls: Diese Übung beruhigt in überwältigenden, herausfordernden Situationen und kann zum Beispiel bei Ängsten, Panikattacken, innerer Unruhe, Depression, Essstörung helfen. Sehr viele Menschen leiden heute unter diesen oder anderen psychischen Beschwerden. Du bist nicht allein.

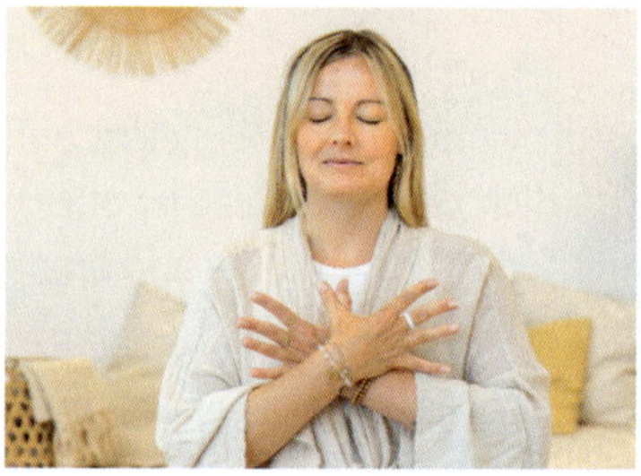

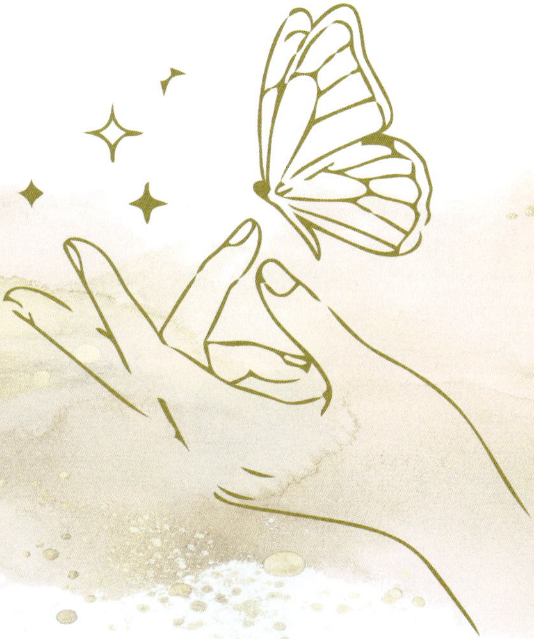

Übungen zur körperlichen Entlastung

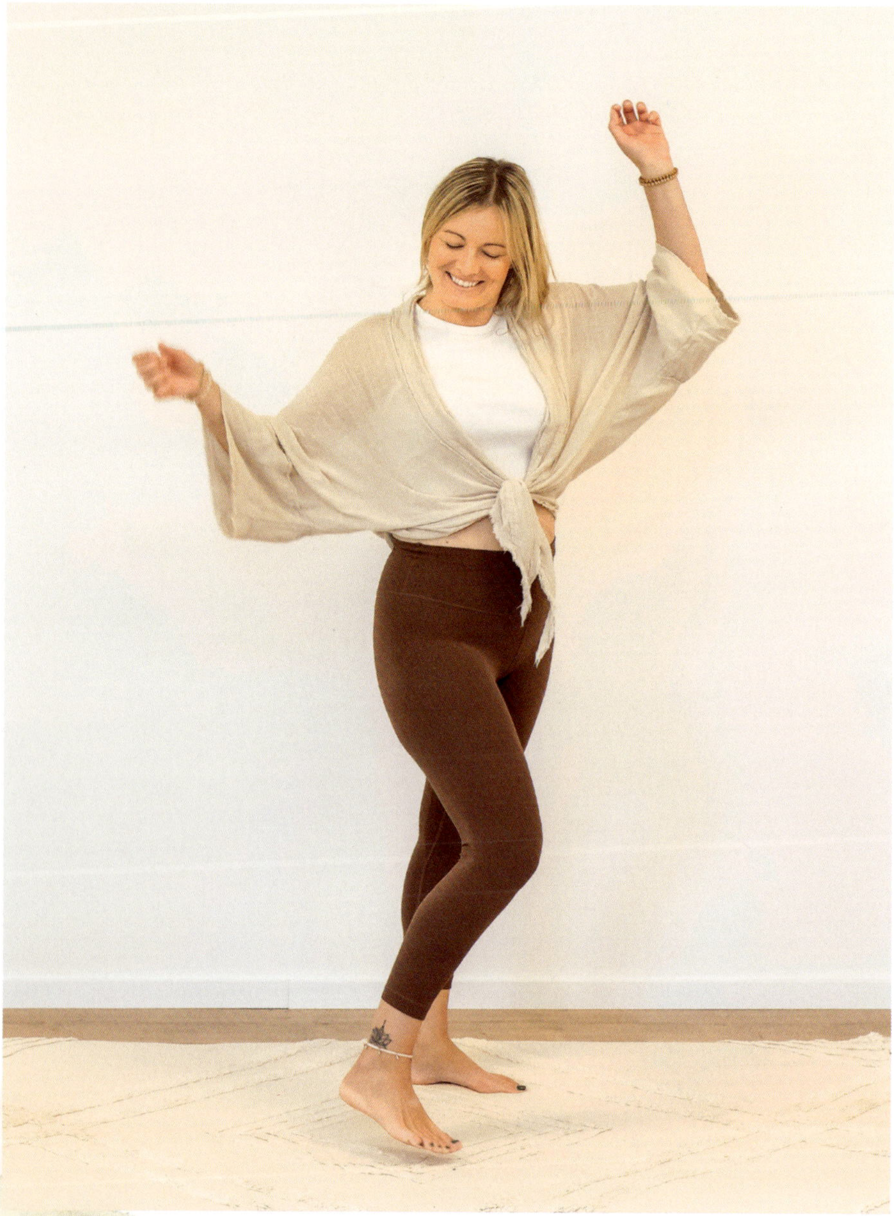

Wir erinnern uns: Angst, Stress und Traumata können über lange Zeit im Körper gespeichert sein. Durch Bewegung bringen wir die angestaute Energie ins Fließen. Bewegung signalisiert dem Körper: Ich kann handeln, ich kann die Situation verändern oder sogar kämpfen und fliehen.

In diesem Kapitel findest du sowohl Übungen mit viel Bewegung als auch ruhige Übungen, die dir durch innere Bilder helfen, deinen Körper zu befreien.

„The ways in which we
can be moved are endless.
It is in our wild unbroken nature
to be moved by life."

Camille Barrios

BOJE

Ich gebe mich der Bewegung des Wassers hin und genieße die Leichtigkeit im Nacken.

Ausführung: Setze dich bequem oder stelle dich aufrecht hin. Stell dir vor, dein Kopf ist eine Boje, die leicht auf dem Wasser schaukelt. Bewege deinen Kopf nur ganz sanft in kleinen, fast unmerklichen Bewegungen nach links und rechts sowie leicht vor und zurück. Bleibe ganz in diesem Bild der Boje, die frei und leicht treibt.

Variation: Stell dir vor, die Boje wird von einem sanften, kaum spürbaren Strudel umkreist. Dabei macht dein Kopf kleine, langsame Kreisbewegungen, so zart wie ein leichter Windhauch.

Wahrnehmung: Spüre, wie sich dein Nacken entspannt und die Muskeln loslassen. Nimm die sanfte Beweglichkeit wahr und die Verbindung zu deinem Atem, der ruhig und frei fließt.

Herzensimpuls: Lass dich tragen von der Leichtigkeit und schenke deinem Kopf Raum zum Schweben und Loslassen.

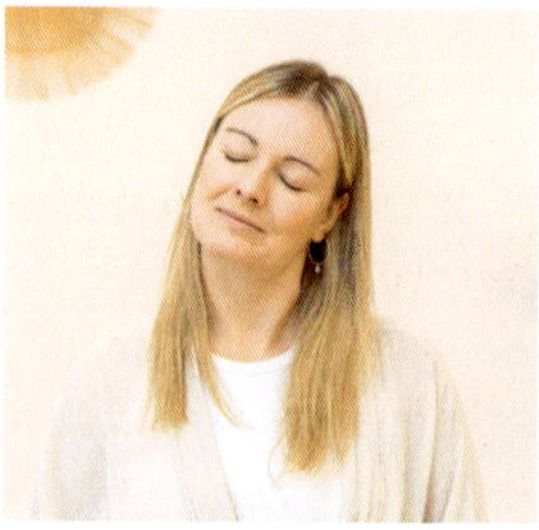

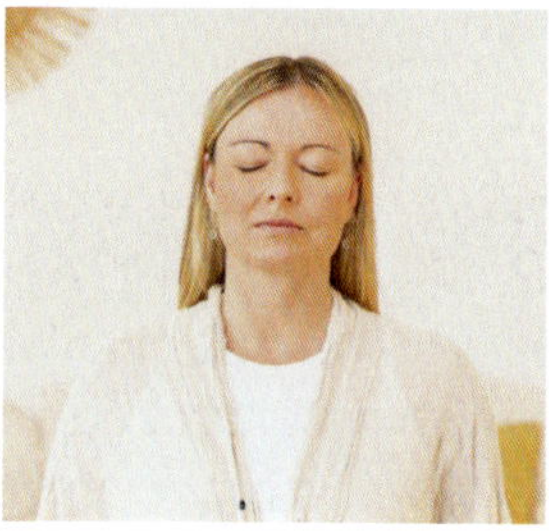

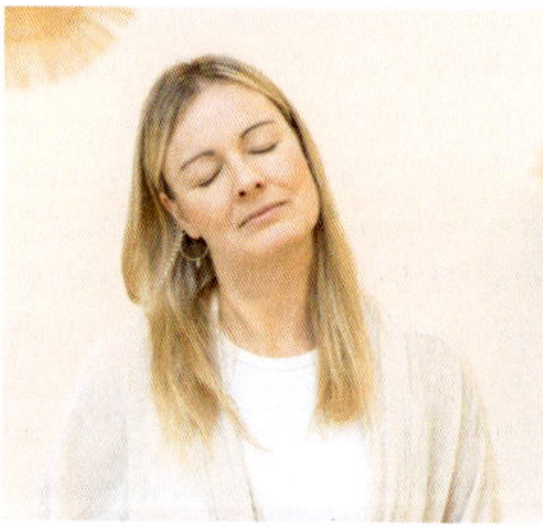

BEWUSSTES KOLLABIEREN

Wenn wir üben, die Kontrolle abzugeben, muss uns das Leben nicht mehr dazu zwingen.

Ausführung: Komme in die Rückenlage und stelle optional die Füße auf. In dieser Übung arbeiten wir komplett mit der inneren Wahrnehmung (siehe Wahrnehmung zu dieser Übung weiter unten).

Variationen: Die Übung kann auch in der Seitenlage oder in der liegenden gedrehten Haltung geübt werden.

Wahrnehmung: Stelle dir vor, dein Körper ist ein Hochhaus, welches nun komplett in sich zusammenbricht. Keine Wand bleibt mehr stehen, kein Stein mehr auf dem anderen. Wirklich alles fällt ins sich zusammen. Lasse auch deinen ganzen Körper in sich hineinfallen. Gib all die Anspannung und Schwere an den Boden ab. Werde im wahrsten Sinne des Wortes zum Trümmerhaufen und gib dabei die innere Kontrolle und all die innere Anspannung ab. Der Atem begleitet dich. Besonders beim Ausatmen visualisiere, dass du noch mehr zusammenfällst.

Hinweis: Hier wirkt die hinduistische Göttin Kali, die für Zerstörung steht. Aber beachte: Immer wenn etwas völlig zerstört wird, kann an dieser Stelle etwas wunderbares Neues entstehen.

Herzensimpuls: Wenn es dir gelingt, dich in dieses Bild des einstürzenden Hochhauses zu begeben, kannst du das Kollabieren und Zusammenbrechen üben, bevor das Leben dich dazu zwingt. Diese Übung hat eine enorme Kraft und kann viel Spannung aus unserem Körper vertreiben, wenn wir uns darauf einlassen können. Es geht darum, die Kontrolle vollkommen abzugeben und dich in absoluter Hingabe zu üben.

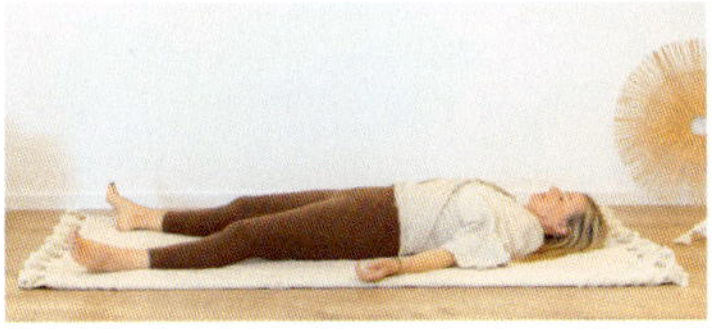

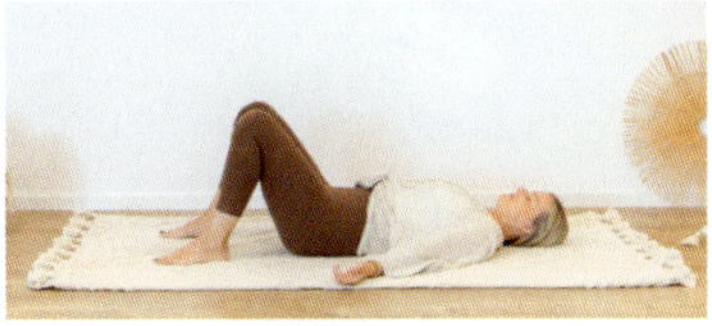

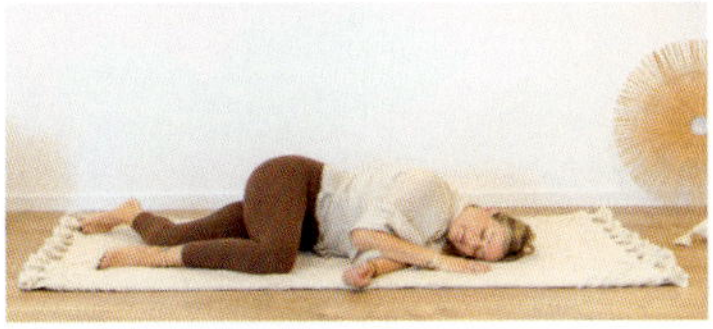

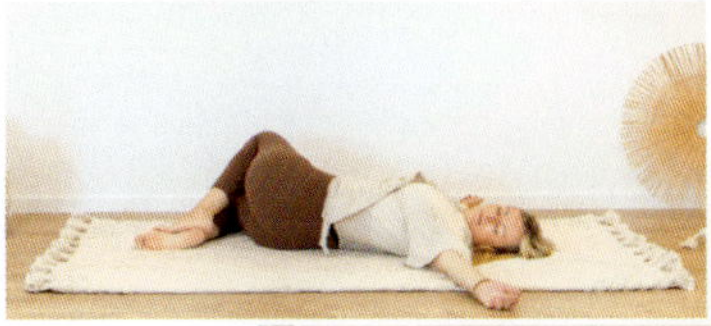

WARMES WASSER

Ich gebe mich dem Tanz des Wassers in mir hin.

Ausführung: Diese Übung kannst du im Sitzen, Liegen oder Stehen machen. Wiege deinen Körper hin und her und stelle dir vor, dass du ein Gefäß gefüllt mit warmem Wasser bist. Genauere Anweisungen zur inneren Vorstellung findest du unten unter dem Punkt Wahrnehmung.

Variationen:

Im Sitzen: Komme in einen bequemen Schneidersitz. Lege gegebenenfalls ein Kissen unter dein Gesäß. Lege die Hände locker auf den Oberschenkeln oder Kniegelenken ab. Weiter siehe Wahrnehmung.

Im Liegen: Komme in die Rückenlage und ziehe deine Knie zur Brust. Umfasse die Knie mit deinen Händen. Weiter siehe Wahrnehmung.

Im Stehen: Stelle dich in etwa hüftbreit auf deine Unterlage. Lasse die Arme locker hängen. Weiter siehe Wahrnehmung.

Wahrnehmung: Stelle dir vor, dein Körper ist ein Gefäß, wie zum Beispiel ein Glas oder eine wunderschöne Vase. Dieses Gefäß ist circa zu ¾ mit angenehm warmem Wasser gefüllt. Da unser Körper zu circa 70 Prozent aus Wasser besteht, ist dies gar nicht so weit hergeholt. Spüre zunächst das wohlig warme Wasser in dir und beginne dann langsam, deinen Körper sanft hin und her zu wiegen. Fühle dabei, wie sich das Wasser in dir von einer zur anderen Seite bewegt. Es ist eine sanfte Bewegung, die den Schwerpunkt des Wassers verlagert. Spüre dies und genieße die feinen Bewegungen des Wassers in dir. Falls dir diese Vorstellung schwer fällt, kannst du dir auch innerlich vorstellen, dass du auf einem Boot bist, das durch die Wellen sanft hin und her gewogen wird.

Herzensimpuls: Genieße die Wärme und Bewegung in dir. Dein ganzer Körper wird hier sanft und warm durchflutet. Spüre die heilende Kraft des Wassers in dir und dass wie immer alles im Fluss ist.

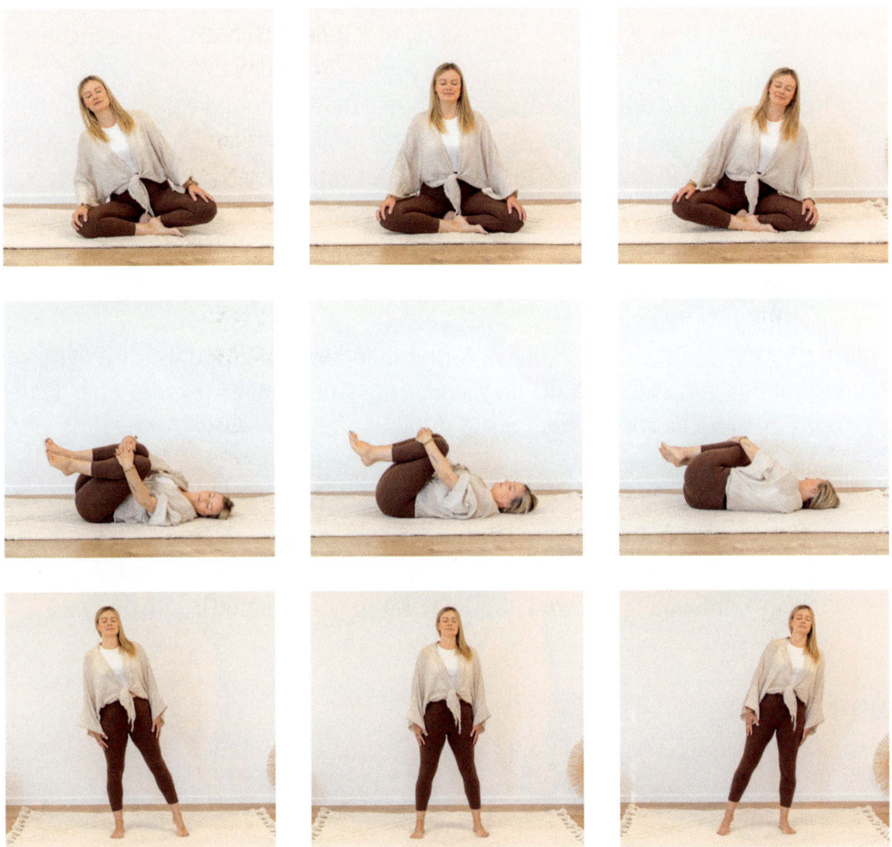

SUFI-KREISE

Ich bewege mich kreisend und finde so den Weg in meine Mitte.

Ausführung: Setze dich in den Schneidersitz oder auf deine Fersen. Lege die Hände locker auf die Knie. Beginne, deinen Oberkörper langsam und kreisend um dein Becken zu bewegen – in deinem eigenen Tempo, weich und gleichmäßig. Atme fließend weiter, während du kreist. Nach einigen Runden wechselst du die Richtung.

Variationen: Schließe dabei die Augen und lasse die Bewegung von innen führen.

Du kannst die Kreise klein und fein oder weiter und ausladender gestalten – je nachdem, was sich gut anfühlt.

Lass auch deine Schultern und den Kopf sanft mitfließen, wenn du möchtest.

Wahrnehmung: Spüre, wie sich deine Wirbelsäule bewegt. Wo fühlst du Weite, wo Begrenzung? Nimm wahr, ob du dich durch die Kreise mehr geerdet oder klarer im Kopf fühlst. Vielleicht entsteht ein Gefühl von innerem Fluss, Zentrierung oder Loslassen.

Herzensimpuls: Die Sufi-Kreise erinnern dich daran, dass du jederzeit zurück in deine Mitte finden kannst – durch Bewegung, durch Atmung, durch Präsenz. Alles darf fließen, nichts muss gehalten werden. Deine Mitte ist immer da.

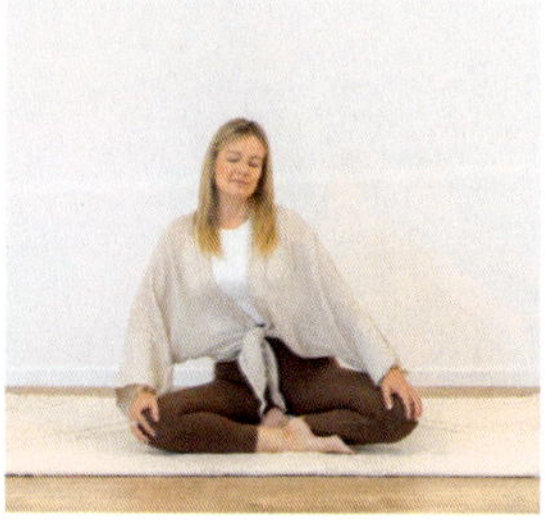

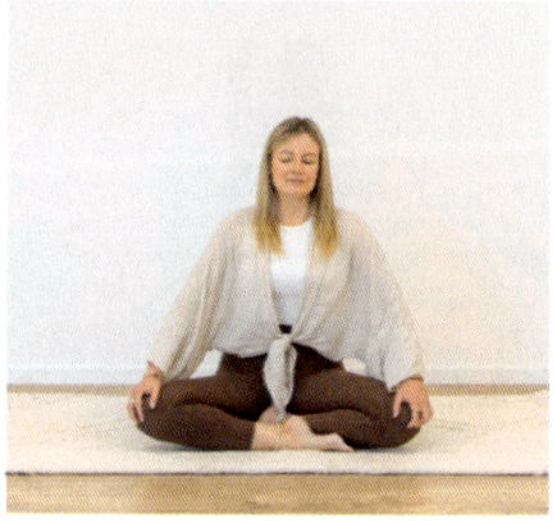

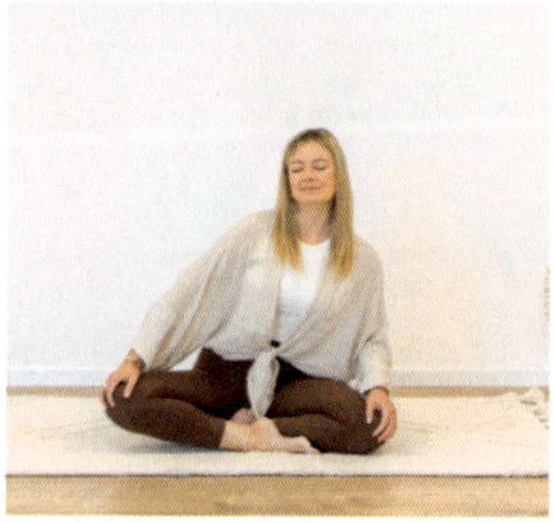

ARMSCHWINGEN

Ich lasse los und finde Freiheit in der Bewegung.

Ausführung: Stelle dich hüftbreit und stabil auf. Lass deine Arme locker um deinen Körper schwingen – ganz entspannt wie Seile, die von Seite zu Seite pendeln. Drehe dabei sanft den Oberkörper mit, sodass deine Arme rhythmisch gegen Bauch und unteren Rücken klopfen. Diese sanfte Selbstberührung wirkt wie eine kleine Massage und kann Spannung lösen und Energie in Fluss bringen. Bleib locker und genieße den Rhythmus.

Variation: Du kannst deine Arme auch locker vor und zurück schwingen lassen, aus dem Rumpf heraus, in einem natürlichen, rhythmischen Fluss. Der Atem darf dabei kommen und gehen, wie er möchte. Spiele mit Tempo, Weite der Bewegung und Haltung – alles darf, nichts muss.

Wahrnehmung: Spüre, wie sich dein Brustkorb, Rücken und Schultern öffnen. Nimm das Klopfen deiner Arme am Körper wahr – sanft, belebend, durchblutungsfördernd. Fühle, wie du mit jeder Bewegung mehr bei dir ankommst.

Herzensimpuls: Lass dich von deinem eigenen Rhythmus tragen. Mit jeder Bewegung darf Altes gehen und Leichtigkeit entstehen.

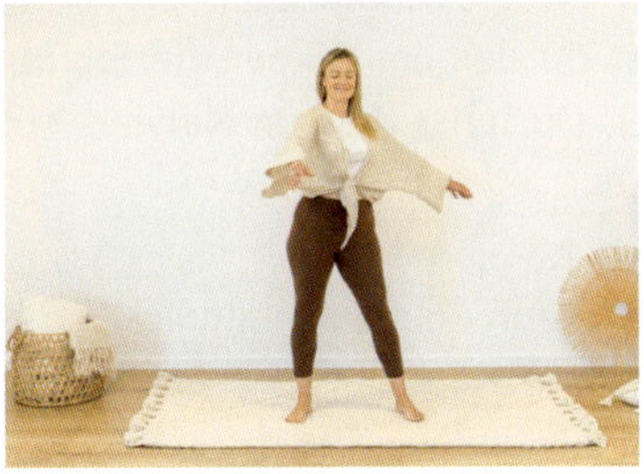

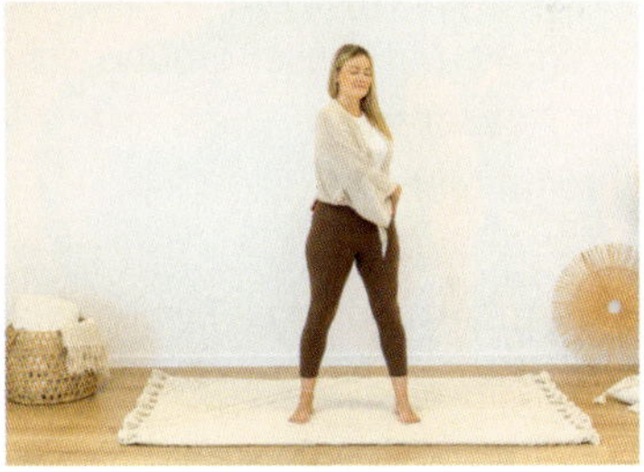

SCHÜTTELN

Mein Körper schüttelt ab, was nicht mehr dient, und öffnet sich für Leichtigkeit.

Ausführung: Stelle dich hüftbreit auf. Die Knie sind locker. Beginne deinen Körper sanft zu schütteln – vielleicht zuerst aus den Knien heraus, dann aus dem Becken, den Schultern, den Armen. Lass die Bewegung durch deinen ganzen Körper fließen, ohne sie zu kontrollieren. Atme dabei entspannt weiter. Schüttle dich mindestens 2 Minuten lang von Kopf bis Fuß durch.

Variationen: Du kannst dich im Stillen schütteln oder dir rhythmische Musik anmachen, die dich trägt.
Wenn du möchtest, schließe die Augen, um ganz bei dir zu bleiben.
Beginne sanft und werde, wenn es passt, kraftvoller und schneller.
Schüttle nur einzelne Körperbereiche (z. B. Hände, Schultern oder Kiefer), wenn dir das angenehmer ist.
Du kannst deine Arme und Beine auch wunderbar in der Rückenlage ausschütteln (siehe zweites Foto).

Wahrnehmung: Spüre, wie sich Spannung im Körper lösen darf. Vielleicht fühlt sich etwas lebendiger, freier oder weicher an. Beobachte auch, wie sich Atem und Herzschlag verändern. Spüre danach für einige Momente nach, wie alles wieder ruhiger in dir wird.

Herzensimpuls: Mit dieser Übung schenkst du deinem Körper die Erlaubnis, loszulassen – Anspannung, Stress, alte Muster. Du hilfst deinem Nervensystem, sich selbst zu regulieren.

Du erinnerst dich daran, dass Bewegung heilen kann – einfach, natürlich, tief wirksam.

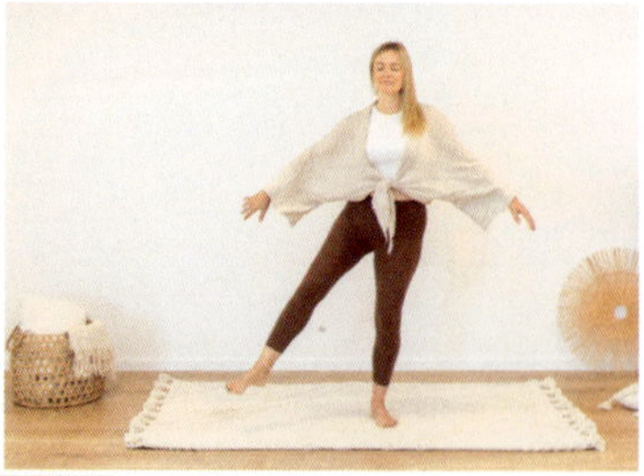

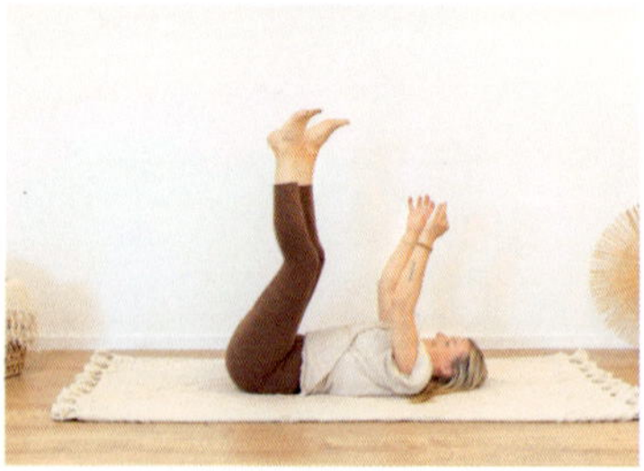

FEDERN

Federn erinnern mich daran, dass Loslassen Leichtigkeit schenkt.

Ausführung: Stelle dich hüftbreit hin, die Knie leicht gebeugt, die Füße stabil am Boden. Beginne nun, in eine kleine, rhythmische Auf- und Abbewegung zu kommen – als würdest du sanft auf einer unsichtbaren Feder stehen. Lass die Bewegung aus den Knien und Sprunggelenken kommen. Der Oberkörper bleibt locker, die Arme dürfen mitschwingen. Du musst nicht hochspringen – es geht um ein weiches, rhythmisches Federn, das den ganzen Körper in Schwingung bringt.

Variationen: Du kannst die Augen schließen, um noch mehr bei dir anzukommen.

Das Tempo kannst du deinem Zustand anpassen – sanft und langsam zur Beruhigung, etwas dynamischer zur Aktivierung. Fokussiere dich auf bestimmte Körperbereiche, z. B. das Becken oder die Schultern, und beobachte, wie die Schwingung dort ankommt. Mit Musik oder im stillen Rhythmus deines Atems – alles ist möglich.

Wahrnehmung: Spüre die Wellenbewegungen, die durch deinen Körper fließen. Vielleicht spürst du auch Wärme, Vibration, Leichtigkeit oder Erdung. Das sanfte „Bouncen" hilft dem Nervensystem, sich zu regulieren – Spannungen können abfließen, die Energie kann wieder in Bewegung kommen.

Herzensimpuls: Mit dieser Übung schenkst du deinem Körper Leichtigkeit, Regulation und Rhythmus. Du erinnerst dich daran, dass du dich tragen lassen darfst – weich, schwingend, lebendig. Alles, was in Bewegung kommen will, darf fließen. Du bist zu jeder Zeit gehalten und getragen.

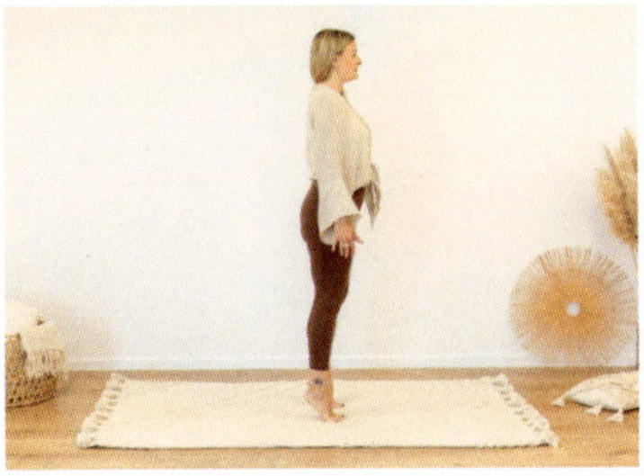

PENDELN

Im sanften Pendeln finde ich die Balance zwischen Festhalten und Loslassen.

Ausführung: Beim Pendeln stehst du bequem auf deiner Unterlage und beginnst, den Oberkörper sanft hin und her pendeln zu lassen. Die Arme dürfen locker mitgehen, die Bewegung bleibt weich, rhythmisch, fließend. Lass den Atem natürlich kommen und gehen. Die Bewegung kann klein und subtil sein oder größer und energetischer.

Variationen: Verändere das Tempo je nach innerem Zustand: Langsames Pendeln beruhigt, schnelleres Pendeln kann deine Energie wecken. Pendeln funktioniert auch im Sitzen oder sogar im Liegen - z. B. mit kleinen Bewegungen des Beckens oder Kopfes.

Komme in eine stehende Vorbeuge. Lasse dazu den Oberkörper nach unten hängen und beginne, ihn von einer zur anderen Seite pendeln zu lassen. Die Bewegung entsteht aus deinem Schwerpunkt und fließt durch den ganzen Oberkörper. Lasse die Arme frei hängen oder greife mit den Händen den jeweils anderen Unterarm, sodass die Arme gebunden sind.

Wahrnehmung: Stelle dir vor, du bist ein Seegras im Wind und gibst dich der Pendelbewegung vollkommen hin. Spüre den Wechsel von Spannung und Entspannung - das Kommen und Gehen der Bewegung. Beobachte, wie sich dein Nervensystem an das rhythmische Schwingen anpasst - vielleicht beruhigt sich dein Atem, dein Herzschlag wird ruhiger.

Herzensimpuls: Mit dieser Übung schenkst du dir selbst innere Balance und Stabilität. Du erlaubst dir, in Bewegung zu sein – ohne Druck, ohne Ziel. Das sanfte Hin und Her wirkt regulierend, zentrierend und oft emotional ausgleichend. Erlaube dir, weich zu werden und dich vom Rhythmus deiner eigenen Bewegung tragen zu lassen.

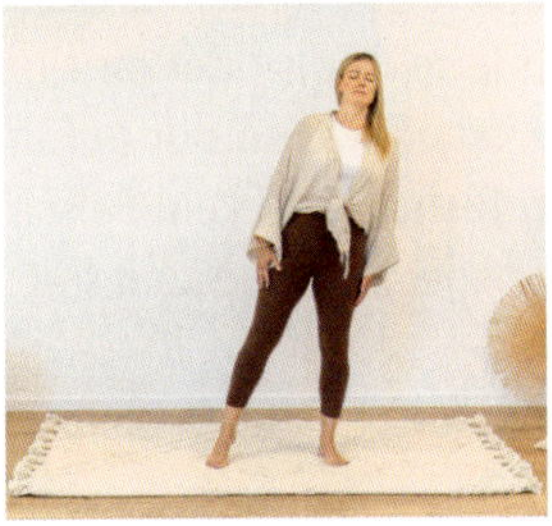
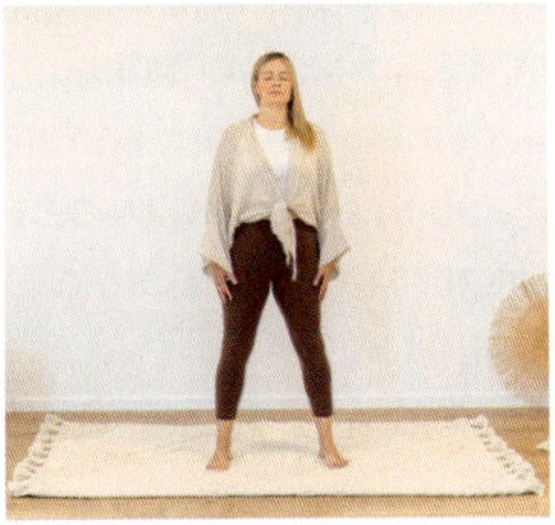
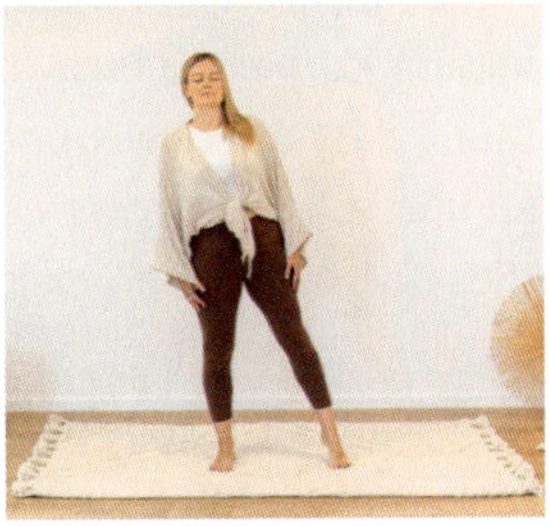
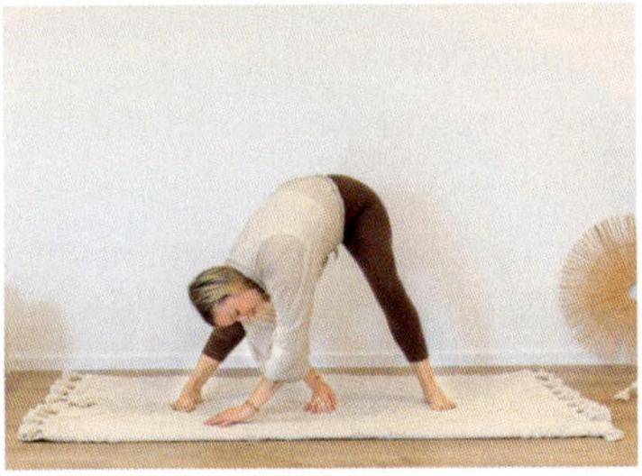
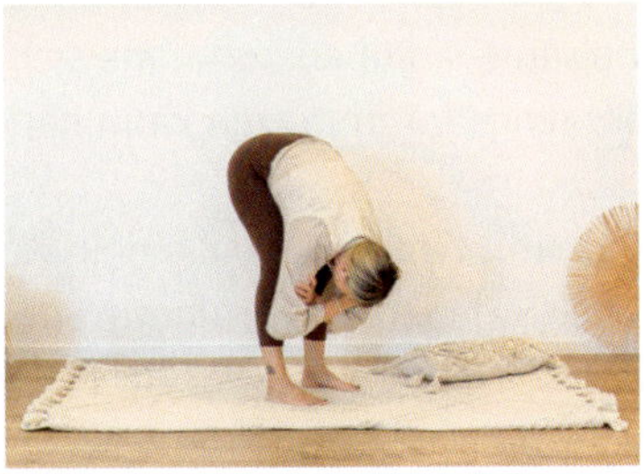

TANZEN

Ich lasse los und bewege mich frei. Mein Körper erzählt seine eigene Geschichte.

Ausführung: Finde einen aufrechten Stand. Spüre den Boden unter deinen Füßen. Lass deinen Atem fließen und beginne, dich mit kleinen Bewegungen zu wiegen oder zu schwingen – vielleicht aus dem Becken, vielleicht aus den Schultern. Erlaube deinem Körper, dich zu führen. Lass Musik entstehen – ob leise in dir oder laut im Raum. Lass die Bewegung aus deinem Inneren kommen. Es darf sich so gut anfühlen und es ist egal, wie es von außen aussieht. Es gibt kein Richtig und kein Falsch. Alles darf sich ausdrücken. Sei sanft und langsam oder bewege dich wild und frei.

Variationen: Du kannst mit geschlossenen Augen tanzen, um ganz bei dir zu bleiben. Tanze barfuß, mit Musik oder in Stille.
Fokussiere dich auf einzelne Körperbereiche – z. B. nur die Hände, das Becken oder die Wirbelsäule – und erkunde, wie sich Bewegung dort anfühlt.
Auch sehr langsam zu tanzen kann helfen, feine Impulse wahrzunehmen.

Wahrnehmung: Spüre, wie sich dein Körper im Tanz verändert – vielleicht weicher wird, vielleicht lebendiger. Nimm wahr, welche Gefühle auftauchen, wenn du dich frei bewegst: Freude, Leichtigkeit, Freiheit? Beobachte deinen Atem, den Kontakt zum Boden, die Qualität deiner Bewegungen – langsam, rhythmisch, chaotisch, fließend? Alles, was du wahrnimmst, darf da sein – ohne Bewertung.

Herzensimpuls: Mit dieser Übung schenkst du deinem Körper Ausdruck und Lebendigkeit. Du erlaubst dir, dich frei zu bewegen – jenseits von Bewertung oder Form. Im Tanzen darfst du loslassen, was dich beschwert, und dich erinnern, wie es sich anfühlt, ganz bei dir und in deinem Körper zu sein. Beim Tanzen werden auch deine Faszien bewegt und gelockert, die ständig mit deinem Nervensystem kommunizieren und seinen Zustand beeinflussen.

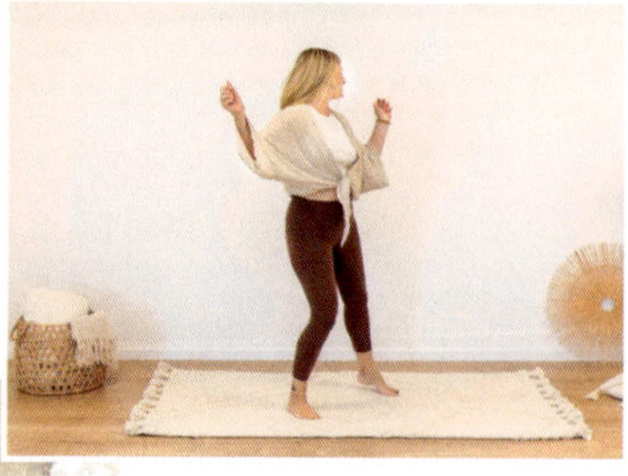
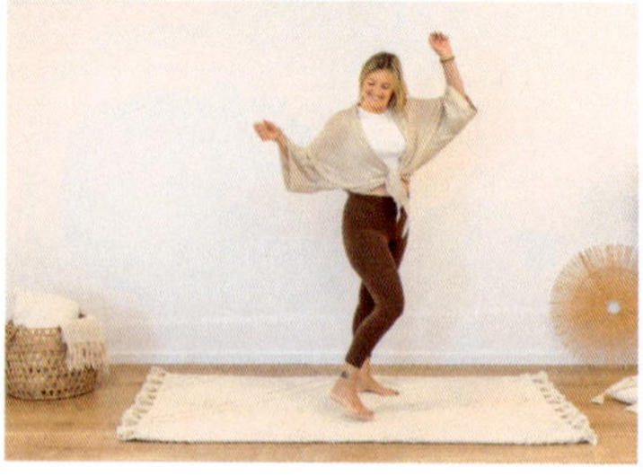

HA-ATMUNG

Mit jedem Atemzug lasse ich los – kraftvoll, frei, lebendig.

Ausführung: Stelle dich schulterbreit und stabil auf deine Unterlage. Atme tief ein und strecke dabei die Arme nach oben in den Himmel. Mit der Ausatmung lässt du die Arme und den Oberkörper ganz locker nach unten fallen. Gib dich der Schwerkraft hin. Lass deinen Körper nach vorn sinken, als würdest du Spannung einfach aus dir herausschütteln – aus den Armen, den Schultern, dem Rücken. Wiederhole den Bewegungsfluss im eigenen Atemrhythmus.

Variationen: Die Bewegung darf kraftvoller oder sanfter sein – finde dein Tempo. Du kannst die Knie leicht beugen, den Kopf mitnehmen oder die Bewegung kleiner halten, wenn du empfindlich im unteren Rücken bist.

Auch ein hörbares Seufzen beim Loslassen kann sehr befreiend wirken.

Wahrnehmung: Spüre die Aktivierung, wenn du dich nach oben streckst – und das Loslassen, wenn dein Oberkörper nach unten fällt. Mit jeder Wiederholung entsteht mehr Weite, mehr Weichheit. Lass die Schwerkraft für dich arbeiten und nimm wahr, wann Leichtigkeit spürbar wird.

Herzensimpuls: Sich wirklich fallen zu lassen – körperlich und innerlich – ist etwas, wonach sich viele sehnen. In einer Welt voller To-dos, Kontrolle und Druck vergessen wir oft, wie heilsam und kraftvoll das Loslassen sein kann.

Diese Übung erinnert dich daran: Du darfst loslassen. Du musst nichts halten. Und manchmal beginnt genau darin die echte Regeneration.

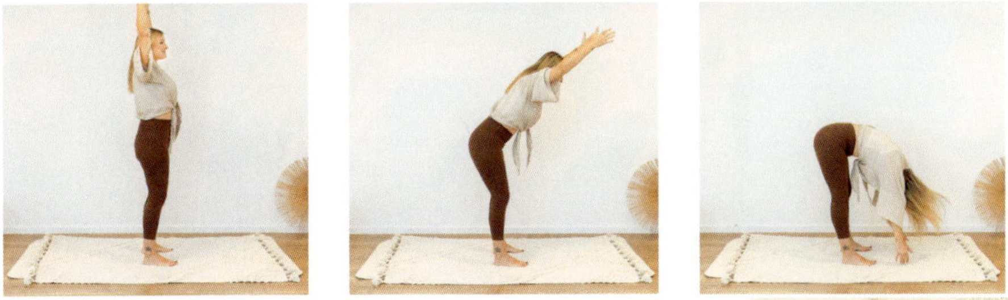

FREIES INTUITIVES BEWEGEN

Es gibt kein Richtig und kein Falsch – nur mich in Bewegung.

Ausführung: Stelle dich auf deine Yogamatte, erde dich und atme tief ein und aus. Dann beginne langsam, dich intuitiv zu bewegen. Lasse dabei alle deine Gedanken los und verbinde dich mich deinem Körper. Beginne, auch deine Arme einzubinden und frei zu bewegen, als würden sie vom Wind getragen. Lass die Schultern entspannt. Bleibe locker in der Hüfte. Die Bewegung darf intuitiv und frei sein – leicht, schwebend, völlig mühelos.

Variation: Du kannst diese Übung auch im Sitzen ausführen und nur den Oberkörper und die Arme bewegen.

Wahrnehmung: Während du dich bewegst, stell dir vor, dass dieser Bewegungsraum nur dir gehört. Du darfst dir diesen Raum nehmen. Du darfst dich zeigen. Du darfst dich frei entfalten.

Herzensimpuls: Es spielt keine Rolle, wie dein Körper sich bewegt oder wie es von außen wirkt.

Was zählt, ist, wie es sich für dich anfühlt. Erlaube dir, dich frei zu bewegen – ganz intuitiv, ganz du.

Wohlsein statt Leistung. Empfindung statt Perfektion. Dein Körper darf hier eine Geschichte erzählen, sich vollkommen zeigen und ausdrücken.

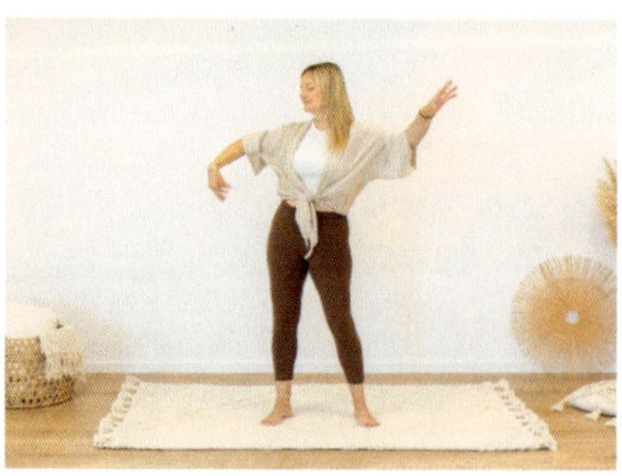

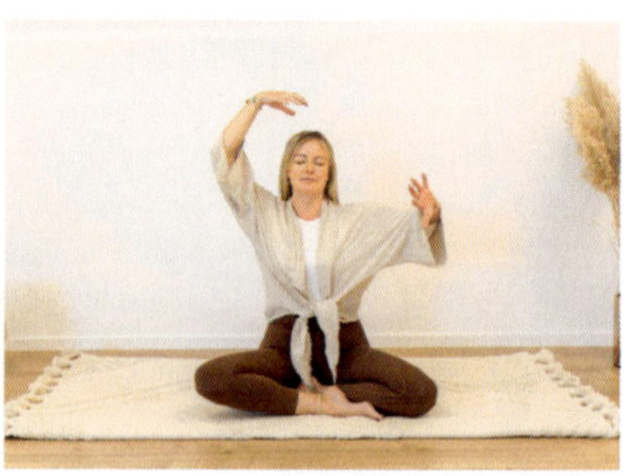

MARIONETTE

Ich überlasse meine Bewegung ganz diesem Moment. Mein Körper kennt den Weg.

Ausführung: Stelle dich hüftbreit auf und erde dich bewusst über deine Fußsohlen. Nimm ein paar tiefe Atemzüge, um ganz bei dir und im Moment anzukommen. Lass dann deinen Oberkörper sanft zur linken Seite sinken - passiv, schwer, weich. Beginne nun, dich wie eine Marionette langsam von einer Seite zur anderen schwingen zu lassen. Lass die Bewegung ganz natürlich entstehen, ohne sie aktiv zu steuern. Deine Schultern, Arme, Hände, Beine, Füße und dein Rumpf dürfen dabei ganz locker mitfließen und bewegt werden.

Variationen: Du kannst die Bewegung größer oder kleiner werden lassen, je nach deinem Empfinden.

Vielleicht magst du mit geschlossenen Augen noch tiefer loslassen.

Wahrnehmung: Stelle dir vor, du bist eine Marionette - geführt von einem Marionettenspieler oder einer höheren Kraft, die dich leitet, ganz ohne deine Anstrengung oder Kontrolle. Du musst nichts halten, nichts machen. Dein Körper ist vollkommen passiv. Du gibst dich der Bewegung hin, gibst die Kontrolle ab und lässt dich einfach tragen. Spüre, wie sich dein Nervensystem dadurch beruhigt, dass du nichts mehr leisten musst.

Herzensimpuls: Es ist so heilsam, sich ganz hinzugeben - ohne Ziel, ohne Leistung. Loslassen ist kein Kontrollverlust, sondern ein Akt von tiefem Vertrauen.

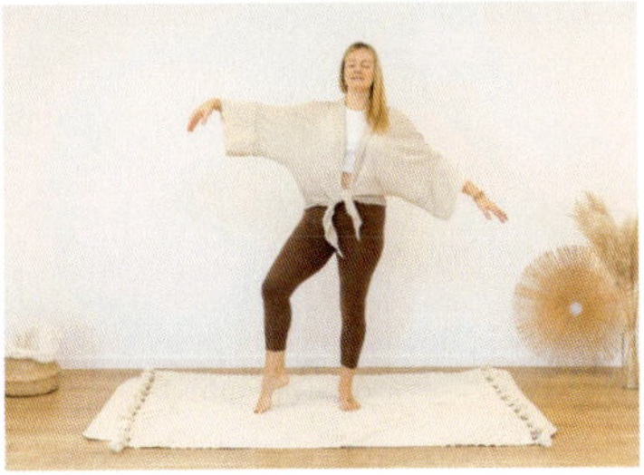

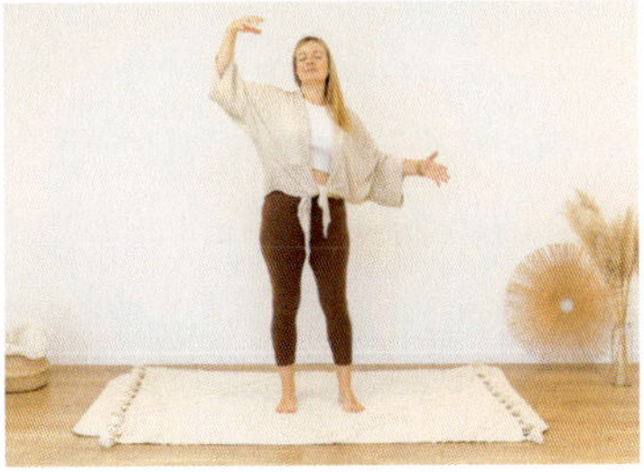

WUT ABLASSEN

Ich erlaube mir loszulassen, was belastet.

Ausführung: Die genaue Ausführung findest du direkt in den Variationen. Nimm dir unbedingt genug Zeit, um danach in dich hineinzuspüren und die Wirkung wahrzunehmen.

Variationen: Stampfe kräftig mit den Füßen auf den Boden. So kannst du angestaute Energie wie Wut oder Ärger loslassen und bekommst zugleich ein tiefes Gefühl von Erdung zurück.

Boxe in ein dickes Kissen. Diese Bewegung bringt deinen Körper in Aktion und hilft dir, starke Gefühle zu entladen.

Drücke mit deinen Händen und Armen gegen eine Wand und versuche, sie von dir wegzuschieben. Auch das unterstützt dich dabei, körperlich Spannungen abzubauen und dich zu befreien.

Wahrnehmung: Spüre genau hin, was in dir passiert, wenn du dir erlaubst, deine Wut und Anspannung rauszulassen. Fühlst du danach Erleichterung oder Befreiung?

Herzensimpuls: Alles, was dir hilft, innere Spannungen zu lösen, ist richtig und wichtig – ganz egal, wie es aussieht oder was andere darüber denken. Deine Heilung steht im Mittelpunkt. Erlaube dir, deinen eigenen Weg zu gehen und dich selbst liebevoll zu unterstützen.

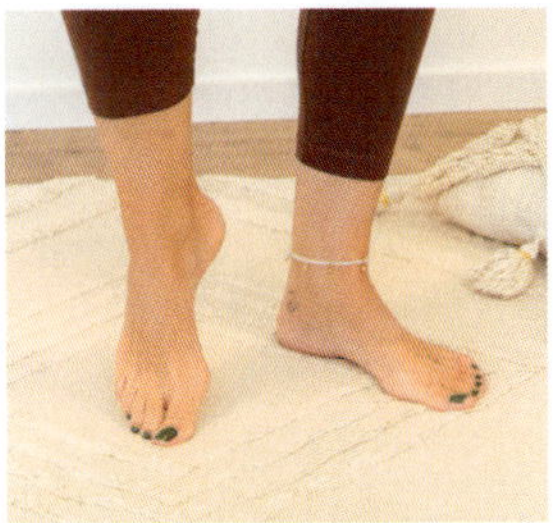

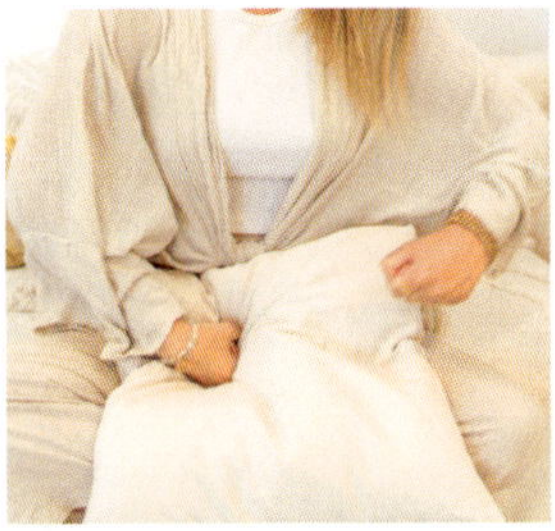

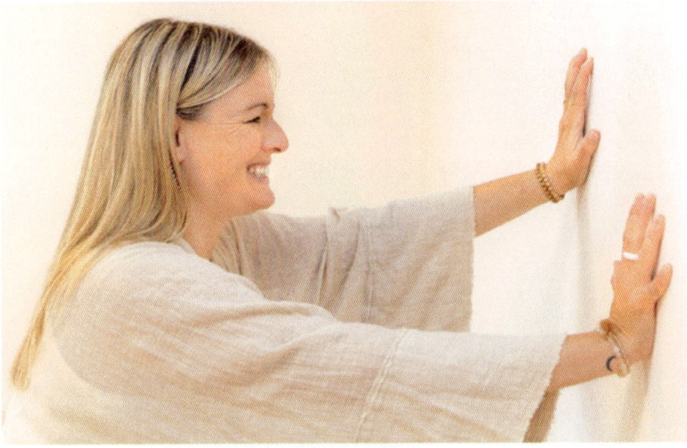

Übungen für mehr Körperbewusstsein

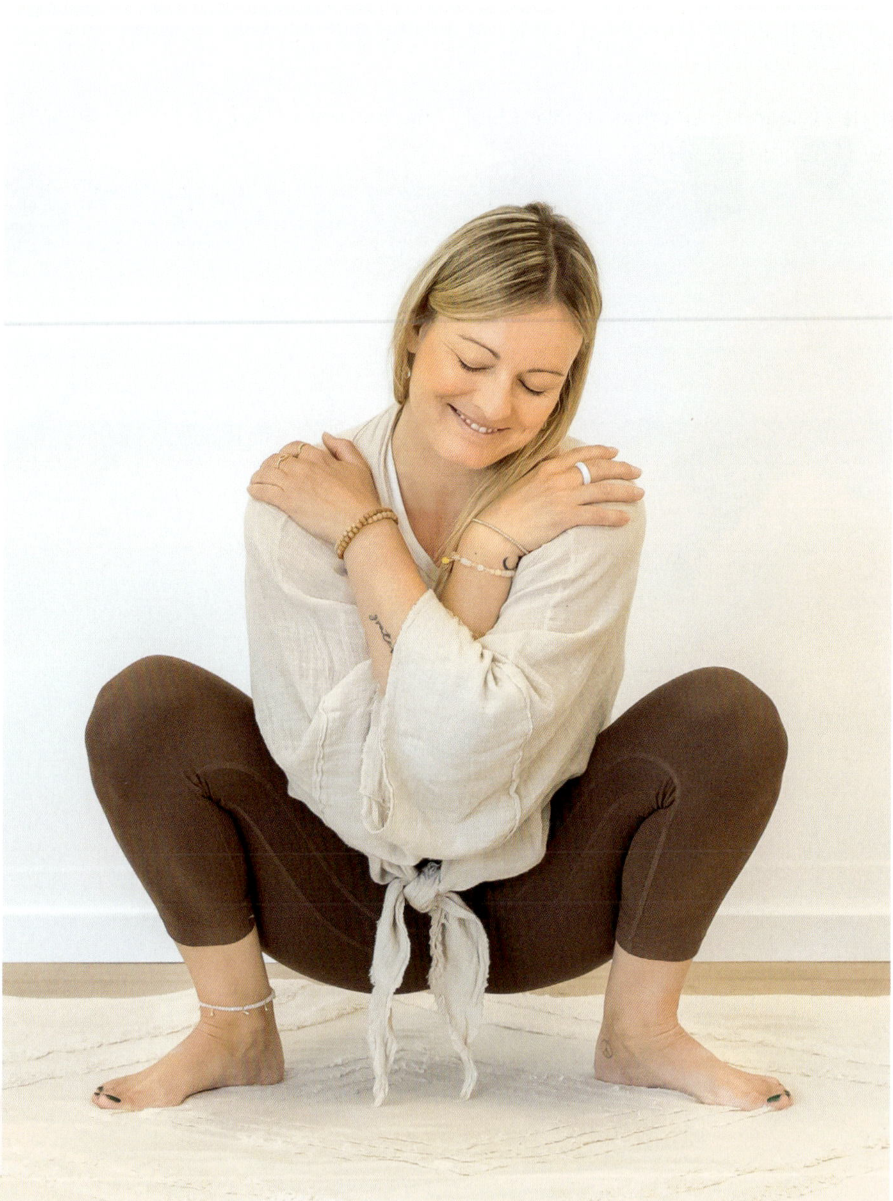

In diesem Kapitel findest du einfache Asanas und sanfte Bewegungen, die dich dazu einladen, alle Körperbereiche genau zu erkunden und wahrzunehmen.

Diese Übungen passen gut zu einer Somatic-Yoga-Praxis. Als erfahrener Yogi oder Yogalehrender kannst du natürlich auch weitere dir bekannte Asanas hinzunehmen.

In den folgenden Übungen können feine Mirkobewegungen (siehe oben) deine innere Erfahrung vertiefen.

> *„Erlaube deinem Körper, die Führung zu übernehmen; der Geist ist hier nur der Beobachter."*
>
> Unbekannt

VORBEUGE

Bewege dich sanft zwischen Erde und Himmel auf und ab.

Ausführung: Stelle dich in etwa hüftbreit auf. Die Füße stehen parallel. Atme ein und hebe beide Arme, atme aus und gleite langsam nach unten in die Vorbeuge. Beginne nun ganz langsam (wie in Zeitlupe) Wirbel für Wirbel auf- und abzurollen. Mache die Übung so langsam wie nur möglich, um alles zu spüren und die Empfindungen in deinem Rücken neugierig zu erkunden. Rolle 5–10-mal langsam auf und ab.

Variation: Anstatt auf- und abzurollen, bleibe eine Weile unten in deiner Vorbeuge. Verschränke die Arme, pendle mit dem Oberkörper sanft hin und hier, umarme deine Beine, kreuze deine Arme und greife mit den Händen um die Knöchel herum oder lege deine Hände unter die Füße (Handflächen berühren die Fußsohlen).

Wahrnehmung: Sei kreativ (siehe Variationen) und spüre achtsam hinein, was die verschiedenen Variationen innerlich in deinem Körper bewirken. Lasse dir dabei Zeit.

Hinweis: In dieser Übung kannst du dir übrigens auch selbst wunderbar die verspannten Muskeln an Nacken und Hals massieren. Probiere es aus.

Herzensimpuls: Lasse all deine Last, deine Schwere und dein Leid „den Buckel hinunterrutschen". Die Vorbeuge ist immer eine Einladung zum Loslassen. Mit jeder Ausatmung lasse noch mehr los, was dich beschwert und blockiert.

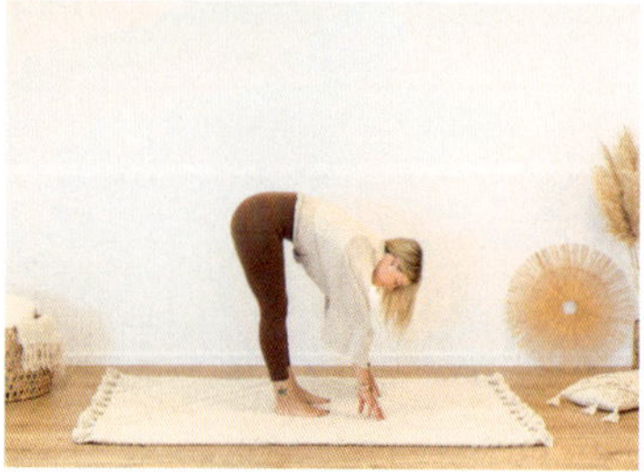
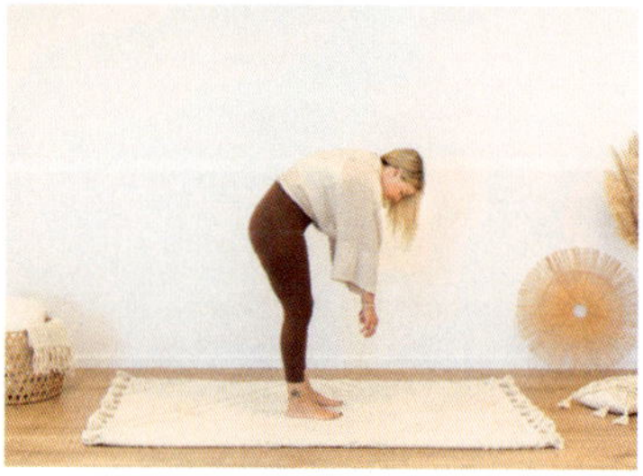
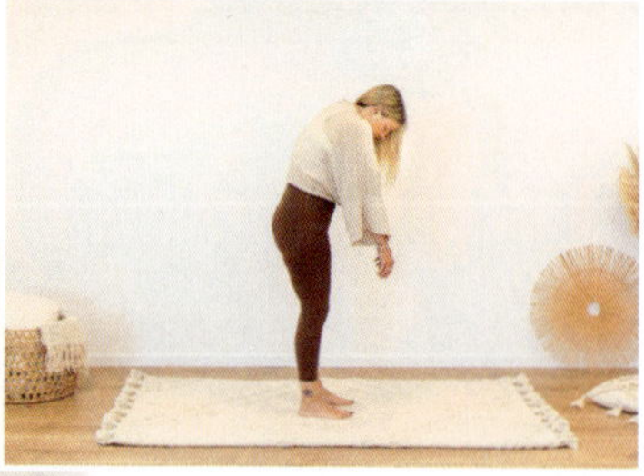
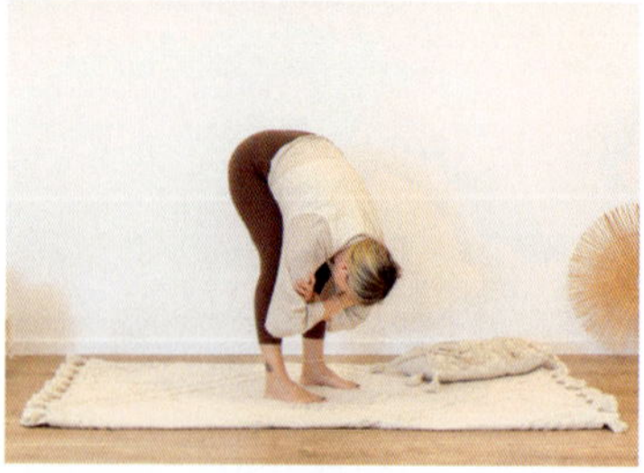

TIEFE HOCKE

Schenke deinem unteren Rücken Freiheit und deinem Becken unendliche Weite.

Ausführung: Stelle dich in etwa yogamattenbreit (ca. 60 cm) auf deine Unterlage. Die Zehen zeigen diagonal nach außen. Beuge nun langsam deine Knie und bringe dein Gesäß in Richtung Boden. Finde deine Hocke, in der du bequem für einige tiefe Atemzüge verweilen kannst. Bleibe für 1–2 Minuten hier.

Variationen: Solltest du Probleme haben, die Fersen am Boden zu halten, so kannst du eine gerollte Decke oder Yogamatte unter deine Fersen klemmen.

Umarme dich dabei oder massiere/knete deine Oberarme. Du kannst die Arme auch kreuzen und die Hände auf den Beinen ablegen. Durch die gekreuzten Arme wird der Schultergürtel sanft geöffnet. Jeder Arm sollte einmal oben liegen, tausche daher zwischendurch die Arme. Genieße.

Bau gern auch kleine feine Mirkobewegungen ein. Ein sanftes Hin- und Herschaukeln des Gesäßes, ein leichtes Federn oder Schwingen.

Wahrnehmung: Achte hier auf die Öffnung und Weite in deinem Iliosakralgelenk (ISG) und deinem unteren Rücken. (Das ISG verbindet Kreuzbein und Darmbein und sorgt für Stabilität im Becken.) Spüre deine Füße fest und geerdet am Boden. Lasse los in Beinen, Becken und unterem Rücken.

Herzensimpuls: Gib dein Gewicht an die Erde ab und entspanne Hüfte, Becken, Gesäß und den unteren Rücken. Lasse los und verwurzele deine Füße. Du bist gehalten und sicher.

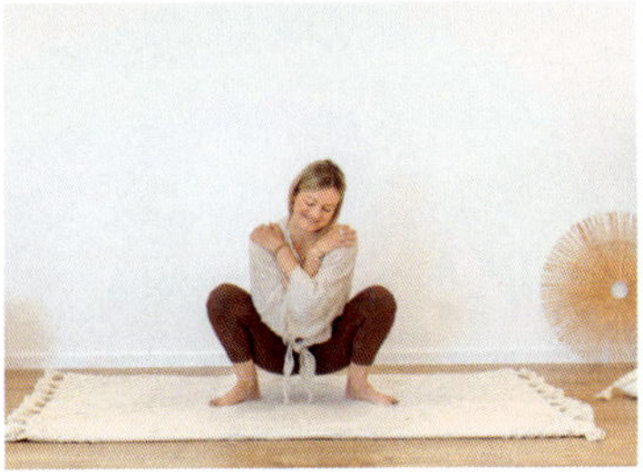

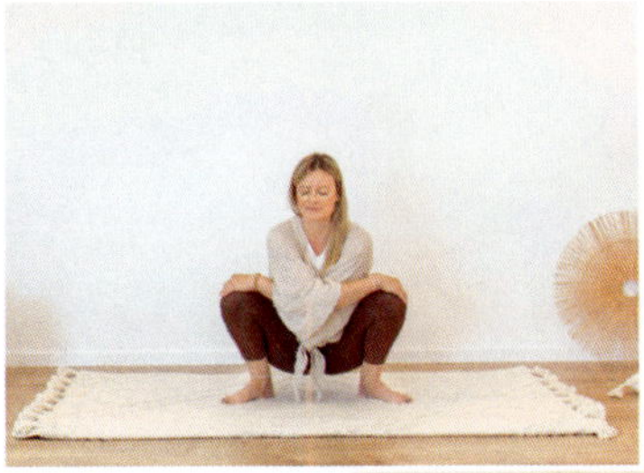

FREIES BEWEGEN AUF ALLEN VIEREN

Wenn deine innere Weisheit deine Bewegung führt, bist du frei.

Ausführung: Komme in den Vierfüßlerstand. Platziere deine Hände unter deinen Schultern und deine Knie unter deinen Hüftgelenken. Beginne, dich frei und intuitiv zu bewegen. Schließe dabei die Augen, um den Impulsen deines Körpers lauschen zu können. Binde deine Schultern und deinen Kopf in die Bewegung mit ein. Lasse auch deine Hüfte frei und fließend tanzen und kreisen. Mache diese Übung zu deinem eigenen Tanz auf allen Vieren und genieße dich in deinem Körper. Übe für mindestens 3 Minuten.

Variationen: Kreisen, pendeln, schwingen, vor und zurück, hin und her. Deiner Kreativität sind keine Grenzen gesetzt.

Schiebe beim Üben auch dein Gesäß einmal mehr in Richtung Fersen und wieder nach vorn. Kreise deinen Kopf und dein Becken. Lasse die Bewegung durch dich hindurch fließen.

Wahrnehmung: Lausche deiner Intuition und spüre, was passiert, wenn du keine Anleitung von außen erhältst.

Herzensimpuls: Aus meiner Sicht die beste Übung, um das freie intuitive Bewegen zu üben. Über die Hände, die Knie und die Füße bist du geerdet und findest Halt. So kann der restliche Körper komplett ins Fließen kommen und in der Bewegung seinen individuellen Ausdruck finden. Wie immer gilt: Die Bewegung muss nicht gut aussehen, sie sollte sich aber innerlich richtig gut anfühlen.

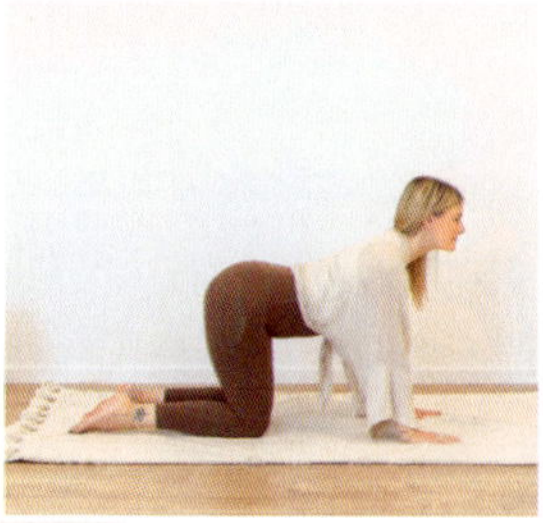

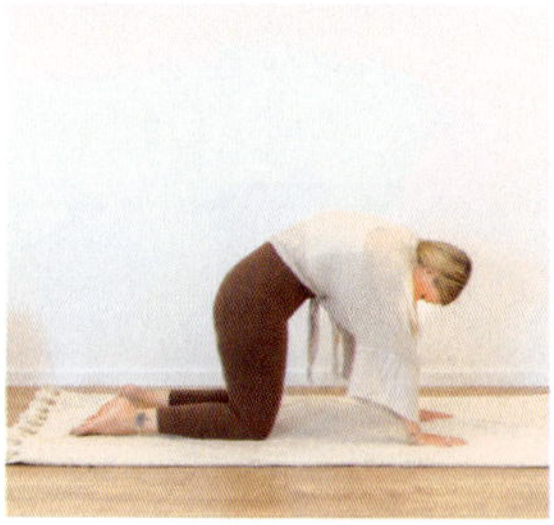

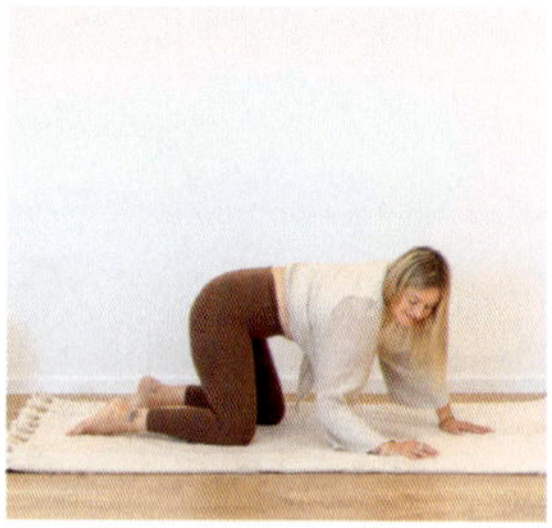

GEDREHTE HERZ-ZU-BODEN-STELLUNG

Lasse dein Herz schmelzen und spüre, wie es sich öffnet.

Ausführung: Komme in den Vierfüßlerstand und schiebe eine Hand etwas nach vorne. Schiebe nun den anderen Arm unter der Achsel (des nach vorn geschobenen Arms) durch und lege deinen Oberkörper seitlich rotiert ab. Du solltest jetzt auf deiner Schulter und auf einer Gesichtshälfte/Schläfe liegen. Halte für 1–2 Minuten und übe dann auf der anderen Seite.

Variationen: Du kannst den Arm, der nicht durchgetaucht ist, bequem neben dir ablegen oder am Boden entlang mehr nach oben über den Kopf strecken.

Baue kleine Mikrobewegungen in der Position ein und spüre achtsam, was passiert.

Wahrnehmung: Entspanne die ganze Oberkörpervorderseite und spüre, wie sich dein Herzraum sanft öffnet. Zwerchfell und Bauch genießen hier besonders viel Weite. Nimm auch deinen Rücken in dieser Haltung achtsam wahr.

Herzensimpuls: Die Übung wird auch „das schmelzende Herz" genannt. Frage dich: Was bringt mein Herz zum Schmelzen? Wodurch werde ich weich, sanft und liebevoll mit mir und anderen?

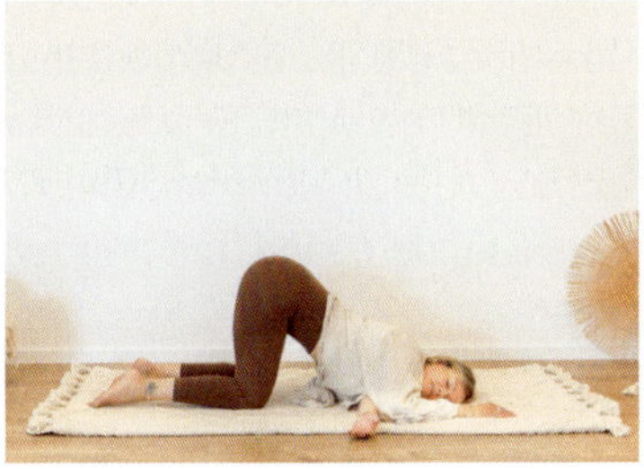

SPRINTER

Öffne sanft deinen Seelenmuskel und lasse angestaute Emotionen fließen.

Ausführung: Komme in den Vierfüßlerstand und ziehe einen Fuß nach vorne. Dein Knie sollte in etwa über dem Sprunggelenk landen. Das hintere Knie wird am Boden abgelegt und nach hinten geschoben. Der Abstand zwischen deinen Knien sollte so groß sein, dass dein Becken gut nach unten sinken kann und du im hinteren Bein eine Dehnung an der Oberschenkelvorderseite spüren kannst. Bleibe für 1–2 Minuten und übe dann auf der anderen Seite.

Variationen: Für noch mehr Dehnung in der Körperflanke/-seite kannst du deinen Oberkörper zur Seite beugen. Wenn dein rechtes Bein vorne steht, dann beuge den Oberkörper schräg nach links.

Um die ganze Region rund um dein Hüftgelenk zu erkunden, bewege dich ganz sanft und langsam in kleinen Mikrobewegungen in der Position. Wenige Zentimeter reichen aus. Ein leichtes Kreisen, ein sanftes Hin- und Her- oder Vor- und Zurückbewegen.

Wahrnehmung: Spüre deinen Iliopsoas, deine Leiste und deine Oberschenkelmuskulatur. Der Iliopsoas verläuft vom Oberschenkelknochen (Trochanter minor) nach oben zum Darmbein und Lendenwirbelbereich und zieht die Hüfte nach vorne.

Herzensimpuls: Der Illiopsoas liegt tief in uns verborgen und wird häufig auch „Seelenmuskel" oder „Muskel der Seele" genannt. Er schützt uns bei Angst, Trauma und Stress, will uns helfen zu flüchten oder zu kämpfen. Gleichzeitig gibt er uns Halt zum Stehen, Laufen und Springen. Gründe genug, um ihm regelmäßig Aufmerksamkeit und Regeneration zu schenken.

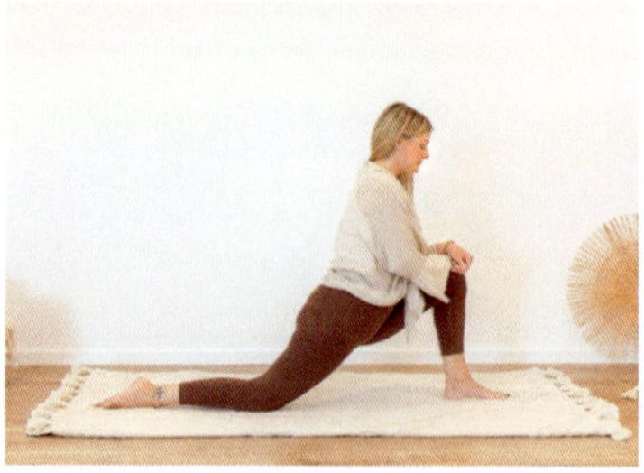

HALBER SPAGAT

Lass die Dehnung vom Fuß bis zum Gesäß sanft aufsteigen – Raum darf entstehen.

Ausführung: Komme in den Vierfüßlerstand und ziehe dann einen Fuß nach vorne. Dein Knie sollte ungefähr über dem Sprunggelenk landen. Das hintere Knie bleibt am Boden. Schiebe es etwas zurück. Bewege nun langsam dein Gesäß nach hinten und strecke dabei dein vorderes Bein. Deine Hüften bleiben nebeneinander. Platziere deine Hände rechts und links neben dem vorderen Bein. Dein Rücken sollte möglichst gerade sein. Bleibe hier für 1–2 Minuten und übe dann die andere Seite.

Variationen: Lade sanfte Schaukelbewegungen im Becken ein und erkunde die Bereiche, die hier gedehnt und geöffnet werden.

Winke mit deinem vorderen Fuß. Auf und ab oder hin und her. So bewegst du deinen Oberschenkelknochen in der Hüftpfanne und mobilisierst alle Bereiche rundherum.

Wahrnehmung: Spüre in deine Beinrückseite hinein und lasse Weichheit an den Stellen entstehen, die sich fest anfühlen. Gibt dich in der Übung hin und lasse los.

Herzensimpuls: Zum Schmunzeln ... Nicht jeder kann sogenannte „fancy Asanas" wie Kopfstand oder Spagat ausführen. Aber bedenke: ½ Spagat (rechts) + ½ Spagat (links) = 1 ganzer Spagat

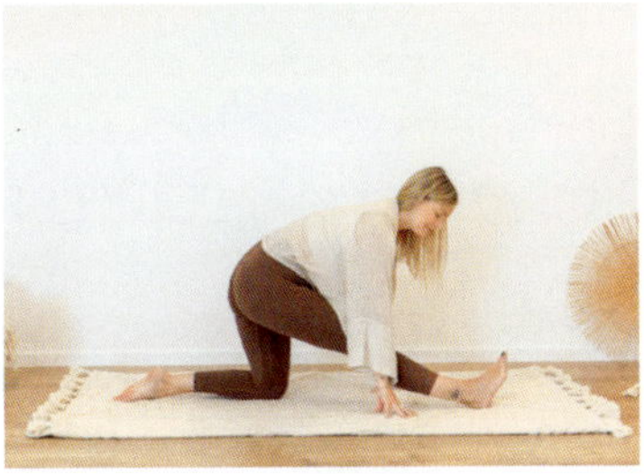

EIDECHSE

Komme in einen tiefen Kontakt mit deiner Hüfte und spüre, was sie braucht.

Ausführung: Starte im Vierfüßlerstand und bringe einen Fuß nach vorne. Er sollte außen neben deiner Hand landen. Lassen nun dein vorderes Knie zur Seite fallen. Nur so weit, wie deine Hüfte erlaubt. Der Fuß rollt dabei gegebenenfalls auf die Außenkante. Bleibe hier für einige tiefe Atemzüge. Danach übe auf der anderen Seite.

Variation: Bewege dich sanft wiegend in dieser Position. Erkunde dabei innerlich das Gewebe rund um dein Hüftgelenk. Hin und her, vor und zurück, kreisende Bewegungen. Werde kreativ und erkunde neugierig.

Wahrnehmung: Spüre dein Hüftgelenk. Nimm alles wahr, was sich hier zeigt. Sei neugierig und beobachte.

Herzensimpuls: Seelische Themen können sich, wie oben schon erwähnt, in unserer Hüfte manifestieren. Der Hüftbeugemuskel (Iliopsoas, „Seelenmuskel") spannt sich nämlich gerne an, wenn sich unser Nervensystem im Sympathikus (Kampf, Flucht, Starre) befindet. Ursprünglich half uns dieser Muskel, um schnell loszurennen und dem gefährlichen Säbelzahntiger zu entkommen. Heute spannt er sich vorwiegend dann an, wenn wir Stress im Job oder in der Familie haben. Ein Illiopsoas, der dauerhaft angespannt und verkürzt ist, kann Druck auf das Hüftgelenk ausüben, das Becken nach vorne kippen, die Hüftbeweglichkeit einschränken und zu einem Hohlkreuz führen.

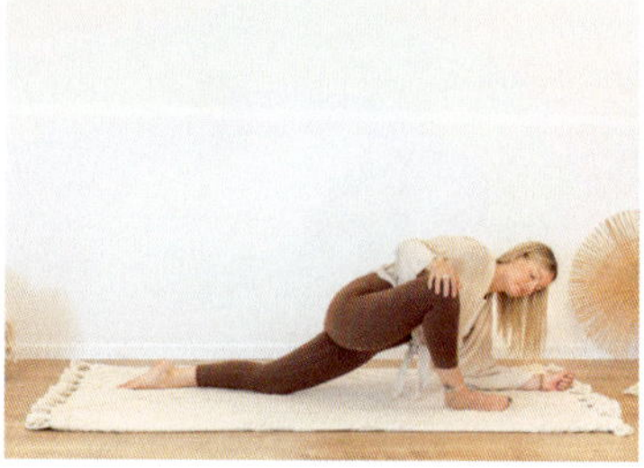

TAUBE

Lass deine Hüfte weich werden und lausche, was sie dir sagen möchte.

Ausführung: Komme in den Vierfüßlerstand und ziehe nun ein Knie nach vorne zu Hand. Zum Beispiel rechtes Knie zur rechten Hand. Lege deinen Unterschenkel schräg, sodass deine Ferse in etwa unter der anderen Hüfte landet. Schiebe das hintere Bein zurück und komme mit dem Becken etwas tiefer. Bleibe für 2–3 Minuten und übe dann auf der anderen Seite.

Variationen: Für noch mehr Dehnung in der Körperflanke/-seite kannst du deinen Oberkörper zur Seite ablegen. Wenn dein rechtes Bein vorne ist, dann lege den Oberkörper schräg nach links am Boden ab (gegebenenfalls mit Kissen unterstützen).

Bewege dich langsam und weich, um diesen Bereich deines Körpers zu erkunden. Ein leichtes Kreisen oder Hin- und Herwiegen kann hier heilsam und entspannend wirken.

Wahrnehmung: Fühle deine Hüfte und dein Becken. Diese Teile deines Körpers werden von vielen verschiedenen Muskeln und Bändern geführt. Hier spielen Bauchmuskeln, Beckenboden, Gesäßmuskeln und Beinmuskeln eine Rolle.

Herzensimpuls: Lasse dir Zeit und spüre. Durch eine immer feinere Wahrnehmung deines Körpers kannst du die Bereiche, die Lockerung oder auch Kräftigung brauchen, immer leichter erspüren.

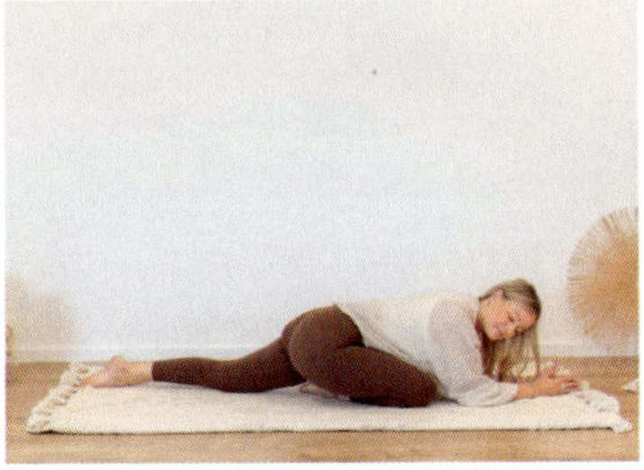

SCHEIBENWISCHER

Mache deine Bewegung zur Meditation und deine Seele atmet auf.

Ausführung: Komme in die Rückenlage und stelle beide Beine mattenbreit (ca. 60 cm) auf. Sie sollten weiter auseinander als hüftbreit stehen, damit die Knie viel Bewegungsraum nach innen haben. Beginne nun, die Knie zu einer Seite fallen zu lassen und wieder zurück nach oben in die Mitte zu holen. Lasse also die Beine synchron hin- und herpendeln. Halte deinen unteren Rücken dabei gut geerdet und fest am Boden. Vermeide ein Hohlkreuz. Genieße die Übung nun für 2–3 Minuten.

Variation: Die Übung ist auch sehr angenehm in der Bauchlage. Dazu lege deinen Kopf auf die Unterarme ab und öffne deine Knie etwas mehr als hüftbreit. Lasse hier nur die Unterschenkel hin- und herpendeln.

Wahrnehmung: Spüre, wie sich deine Hüften im Laufe der Zeit immer lockerer und geschmeidiger anfühlen. Lass auch hier wieder Weichheit entstehen.

Herzensimpuls: Hüft- und Beckenraum gehören zu unserer Basis. Sie tragen im Alltag die Last des ganzen Oberkörpers und aller Bauchorgane. Grund genug, um ihnen regelmäßig eine Auszeit und Regeneration zu gönnen.

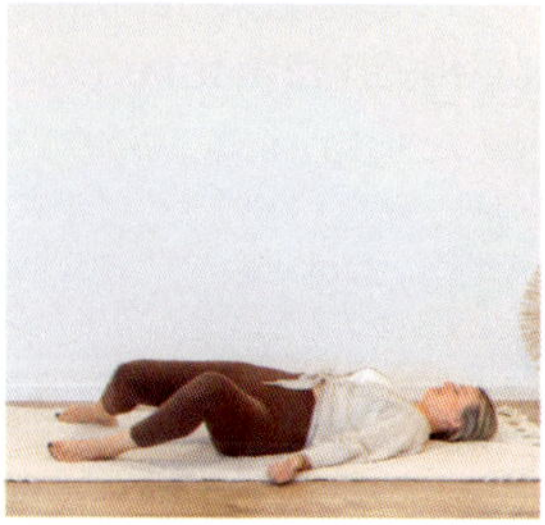
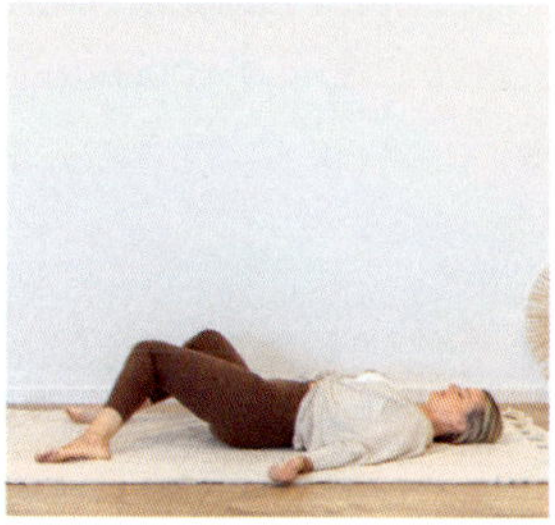
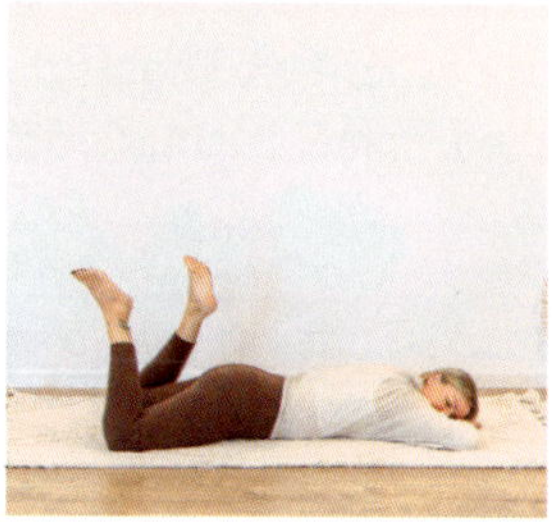

SCHULTERBRÜCKE

Werde eins mit der fließenden Bewegung deines Körpers.

Ausführung: Komme in die Rückenlage und stelle beide Beine auf. Lege die Arme gestreckt über deinem Kopf am Boden ab. Beginne nun dein Becken und den Rücken langsam vom Boden abzuheben, bis Oberschenkel und Oberkörper sich in einer Linie befinden. Nun rolle den Rücken Wirbel für Wirbel wieder ab. Atme ein und rolle nach oben, atme aus und rolle langsam zurück auf den Boden, der dir wieder Halt und Kraft gibt. Wiederhole dies 7–10-mal.

Variation: Führe die Arme beim Einatmen und Aufrollen langsam mit nach oben, bis sie ausgestreckt über dem Kopf hinter dir am Boden ankommen. Beim Ausatmen und Abrollen führe die Arme langsam wieder zurück auf den Boden neben deinen Körper.

Wahrnehmung: Spüre deine Wirbelsäule Wirbel für Wirbel. Spüre am Boden, wie du gehalten und getragen bist. Spüre den Wechsel zwischen „Rücken hat Bodenkontakt und Halt" und „Rücken ist in der Luft und wird von der Muskelkraft gehalten".

Herzensimpuls: Wenn du denkst, du übst und rollst langsam, dann werde noch langsamer. Du kannst auch jeweils beim Auf- und Abrollen langsam bis zehn zählen.

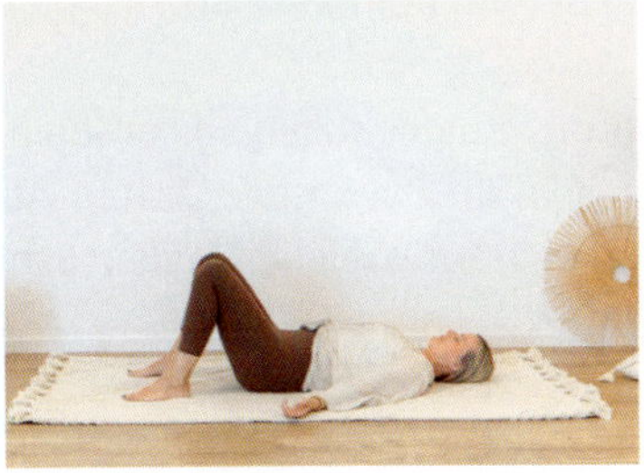

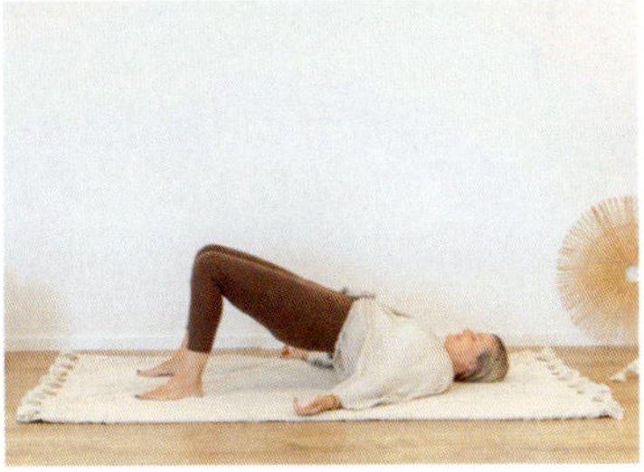

PÄCKCHEN PACKEN

Sei dir selbst ganz nah und verbinde dich mit deiner inneren Kraft.

Ausführung: Ziehe in der Rückenlage die Knie zu dir heran und umfasse sie mit deinen Armen und Händen. Ziehe sanft dein Kinn zum Brustbein. Der Hinterkopf bleibt auf dem Boden, der Nacken ist lang.

Bleibe für 1–2 Minuten in der Position.

Variationen: Ziehe auch gern die Stirn einmal kurz zu den Knien und mache dich noch kleiner und runder.

Schaukle sanft auf deinem Rücken hin und her. Nimm wahr, wie die Schwerkraft deinen Körper Richtung Boden zieht. Du steuerst sanft dagegen, um nicht umzufallen.

Lege die Unterarme in die Kniekehlen, um deine Oberschenkel noch näher an dich zu ziehen.

Wahrnehmung: Spüre die Berührung deines Rückens mit dem Boden. Wie fühlt sich die Unterlage für deine Wirbelsäule an? Wie geht es deinem Rücken?

Hinweis: Ziehe die Stirn nur so lange zu den Knien, wie dein Nacken dabei entspannt bleibt. Sonst lege den Kopf besser wieder auf der Matte ab.

Herzensimpuls: Ähnlich wie in der Position des Kindes rollen wir unseren Körper hier ein wie eine Schnecke bzw. wie ein Embryo im Bauch der Mutter. Auch hier darfst du die Nähe zu dir selbst genießen und dich zurückziehen in dein Schneckenhaus.

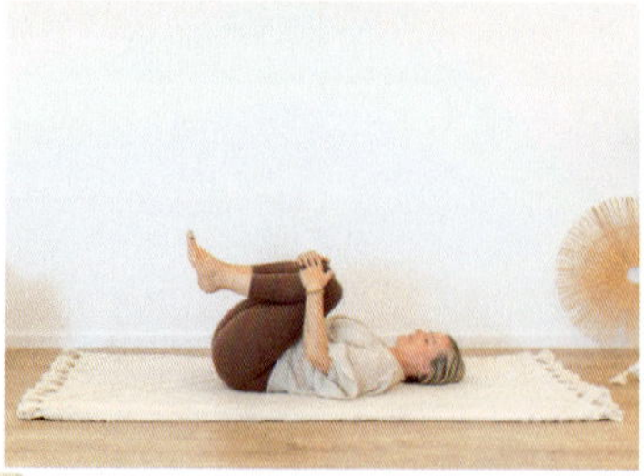

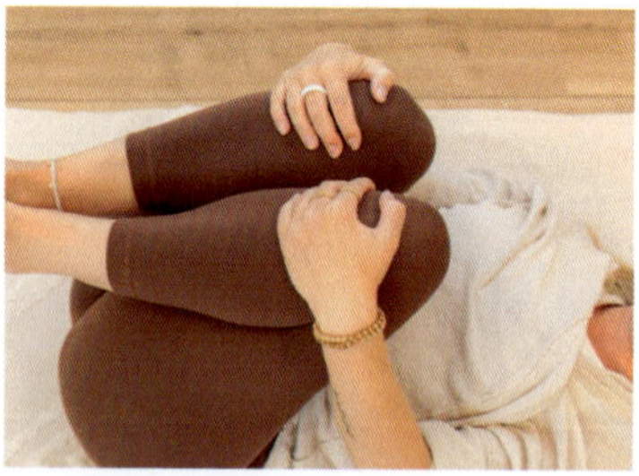

STRAMPELN IM HAPPY BABY

Bewege dich sanft, frei und glücklich wie ein Baby, das die Welt ganz neugierig entdeckt.

Ausführung: Komme in die Rückenlage und hebe deine Beine an. Greife nun innen an deinen Knien vorbei und dann von außen an deine Sprunggelenke oder Füße. Beginne, dich in der Position sanft zu bewegen. Übe für 1–2 Minuten.

Variationen: Bewege deine Beine frei und intuitiv. Strecke gern auch ein Bein etwas und beuge es dann wieder.

Das Happy Baby kann auch jeweils nur mit einem Bein ausgeführt werden. Ich empfehle diese Variante gern, da man sich dabei einem Hüftgelenk und Bein intensiver zuwenden kann.

Wahrnehmung: Stelle dir vor, du bist weich und durchlässig wie ein Embryo im Leib der Mutter. Komplett biegsam und flexibel. Bringe diese Weichheit in deine sanften Bewegungen hinein.

Herzensimpuls: Das Happy Baby ist eine wunderbare Übung, um in deine Beine, die Knie, deine Hüften, das Becken und den unteren Rücken hineinzuspüren.

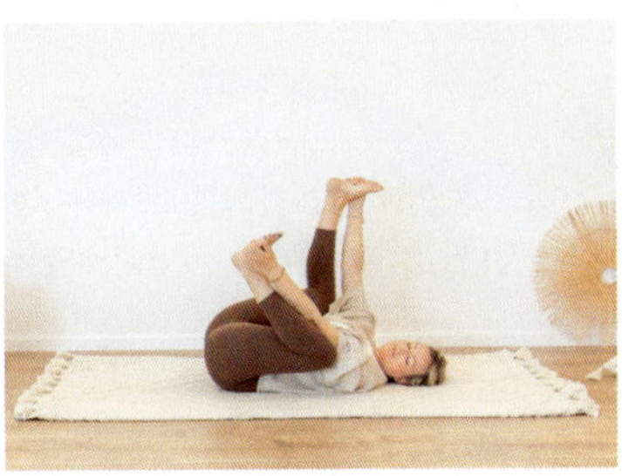

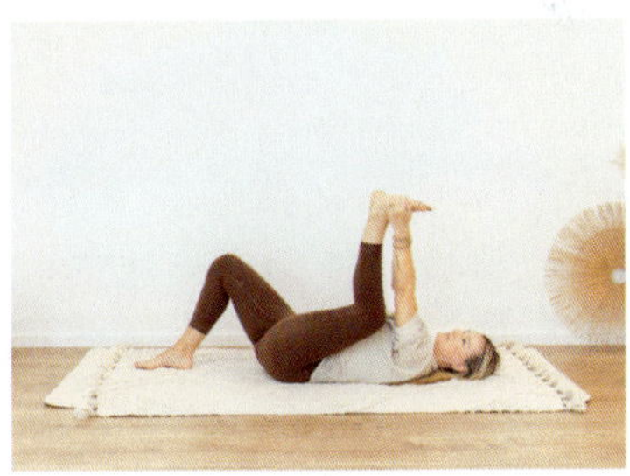

Atemübungen für dein Nervensystem

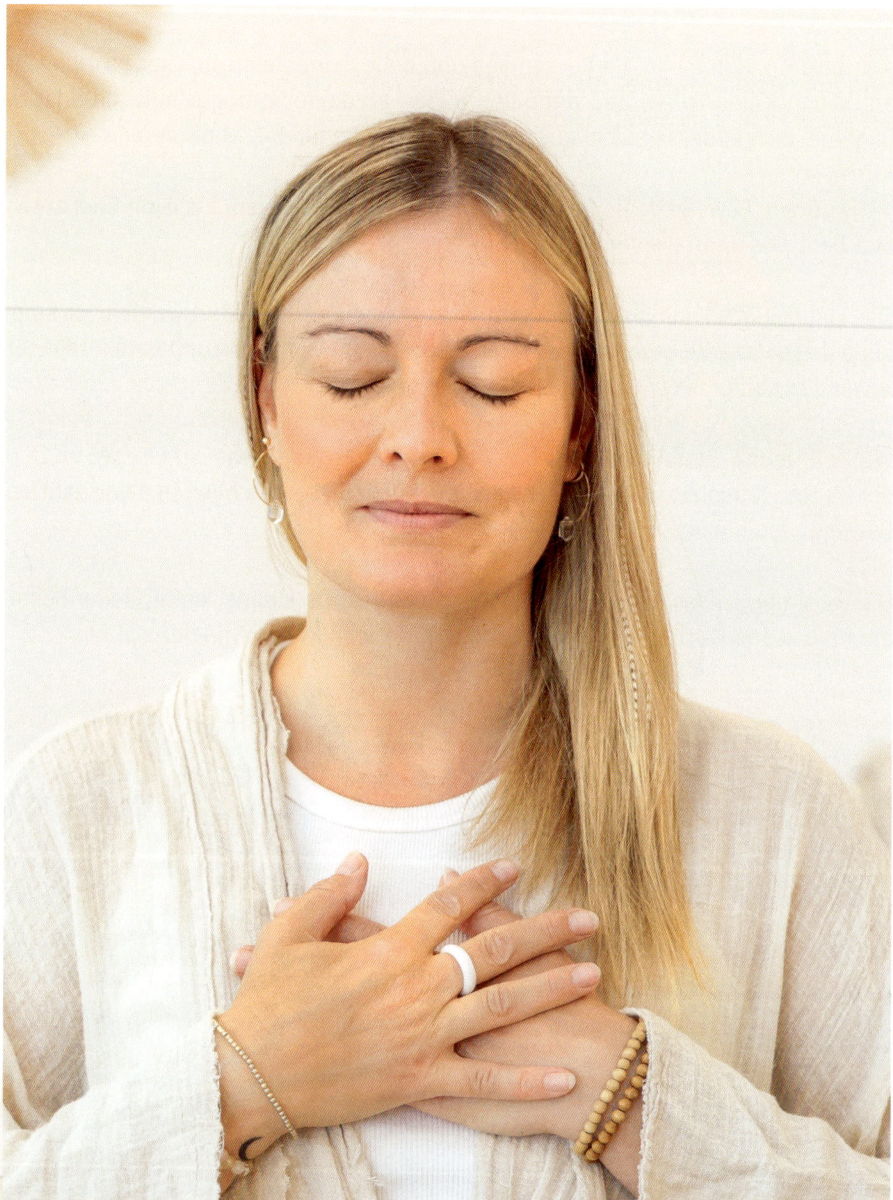

Der Atem bildet die Brücke zwischen Körper und Geist. Im Somatic Yoga hilft er uns, diese beiden in Einklang zu bringen. Außerdem öffnet er das Tor zu unserem Nervensystem und kann hier regulierend eingreifen.

Wir erinnern uns daran, dass der Vagusnerv durch das Zwerchfell verläuft und so jede Atemübung zu einer Aktivierung dieses Nervs beiträgt. Auf diese Weise wird der parasympathische Anteil unseres Nervensystems aktiver und dominanter.

.

> „*Der Atem ist der Anker zwischen Stille und Bewegung.*
> *Wenn wir lernen, ihn zu lenken, können wir*
> *inneres Gleichgewicht finden.*“
>
> *Unbekannt*

SOFTNESS-ATMUNG

Mit jedem Atemzug sinke ich tiefer in Ruhe und Weichheit hinein.

Ausführung: Lege dich bequem auf den Rücken und stelle deine Beine auf oder lege sie entspannt hoch auf ein oder zwei Bolster. Achte darauf, dass dein unterer Rücken satt und fest am Boden liegt, sodass du gut geerdet bist und dich sicher und getragen fühlst. Schließe sanft die Augen und richte deine Aufmerksamkeit nach innen.

Variation: Du kannst die Beine höher oder tiefer legen, ganz so, wie es für deinen Körper angenehm ist. Spüre in dich hinein, wie sich die Position anfühlt und passe sie nach deinem Bedarf an. Du kannst nach einer Weile den Atem kurz anhalten, wenn du ganz leergeatmet bist. Diese Momente der Stille und Bewegungslosigkeit können magisch und sehr friedvoll sein.

Wahrnehmung: Diese Übung wirkt tief über deine innere Vorstellungskraft. Atme ganz natürlich durch die Nase ein. Mit der Ausatmung schickst du den Atem langsam und bewusst entlang deiner Wirbelsäule von oben bis in dein Becken. Dort lässt du den Atem ganz sanft ausklingen – wie eine sanfte Welle, die sich langsam zurückzieht. Deine Atemzüge „verpuffen" im Becken und du nimmst wahr, dass du am Ende ganz leergeatmet bist. Spüre, wie mit jedem Ausatmen eine wohlige Weichheit und Entspannung deinen Rücken, dein Becken und deine Hüften durchströmen. Du tauchst tiefer und tiefer ein in diese heilsame, innere Softness, die sich mit jedem Atemzug ausdehnt.

Herzensimpuls: Erlaube dir, in die Sanftheit deines Körpers einzutauchen und dich ganz dem Fluss deines Atems hinzugeben. In diesem Moment bist du vollkommen geborgen und getragen. Hier findest du Ruhe, Heilung und tiefes Vertrauen in dich selbst.

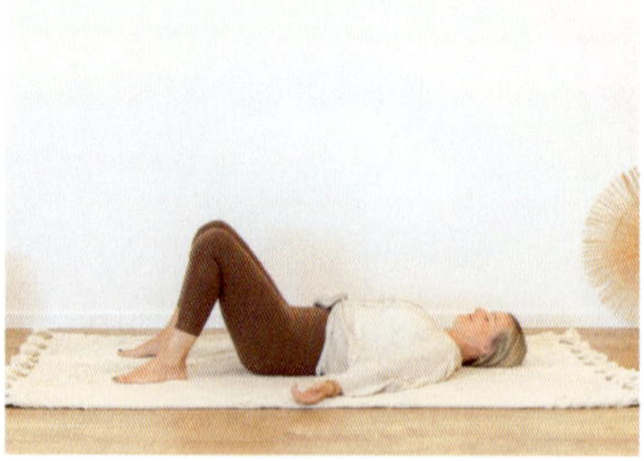

PHYSIOLOGISCHER SEUFZER

Seufze dich in einen tiefen Zustand der Ruhe und Entspannung.

Ausführung: Die Übung kann in jeder Position und wirklich überall angewendet werden, wo frische Atemluft da ist. Atme dazu zuerst durch die Nase ein und dann noch einmal tief nach, sodass deine Lunge wirklich ganz voll wird. Es ist wie ein doppeltes Einatmen, welches du vielleicht vom Schluchzen kennst. Danach lasse die Luft ganz langsam und sanft durch den Mund ausströmen.

Variation: Nimm dabei deinen ganzen Körper mit. Spüre, wie sich deine Brust, dein Bauch und dein Rücken beim Einatmen richtig füllen und ausdehnen.

Wahrnehmung: Achte darauf, wie sich dein Körper während des doppelten Einatmens weitet und wie die langsame Ausatmung für Entspannung und Loslassen sorgt. Spüre die Befreiung und Leichtigkeit, die mit jedem Seufzer einzieht.

Herzensimpuls: Seufzen befreit unsere innere Last und schenkt uns Leichtigkeit. Verinnerliche diese Übung und integriere sie regelmäßig in deinen Alltag, um Raum für Ruhe und Freiheit zu schaffen.

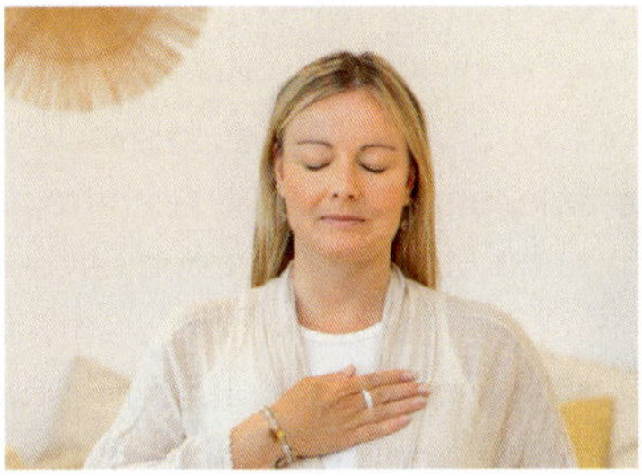

S-ATMUNG

Lasse die Luft langsam aus dir herausfließen wie ein Luftballon, der zischend seine Luft verliert ...

Ausführung: Du kannst die Übung im Stehen, Sitzen oder Liegen ausführen. Atme dazu durch die Nase ein und atme durch den Mund aus. Dabei lasse ein ganz langes „Sssssss" entstehen. Es hört sich an, als würde ein Ballon oder eine Luftmatratze die Luft langsam verlieren. Dehne die Ausatmung so lange aus wie möglich, indem du nur wenig Luft zwischen den Lippen entweichen lässt.

Variationen: Halte die Luft nach der Ausatmung noch einmal für 2-3 Zählzeiten an, bevor du wieder einatmest.

Variiere die Buchstaben. Anstatt ein „Ssss" zu tönen, kannst du es auch mit „Ffffff" oder „Wwwww" versuchen. Experimentiere und spüre, welche Töne dir guttun.

Wahrnehmung: Spüre, wie sich dein Nervensystem mit jeder weiteren Ausatmung noch mehr entspannt.

Herzensimpuls: Diese Übung hilft deine Atemzüge zu verlängern. Zuerst sind es vielleicht noch zwölf Atemzüge pro Minute und dies kann runtergehen bis auf sechs oder sogar weniger.

Die Normwerte für die normale, physiologische Atemfrequenz sind übrigens abhängig vom Lebensalter. In Ruhe beträgt die Atemfrequenz normalerweise:

- beim Säugling etwa 35-40 Atemzüge/Minute
- beim Kleinkind etwa 20-30 Atemzüge/Minute
- beim Kind etwa 16-25 Atemzüge/Minute
- beim Erwachsenen etwa 12-18 Atemzüge/Minute

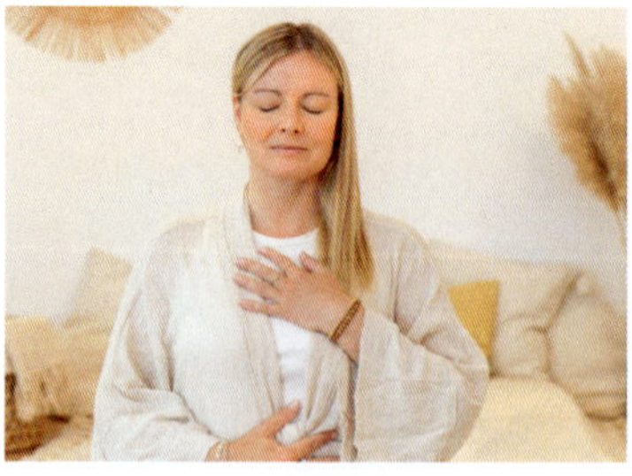

DER STILLE ATEM

In der Stille findet der Atem seinen sanften Rhythmus und die Seele ihren Frieden.

Ausführung: Komme in eine bequeme Position deiner Wahl. Beginne bewusst durch die Nase ein- und auszuatmen. Nimm wahr, welche Geräusche dein Atem macht. Vielleicht hörst du den Luftstrom in der Nase und ein sanftes Rauschen beim Ausatmen. Lass deine Atemgeräusche nun immer leiser werden. Atme so sanft, dass du kaum noch etwas hörst. Lass Stille entstehen. Atme ruhig und gleichmäßig weiter.

Variation: Wenn du möchtest, kannst du die Übung intensivieren. Stelle dir vor, direkt vor deinen Nasenlöchern liegt eine Feder, die sich beim Atmen nicht bewegen darf. Atme so still, sanft und vorsichtig, dass die Feder ruhig bleibt.

Wahrnehmung: Atme und genieße die Stille in dir und um dich herum. Was macht sie mit dir?

Herzensimpuls: Stille ist heilsam – sie schenkt dir Raum für dich selbst und Antworten auf deine Fragen. Lausche und spüre.

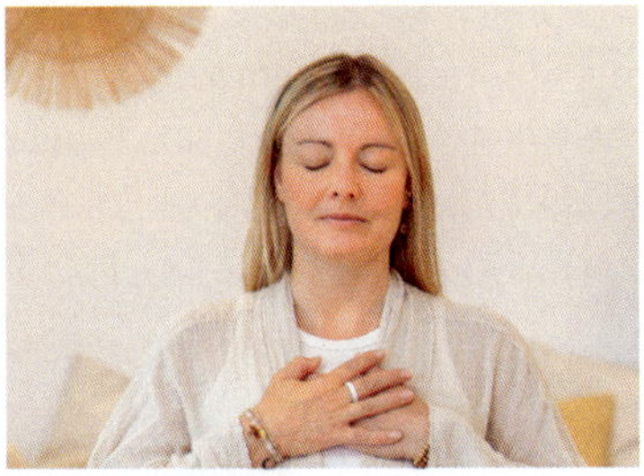

FULL-BODY-BREATHING

Mein ganzer Körper atmet auf und wird leicht und frei.

Ausführung: Lege dich bequem auf den Rücken oder setze dich in eine aufrechte, entspannte Haltung. Schließe die Augen und nimm zunächst deinen natürlichen Atemrhythmus wahr, ohne ihn zu verändern. Weiter geht's in Wahrnehmung.

Variation: Lege eine Hand auf den Bauch, eine auf dein Herz und spüre die Bewegungen unter deinen Händen.

Wahrnehmung: Spüre, wie sich dein Brustkorb beim Atmen in alle Richtungen weitet. Dann nimm den Bauch hinzu und spüre, wie sich dein ganzer Oberkörper weitet und aufdehnt mit der Einatmung und entspannt wieder loslässt mit der Ausatmung. Nimm nun die Beine in deine Vorstellung mit hinein. Oberkörper und Beine dehnen sich aus und sinken wieder zurück in die Entspannung. Nun nimm auch die Arme und den Kopf mit dazu. Stelle dir jetzt vor, dass dein gesamter Körper atmet. Immer wieder wird der ganze Körper mit Luft wie aufgeblasen und wird dann wieder leer und schwer. Spüre dich als Ganzes. Dein ganzer Körper atmet. Spüre und genieße die Freiheit und Weite in dir.

Herzensimpuls: Erlaube dir, Raum einzunehmen, egal ob hier beim Atmen oder in deinem Leben. Du darfst wachsen, du darfst dich ausweiten und dich innerlich befreien. Diese Übung hilft dir dabei, dein wahres Potenzial zu entfalten.

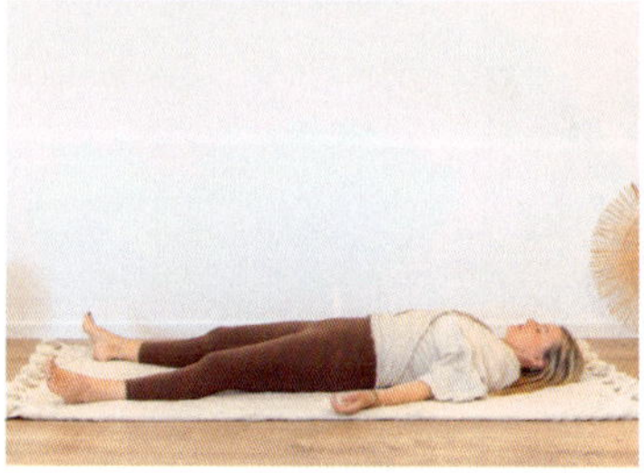

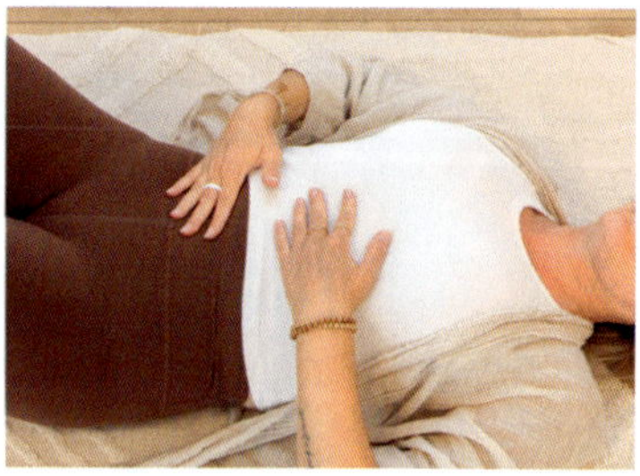

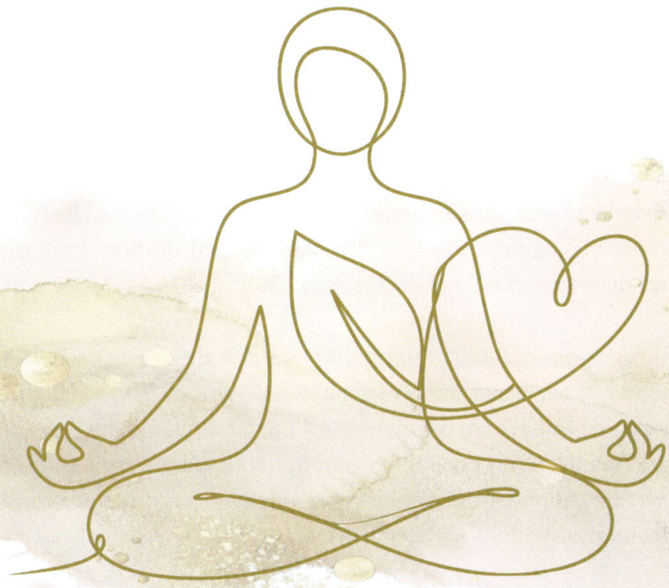

TIEFE BAUCHATMUNG

Atme tief in deinen Bauch und schenke dir die Freiheit, dich zu weiten und zu entspannen.

Ausführung: Komme in eine sitzende oder liegende Position. Atme tief in deinen Bauch hinein und weite ihn wie einen Luftballon. Entspanne deinen Bauch dabei. Er darf weit, weich und rund werden.

Variationen: Lege beide Hände auf deinen Bauch und spüre, wie sich der Bauch gegen deine Hände schiebt und wieder zurück gleitet.

Lege eine Hand auf den Oberbauch und eine auf den Unterbauch. Spüre, wie sich beide Bereiche nacheinander heben und senken.

Lege ein Kissen auf deinen Bauch und fühle, wie sich die Bauchatmung dadurch verstärkt und dein Zwerchfell gekräftigt wird.

Wahrnehmung: Spüre mit jeder Einatmung, wie sich deine Bauchdecke nach vorne und oben hebt. Mit der Ausatmung wird der Bauch wieder flach. Nimm nicht nur die Bewegungen nach vorne wahr, sondern auch nach hinten und zu den Seiten. Spüre, wie sich deine Flanken und die Taillen weiten und wieder entspannen. Achte auch auf die feinen Bewegungen im Rücken, die entstehen, wenn du tief in den Bauch ein- und ausatmest.

Herzensimpuls: Wir alle kommen mit der natürlichen Bauchatmung auf diese Welt. Doch im Laufe der Zeit neigen wir oft dazu, flacher zu atmen und nur den oberen Brustkorb zu nutzen. Manchmal aus dem Wunsch heraus, einen flachen Bauch zu haben, manchmal wegen Stress und innerer Anspannung. Erinnere dich immer wieder an deinen Atem und schenke deinem Körper die Möglichkeit, tief und gesund in den Bauch zu atmen. So kann dein Zwerchfell wieder frei und kraftvoll arbeiten. Siehe auch Zwerchfellmassage.

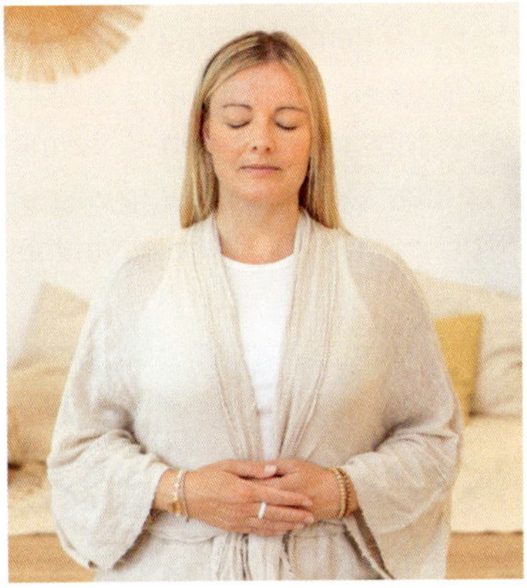

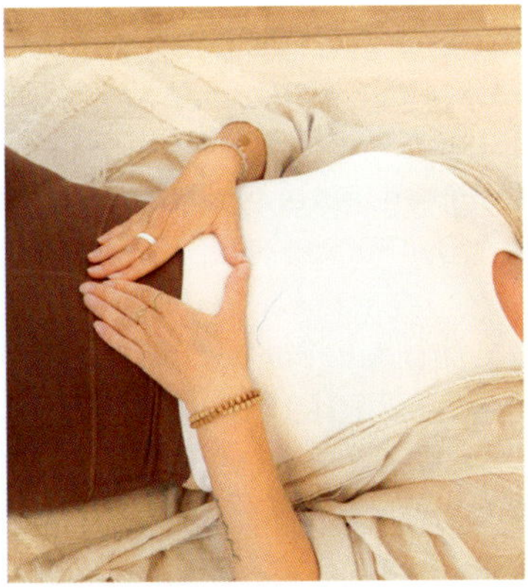

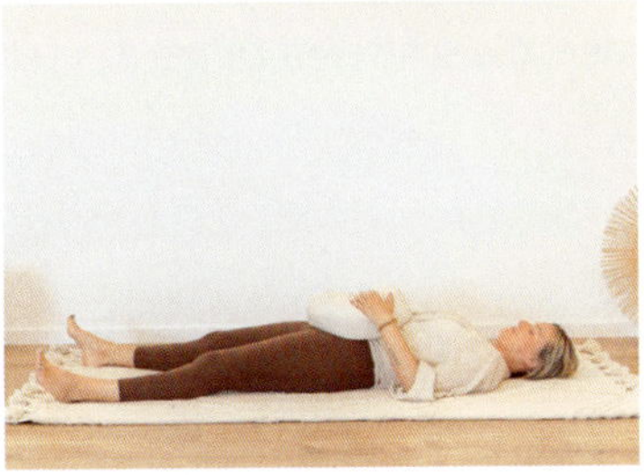

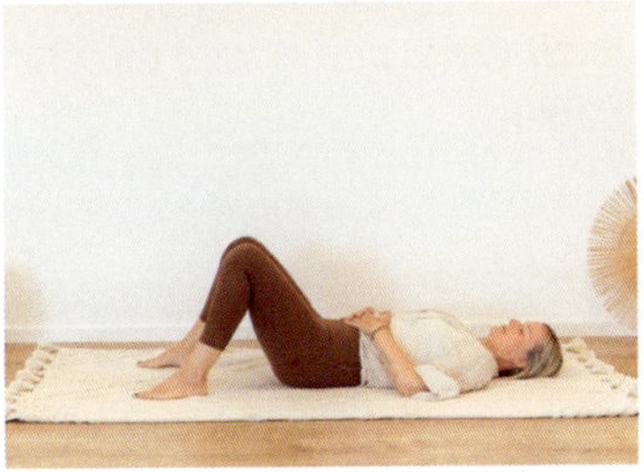

DER BREITE RÜCKEN

Magische Rückenentspannung durch die Kraft von Atmung und Visualisierung.

Ausführung: Komme in eine sitzende oder liegende Position. Verbinde dich mit deinem Atem und nimm seine Bewegungen war. Weiter bei Wahrnehmung.

Variation: Am besten spürbar ist die Bewegung im oberen Rücken. Herausfordernder wird es, wenn man versucht, Ausdehnung und Weite im unteren Rücken zu spüren und dann wieder zu entspannen.

Wahrnehmung: Beim Einatmen stell dir vor, dass sich dein ganzer Rücken nach rechts und links von der Wirbelsäule weg ausdehnt. Spüre dabei, wie dein Rücken breiter wird. Mit der Ausatmung zieht sich dein Rücken langsam wieder in Richtung Wirbelsäule zusammen und entspannt sich dabei. Einatmen: Der Rücken wird weit und breit. Ausatmen: Der Rücken wird schmaler und entspannt sich zur Wirbelsäule hin.

Spüre, wie sich dein Rücken mit der Atmung bewegt, ganz weich und sanft, fast so, als würde dein Rücken atmen.

Herzensimpuls: Hast du dir schon einmal gewünscht, du hättest „ein dickeres Fell" oder einen „breiteren Rücken", um all die Schwere des Lebens (er-)tragen zu können? Diese Übung kann dir helfen, dich breiter und stabiler zu fühlen. Schenke deinem Rücken mehr Weite und er wird die Kraft finden, die schweren Dinge des Lebens für dich zu tragen.

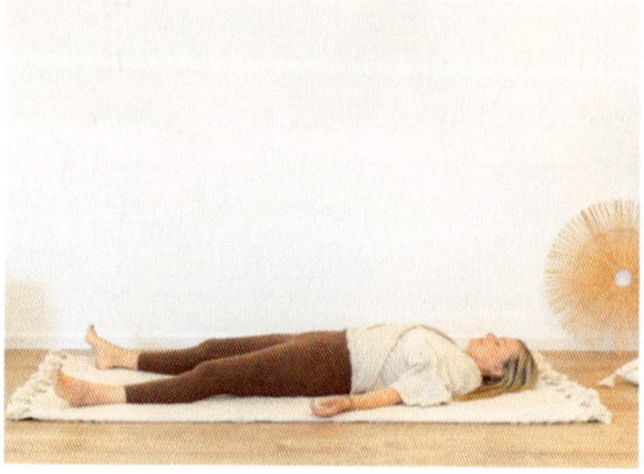

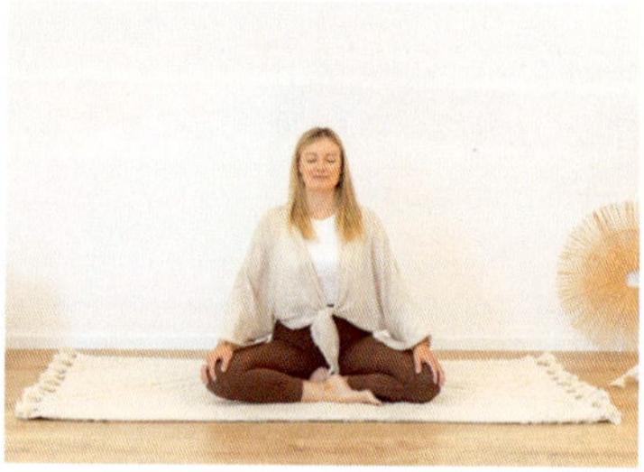

VERLÄNGERTE AUSATMUNG

Mit jeder langen Ausatmung lasse ich los und komme zur Ruhe.

Ausführung: Du kannst diese Übung in jeder Position ausführen, egal wo du bist. Atme ein paar Mal durch die Nase ein und aus. Beginne dann, die Ausatmung zu verlängern. Sie wird langsam und gleitet völlig entspannt aus dir heraus. Sie wird immer länger und länger. Atme solange aus, bis das letzte kleine Fitzelchen Luft herausgeströmt ist.

Variationen: Am Ende der Ausatmung kannst du ganz sanft deinen Bauchnabel nach innen ziehen und so deiner Lunge helfen, sich noch mehr zu leeren.

Es ist auch möglich, Atempausen einzubauen. Dazu halte am Ende der Ausatmung den Atem noch einmal für ein bis zwei Sekunden an.

Oft hilft es, zu zählen. Beginne damit, 4 Zählzeiten einzuatmen und 6 Zählzeiten auszuatmen. Verändere nach einer Weile auf 4-8 oder 4-10.

Du kannst die Übung auch mit der S-Atmung oder Summen kombinieren.

Wahrnehmung: Spüren, wie sich die lange Ausatmung auf dein Nervensystem auswirkt. Vielleicht bemerkst du schon nach zwei bis drei Atemzügen, dass du ruhiger, gelassener und entspannter bist.

Herzensimpuls: Diese Übung ist wirklich ein Segen, da wir dazu nichts weiter benötigen als unseren Körper und den Atem. Beide haben wir immer und überall dabei. Vielleicht magst du dir ja ein paar kleine Erinnerungszettel in deiner Wohnung aufhängen und immer, wenn du dort vorbeigehst, machst du drei Atemzüge mit verlängerter Ausatmung.

MARIONETTENATMUNG

Mein Atem fließt ganz von allein – ich gebe mich hin und lasse geschehen.

Ausführung: Du kannst diese Übung in jeder Position ausführen. Atme einige Male tief ein und aus und lenke die Aufmerksamkeit auf deinen Atem. Spüre, wie sich das Brustbein hebt und senkt. Stelle dir nun vor, dass eine Schnur an deinem Brustbein befestigt ist. Ein Marionettenspieler kann durch Ziehen und Loslassen nun einen Brustkorb lenken. Er zieht diese Schnur nun immer wieder sanft nach oben und lässt sie dann wieder los. Die Einatmung geschieht ganz wie von selbst, wenn an der Schnur gezogen wird. Die Ausatmung ist genauso passiv, wenn die Schnur locker gelassen wird.

Variation: Stelle dir nicht nur eine Schnur am Brustbein vor, sondern auch Schnüre seitlich an deinen Rippenbögen. Spüre dann, wie alles ohne dein Zutun in die Weite gezogen wird und sich wieder entspannt.

Wahrnehmung: Genieße völlige Hingabe und das Gefühl, rein gar nichts tun zu müssen. Lass dich fallen und gib dich einfach nur hin. Der Marionettenspieler, dem du übrigens vollkommen vertrauen kannst, bewegt die Schnur für dich, du kannst jede Art von Kontrolle abgeben und einfach nur sein.

Herzensimpuls: Eine Marionette ist das perfekte Bild von Hingabe und Passivität. Raus aus der ständigen Anspannung und Kontrolle hinein ins absolute Loslassen. Eine Marionette bewegt sich nicht aus eigenem Antrieb, sondern wird von außen geführt, gelenkt und in die verschiedensten Positionen gebracht. Hingabe im somatischen Sinn bedeutet: Ich darf geschehen lassen. Ich darf mich leiten lassen. Ich darf mich vom Moment tragen lassen. Ich muss nicht wissen, wie und warum. Ob die Bewegung von einem imaginären Marionettenspieler erzeugt wird oder von einer höheren Kraft, die dich führt, darfst du ganz für dich entscheiden.

FINDE DEINEN KLANG

Lasse deinen eigenen Seelenklang entstehen und dich von seiner Vibration berühren.

Ausführung: Verbinde dich zunächst mit deinem Atem. Nimm den nie endenden Atem-Kreislauf ganz bewusst in dir wahr. Lasse deinen Atem ganz entspannt fließen und nimm den leisen Klang deines Atems wahr. Beginne nun, deine Ausatmung über die Stimmbänder fließen zu lassen, sodass ein Ton entsteht. Konzentriere dich auf die Vibration in diesem Bereich. Sei dabei ganz präsent und beobachte jedes Detail deines eigenen Klanges, bis du dich selbst als den Klang erlebst.

Variationen: Wie klingt deine Seele heute? Vielleicht ist es ein tiefer, entspannter, ruhiger Ton. Vielleicht magst du aber auch laut, grell und schrill sein, weil dies deinen inneren Zustand besser ausdrückt und dich befreit. Alles darf sein. Gib deinem inneren Zustand einen Klang.

Bewege deine Zunge im Mundraum auf und ab und erzeuge so verschiedene sogenannte Obertöne.

Hinweis: Obertongesang ist eine Gesangstechnik, bei der die natürlichen Obertöne deiner Stimme durch die Position und Bewegung der Zunge im Mundraum beeinflusst werden.

Wahrnehmung: Nimm die Vibration in deinem Körper wahr. Vielleicht fühlst du (durch die Resonanz) Wärme in dir aufsteigen oder ein sanftes Kribbeln auf der Haut. Spüre, welche Gefühle durch den Klang in dir entstehen und genieße den Moment ganz achtsam und bewusst.

Herzensimpuls: Übe das Tönen so oft wie nur möglich, denn es befreit dich innerlich und gibt deinem inneren Zustand Raum und Ausdruck. Alles, was aus dir herausfließen kann, bedrückt dich nicht mehr innerlich.

SPRECHTEMPO

Verändere dein Sprechtempo und dein Nervensystem wird aufatmen.

Ausführung: Diese Übung ist zwar keine Atemübung im üblichen Sinne, hat aber doch viel mit der Atmung zu tun. Beobachte einmal im Alltag dein Sprechtempo in Bezug auf den Zustand deines Nervensystems. Sind wir im Sympathikus, also im Zustand von Aktivierung oder Stress, sprechen wir häufig schneller, hastiger und sind dabei vollkommen „im Kopf". Oft atmen wir dabei kurz und flach und kommen vielleicht sogar in eine sogenannte „Überatmung".

Sind wir hingegen im Parasympathikus, in einem Zustand der Regulation und Entspannung, wird unser Sprechen ruhiger, langsamer, tiefer und oft sogar weicher. Unsere Stimme wird zu einem Spiegel innerer Ruhe und Sicherheit.

Du kannst dich im Alltag bewusst in den Parasympathikus bringen, indem du auf dein Sprechtempo achtest und es entschleunigst. Probiere es aus.

Variationen: Variiere auch mit anderen Qualitäten in deiner Stimme: Tonlage, Sanftheit, Betonung, Rhythmus.

Wahrnehmung: Spüre die Auswirkungen auf dich selbst und die Menschen in deinem Umfeld. Wie verändern sich die Reaktionen? Wie geht es dir dabei?

Hinweis: In Ruhe und unter gesunden Umständen atmen wir normalerweise zwischen 10–15 Atemzügen pro Minute, wobei jeder Atemzug etwa einen halben Liter Luft ausmacht. Das ergibt durchschnittlich 6 Liter Luft pro Minute, die unsere Lungen belüften. Wenn wir dauerhaft mehr Luft einatmen als unser Stoffwechsel benötigt, sprechen wir von Überatmung oder chronischer Hyperventilation. Stress und Emotionen beeinflussen unsere Atmung erheblich, was dazu führt, dass wir oft schneller und mehr atmen als notwendig.

Herzensimpuls: Spüre, was deine eigene Stimme mit dir macht. Schnelleres Sprechen in hohen Tonlagen aktiviert uns und stresst uns eher. Langsames Sprechen in tieferen Tonlagen beruhigt und entspannt.

AOUM-TÖNEN

Lasse die Vibration des universellen Klangs durch deinen ganzen Körper strömen ...

Ausführung: Du kannst die Übung im Stehen, Sitzen oder Liegen ausführen. Atme dazu durch die Nase ein und beginne eine Weile „Aaaaa" zu tönen. Danach gehe weiter zum „Oooo", wiederhole einige Male, dann zum „Uuuuu", zuletzt zum „Mmmmm". Verbinde am Ende die Laute zu einem „AOUM" und lasse die Buchstaben ineinander schmelzen.

Variation: Wenn du eine Stelle im Körper gefunden hast, wo ein Laut besonders gut zu spüren ist, dann bleibe heute bei genau diesem Laut, um diesen Bereich des Körpers zu lockern und zu entspannen.

Wahrnehmung: Spüre, wo genau du die einzelnen Laute und deren Schwingung im Körper spüren kannst.

Hinweis: Die Menschen spüren verschiedene Laute an unterschiedlichen Orten im Körper. Dies ist sehr individuell und es gibt hier kein Richtig oder Falsch.

Herzensimpuls: Chante den universellen Klang, die Mutter aller Mantren, die Silbe für Erkenntnis, Heilung und Schutz, so oft du nur kannst. Beim Autofahren, in der Küche, beim Wäsche machen, bei einem Spaziergang. So wird der Alltag zur somatischen und spirituellen Praxis und dein Nervensystem bleibt reguliert, auch wenn viel los ist.

> *„Alles, was von Klang berührt wird, reinigt sich und heilt."*
>
> *Unbekannt*

AUFTANKEN DURCH DIE ATMUNG

Mit jedem Atemzug lasse ich los, was mich belastet, und empfange, was mich nährt.

Ausführung: Du kannst diese Übung jederzeit und überall machen. Atme beim Einatmen eine Qualität ein, die du gerade besonders brauchst - zum Beispiel Leichtigkeit. Atme beim Ausatmen eine belastende Qualität aus - zum Beispiel Angst. Wiederhole das ein paar Mal und spüre, wie du dich mit jedem Atemzug leichter und freier fühlst.

Variationen: Es gibt so viele wunderschöne Varianten von dieser Atemübung. Ich stelle dir hier einige Beispiele vor:

- „Selbstliebe/-akzeptanz" ein und „Selbstkritik" aus
- „Pure Lebensfreude" ein und „Schwere" aus
- „Ruhe" ein und „Stress" aus
- „Erdung und Stabilität" ein und „Ängste und Zweifel" aus
- „Herzenswärme" ein und „Gefühlskälte" aus
- „Fülle" ein und „Mangel" aus
- „Gesundheit" ein und „Krankheit" aus
- „Liebe" ein und „Angst" aus

Wahrnehmung: Beim Einatmen stelle dir innerlich diese Qualität vor und spüre, was sie in deinem Körper bewirkt. Stelle dir vor, du bist erfüllt von dieser Qualität, zum Beispiel Leichtigkeit, Liebe, Ruhe oder Erdung. Beim Ausatmen spüre die innere Freiheit, die entsteht, wenn du eine belastende Qualität, zum Beispiel Angst, Ärger oder Trauer, aus deinem Leben gehen lässt. Lasse dabei auch körperlich los, indem du bestimmte Bereiche entspannst. Zum Beispiel die Schultern, den Kiefer und das Gesicht.

Herzensimpuls: Schließe vor dem Üben kurz deine Augen, nimm zwei tiefe Atemzüge und frage dich dann: Was brauche ich gerade? Vertraue deiner Intuition und folge gern dem ersten Impuls, der kommt. Deine innere Weisheit ist so viel stärker als deine Gedanken.

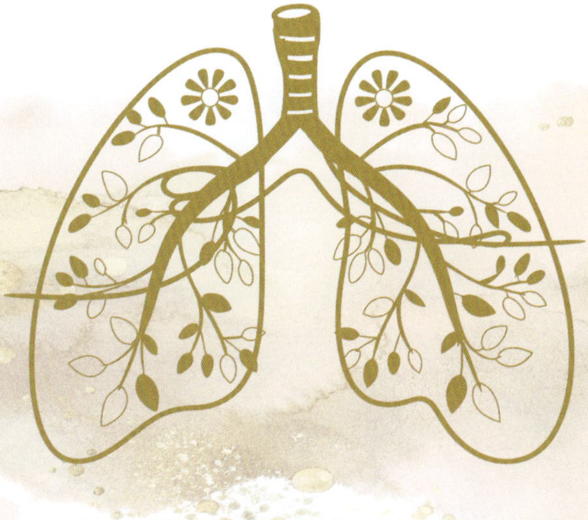

Übungen zur Aktivierung deiner Sinne

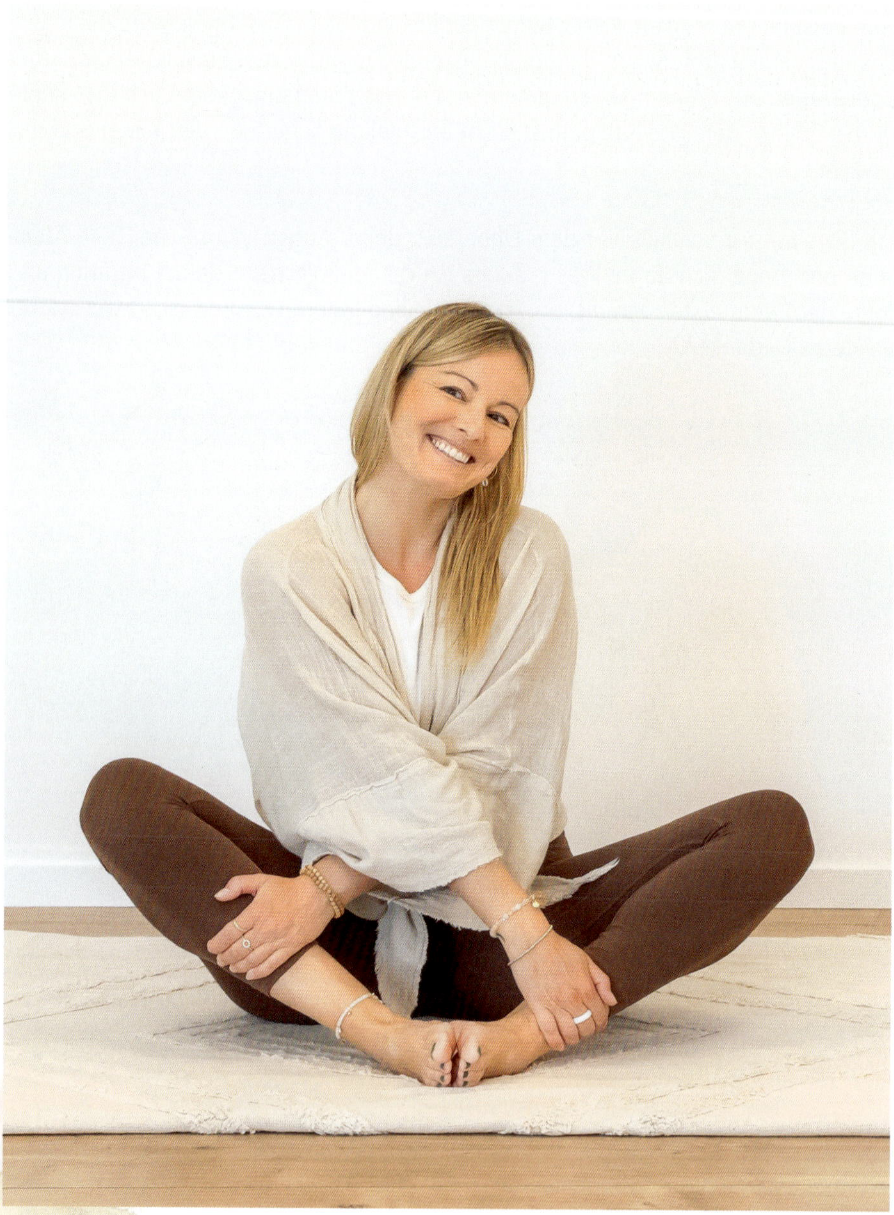

Wir erinnern uns: Exterozeption beschreibt die achtsame Wahrnehmung unserer Umgebung mit allen Sinnen.

Wenn wir unsere Umgebung bewusst, langsam und achtsam erfassen, entsteht Orientierung und ein Gefühl von Sicherheit im Hier und Jetzt stellt sich ein. Das Nervensystem darf regulieren und der Körper kann aufatmen. Die parasympathischen Anteile des Nervensystems erhalten mehr Raum und werden im Zusammenspiel der Regulation zunehmend dominanter.

> *„Dein Körper kennt keine Vergangenheit und auch keine Zukunft. Dein Körper ist immer im Hier und Jetzt."*
>
> *Kerstin Huber-Steinhorst*

SALAMANDER-AUGENÜBUNG

Schau dich achtsam um, wie ein Salamander – und gleite dabei sanft in einen Zustand der Ruhe.

Ausführung: Du kannst diese Übung (nach Rosenberg) im Sitzen, Stehen und auch Liegen ausführen. Schaue mit beiden Augen zur rechten Seite. Versuche, nicht zu blinzeln und halte so lange (mindestens jedoch 30 Sekunden), bis du seufzen, gähnen, schlucken oder tief durchatmen musst. Dann schließe die Augen und spüre in der Mitte nach. Führe die Übung auf der linken Seite aus.

Variationen: Lege deinen Kopf zur Seite, sodass sich dein Ohr Richtung Schulter bewegt. Du kennst die Übung bestimmt als Nackenstretch. Nun schaue mit beiden Augen in die gleiche Richtung, in die dein Kopf zeigt. Warte wieder auf die oben genannten Entspannungszeichen. Dann komme mit dem Kopf zurück in die Mitte und spüre nach. Wiederhole auf der anderen Seite. Geht am besten im Sitzen.
Schiebe deine Finger ineinander wie bei einer Räuberleiter und lege die Hände hinten an deinen Nacken (unterhalb deines Schädelknochens). Die Ellbogen zeigen ganz automatisch nach außen. Führe die Übung nun wie gewohnt aus, wie in Ausführung oben beschrieben. Geht sehr gut in Rückenlage.

Anstatt gerade nach links oder rechts zu schauen, kannst du auch einmal nach links oder rechts oben oder unten schauen. Beobachte, wo in welchen Augenmuskeln du Anspannung spürst und übe öfter in dieser Richtung.

Wahrnehmung: Spüre die Wirkung, die deine Augenbewegungen auf deinen inneren Zustand und dein Nervensystem haben und genieße.

Hinweis: Obwohl der Vagusnerv nicht direkt durch das Auge verläuft, können Augenbewegungen und -reize den Vagusnerv indirekt beeinflussen. Dies liegt daran, dass der Vagusnerv über parasympathische Nervenbahnen mit den Augen verbunden ist. Auch Augenübungen, wie das Fokussieren auf einen Gegenstand und dann in die Ferne, können zur Aktivierung des Vagusnervs beitragen. Nervensystem und Vagusnerv sollen auch enorm viel Einfluss auf unsere Sehkraft haben und du kannst diese gegebenenfalls durch die Übungen in diesem Buch verbessern. Beobachte, ob du bei entspanntem Nervensystem die Welt wieder besser sehen kannst.

Herzensimpuls: Ist es nicht einfach nur wunderbar, wie der Körper in dieser Übung mit uns kommuniziert? Seine Sprache ist hier Gähnen, Seufzen oder Schlucken. Damit sagt er dir liebevoll: Danke, jetzt kann ich mich entspannen.

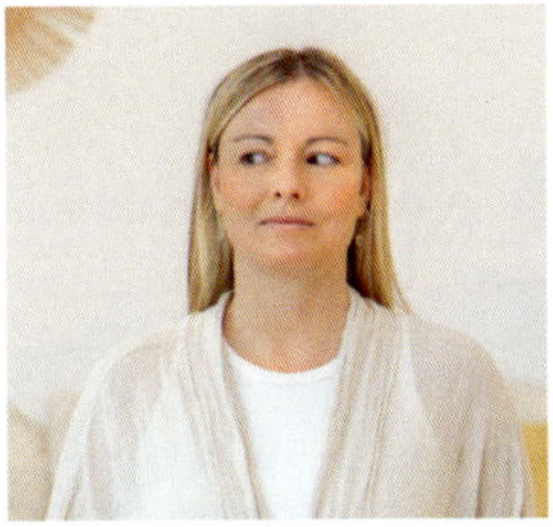

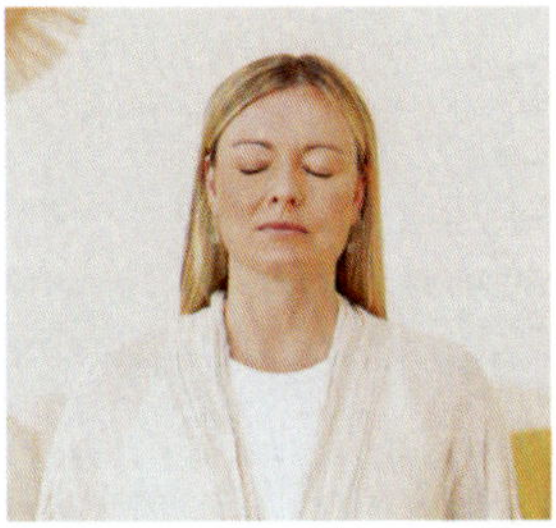

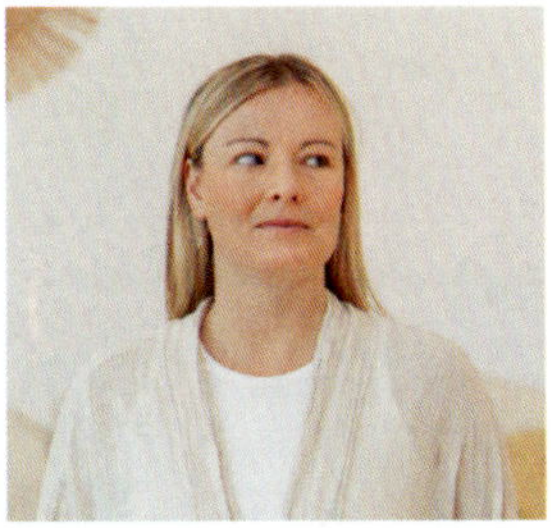

5-4-3-2-1-ÜBUNG

Deine Sinne führen dich immer ins Hier und Jetzt.

Ausführung: Nimm dir einen Moment Zeit, um im Hier und Jetzt anzukommen. Atme dreimal tief ein und langsam wieder aus. Beginne dann damit, fünf Dinge zu benennen, die du sehen kannst. Danach schließe die Augen und benenne vier Dinge, die du gerade hören kannst. Mache weiter mit drei Dingen, die du ertasten bzw. spüren kannst. Danach benenne zwei Dinge, die du riechen kannst und eine Sache, die du schmecken kannst.

Variation: Die Übung kann auch auf 3-2-1-1-1 gekürzt werden, da es manchmal schwierig ist, vier Dinge zu hören oder mehrere Dinge gleichzeitig zu riechen.

Wahrnehmung: Spüre, wie dich diese Übung in den jetzigen Moment bringt, dir ein Gefühl von Sicherheit und Erdung in dem Raum schenkt, indem du dich gerade befindest.

Herzensimpuls: Ursprünglich wurde die 5-4-3-2-1-Methode in der Traumatherapie angewendet. Sie kann in überwältigenden Situationen helfen, Abstand zur Situation zu schaffen und so starke und unangenehme Emotionen zu überwinden.

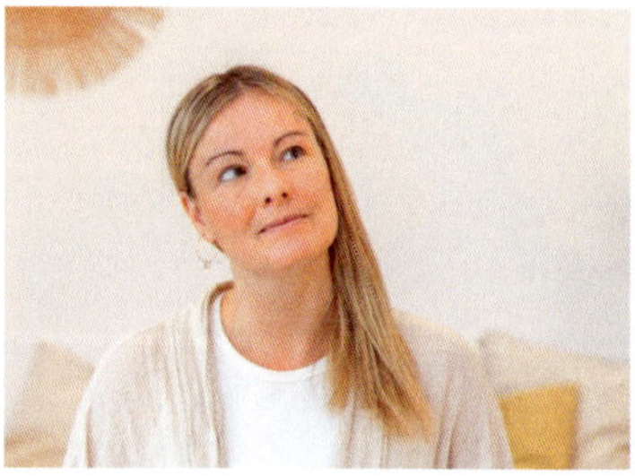

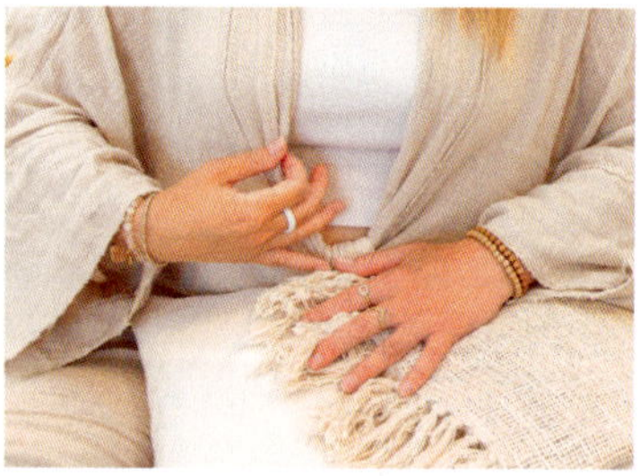

IM RAUM UMSCHAUEN

Manchmal hilft ein Blick nach außen, um dann ganz bei dir im Inneren anzukommen.

Ausführung: Nimm dir einen Moment Zeit, um im Hier und Jetzt anzukommen. Atme dreimal tief ein und langsam wieder aus. Beginne dann, deinen Blick langsam durch den Raum schweifen zu lassen. Lass deine Augen entspannt wandern, ohne ein bestimmtes Ziel. Nimm wahr, was dir ins Auge fällt - vielleicht Farben, Lichtverhältnisse, Bewegungen oder kleine Details, die dir sonst entgehen. Bleibe immer wieder einen Moment bei dem, was du siehst, und betrachte es still. Erlaube dir, einfach zu beobachten, ohne zu bewerten oder zu benennen.

Variationen: Diese Übung lässt sich an verschiedene Situationen anpassen. Du kannst sie im Sitzen, im Stehen oder beim langsamen Gehen durchführen. Vielleicht möchtest du dich dabei um die eigene Achse drehen oder ganz bewusst in eine bestimmte Richtung schauen. Ebenso kannst du dich auf einen einzelnen Gegenstand konzentrieren und ihn mit deinem Blick ganz erforschen. Auch draußen in der Natur oder in unbekannten Räumen kann diese Übung sehr kraftvoll sein.

Wahrnehmung: Spüre, wie dich dieses bewusste Umschauen in den gegenwärtigen Moment bringt. Vielleicht verändert sich die Art, wie du den Raum wahrnimmst - und wie du dich selbst darin spürst. Der Raum wird vertrauter, greifbarer, sicherer. Deine Sinne kommen zur Ruhe, dein Geist wird klarer. Du musst nichts tun, außer da zu sein - sehend, atmend, lebendig.

Herzensimpuls: Diese einfache Übung kann dir helfen, in herausfordernden oder überwältigenden Momenten zurück in die Gegenwart zu finden. Sie schenkt dir Orientierung, wenn Gedanken kreisen oder Emotionen überhandnehmen. Das bewusste Umschauen ist wie ein innerer Anker - ein Weg, dich selbst im Raum zu spüren und die Verbindung zu dir wiederherzustellen (siehe auch Salamander-Augenübung).

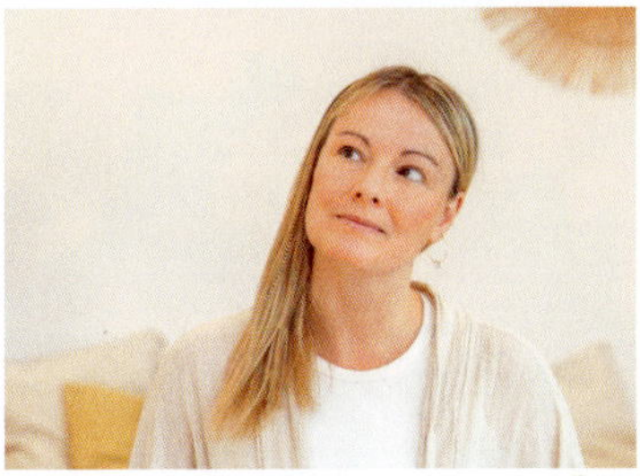

Heilsame Übungsequenzen für dich

Übungssequenzen mit bestimmtem Fokus

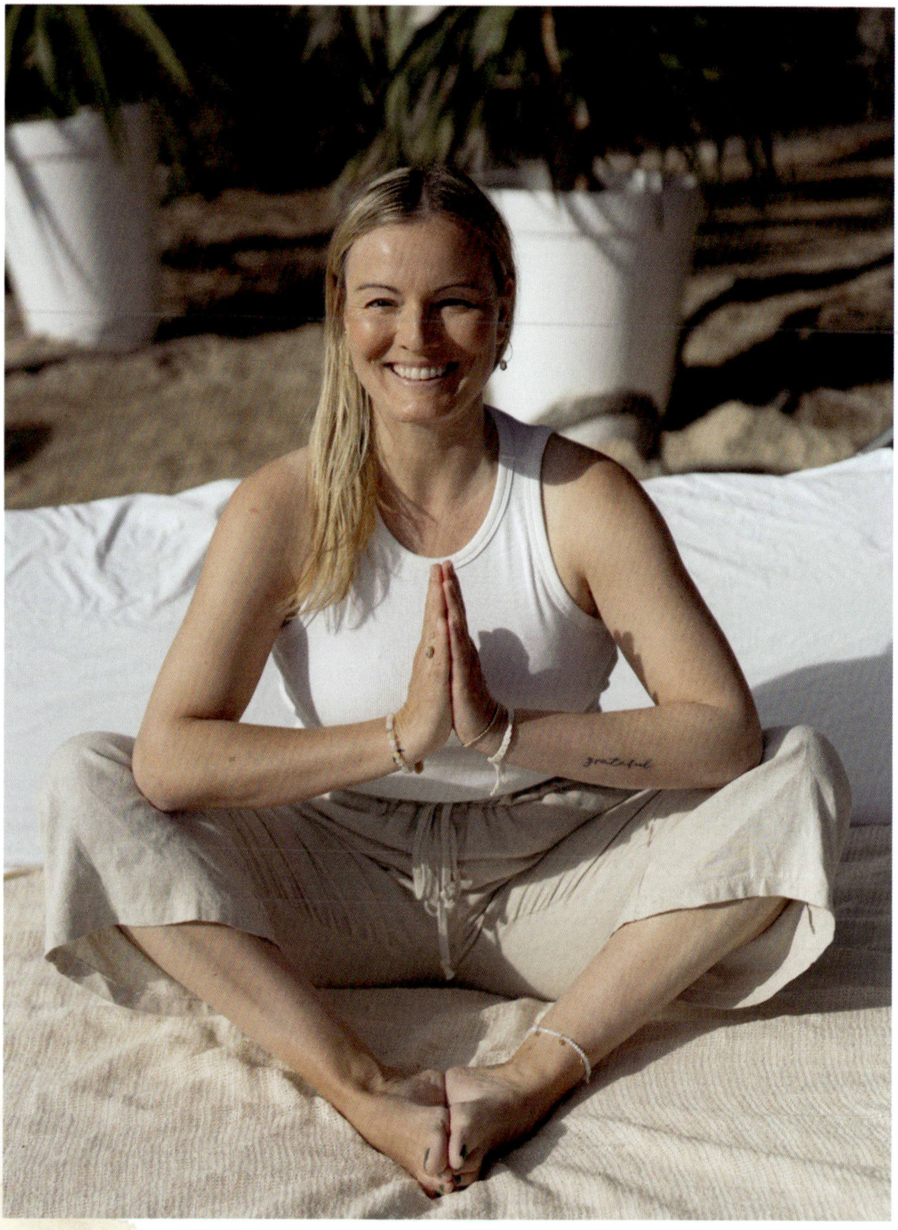

Im Folgenden findest du fünf heilsame Sequenzen, die dich bei bestimmten Beschwerden unterstützen können. Sie sind jeweils zwischen 30 und 45 Minuten lang. Die Übungen verstehen sich als begleitende Praxis und ersetzen keine medizinische oder therapeutische Behandlung. Sie geben Impulse zur Selbstwahrnehmung und Regulation, ohne ein Heilversprechen darzustellen.

*„Heilung geschieht nicht im Außen,
sondern in der liebevollen Rückkehr zu dir selbst."*

Unbekannt

VERSPANNUNGEN IN NACKEN, SCHULTERN UND KIEFER

Lass los, was du trägst, und erlebe die Leichtigkeit des Seins.

Diese Sequenz kann dich unterstützen bei:

- chronischer Muskelanspannung in Nacken und Schultern
- Zähneknirschen, Kieferverspannung
- Spannungskopfschmerz, Schwindel

Somatische Ausrichtung der Sequenz:

- Bewegung mit innerer Weichheit
- Lockerung von Schultern, Nacken und Kiefer
- Spannung gehen lassen über die Atmung und sanfte Bewegungen

Übungszeit: ca. 30 Minuten

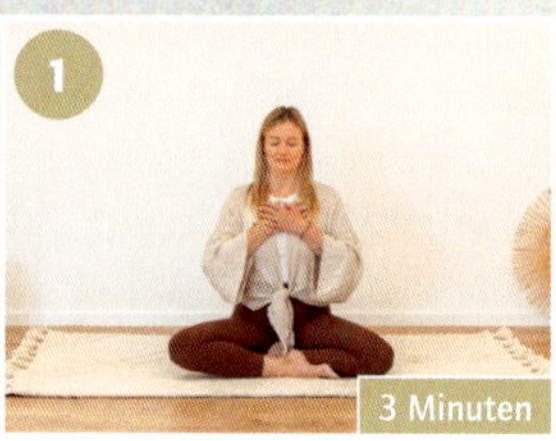

Erdung im Sitzen und S-Atmung
S. 80 und 176

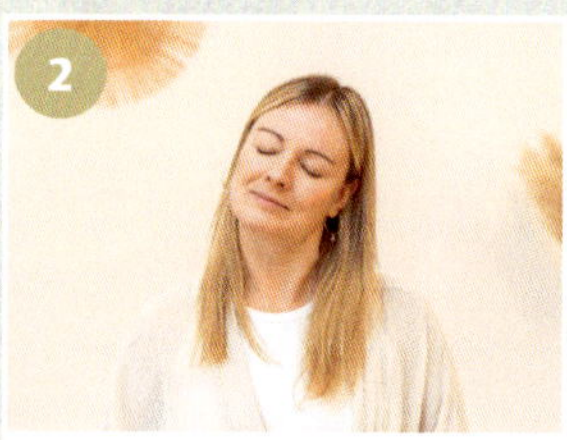

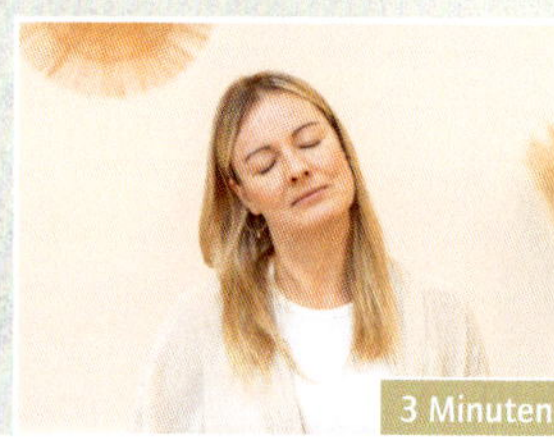

Boje
S. 142

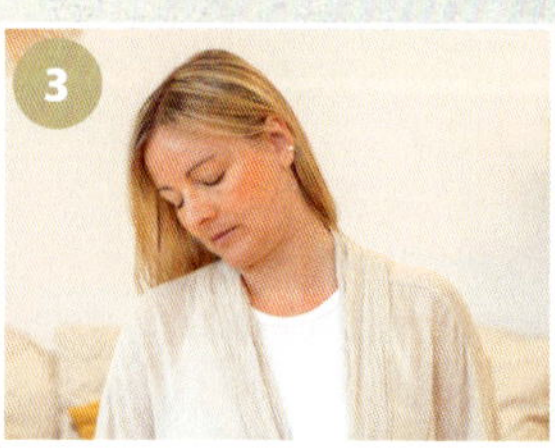

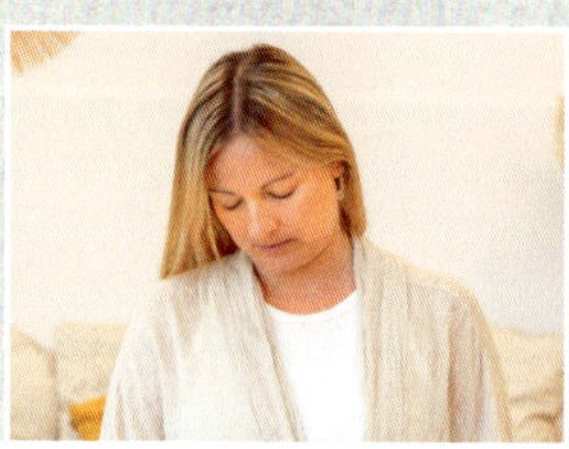

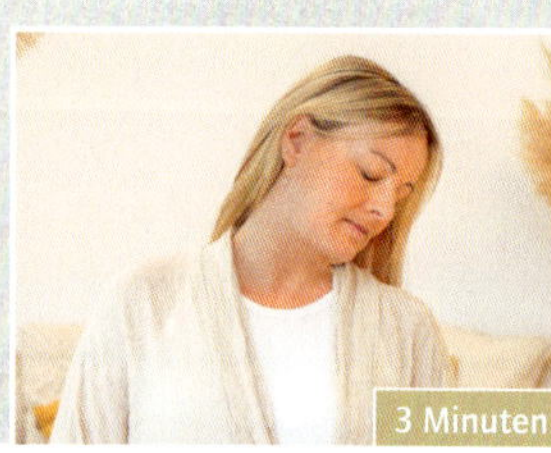

Kopfkreisen
S. 120

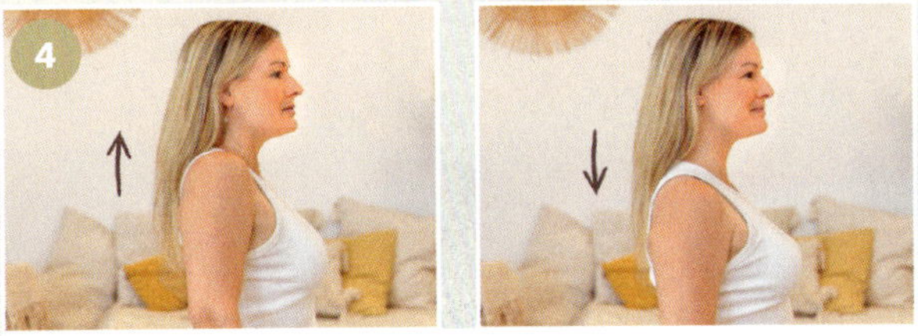

Nackenziehen

S. 118

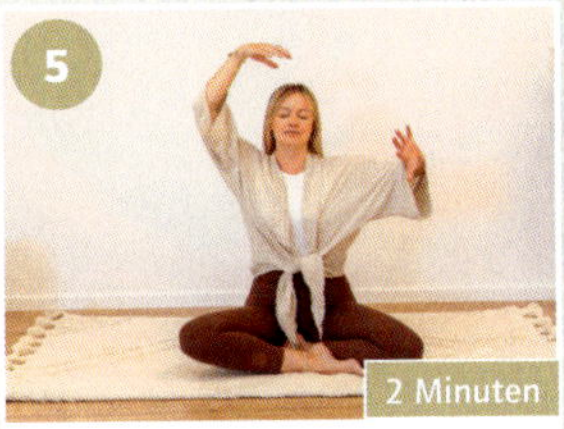

Freies intuitives Bewegen im Sitzen

S. 154

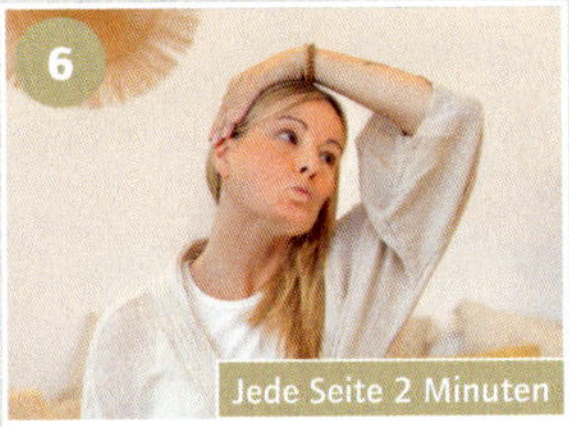

Halsdehnung mit Kussmund

S. 107

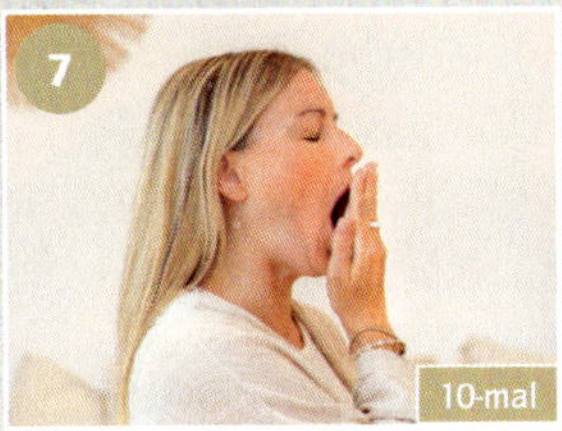

Gähnen

S. 103

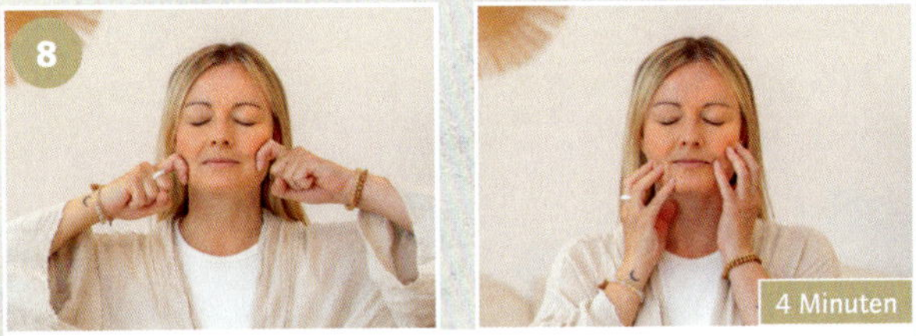

Kiefermassage mit Variationen

S. 99

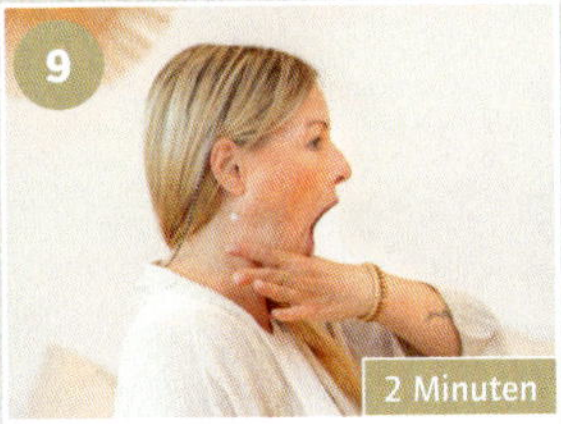

Kieferdehnung

S. 100

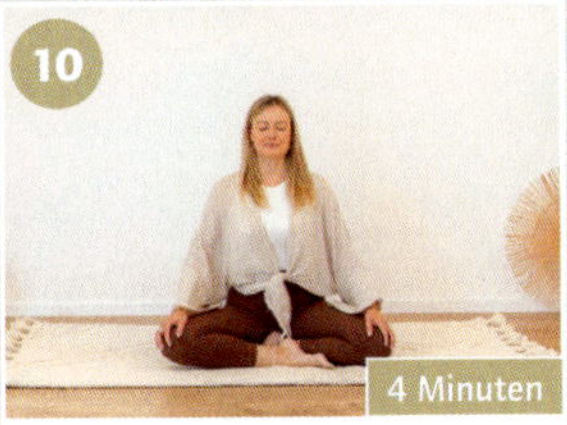

Der breite Rücken mit Fokus oberer Rücken und Nacken

S. 182

STRESS UND NERVENSYSTEM-ÜBERLASTUNG

Komme vom Tun ins Sein und genieße Ruhe und Frieden in dir.

Diese Sequenz kann dich unterstützen bei:

- Dauerstress, Schlafstörungen, Erschöpfung
- Reizbarkeit, innerer Unruhe, ständigem „on“ sein
- Dysregulation des autonomen Nervensystems

Somatische Ausrichtung der Sequenz:

- Regulation des Vagusnervs
- Sicherheit im Körper finden
- Erdung, Langsamkeit, sanfte Schwingungen
- Spüren statt Tun, Bewegungen erforschen

Übungszeit: ca. 45 Minuten:

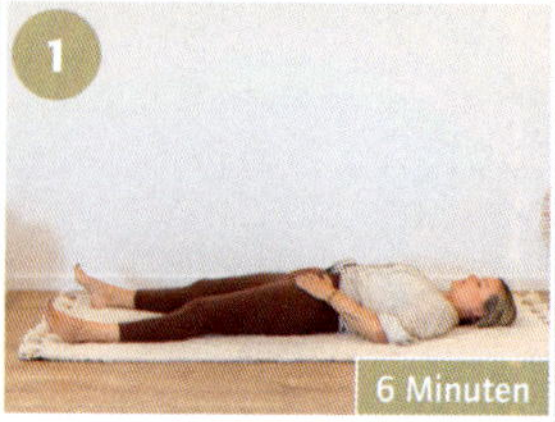

Erdung im Liegen und Softness-Atmung

S. 80 und 174

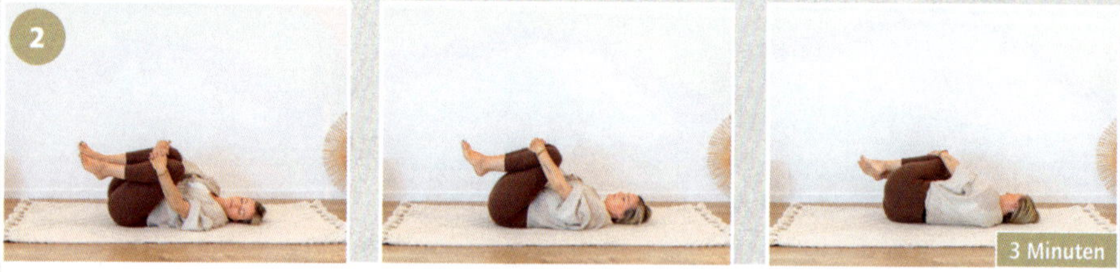

Warmes Wasser im Liegen

S. 144

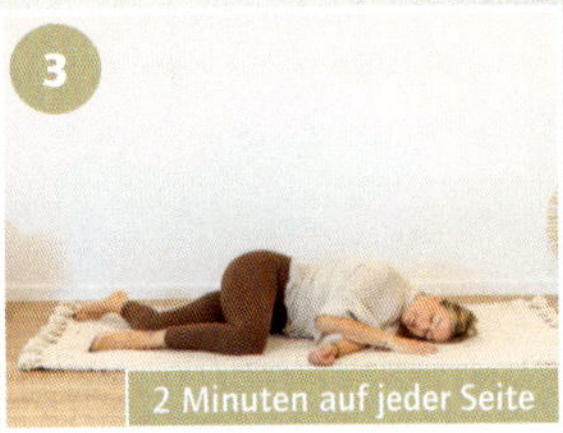

Seitlage

S. 85

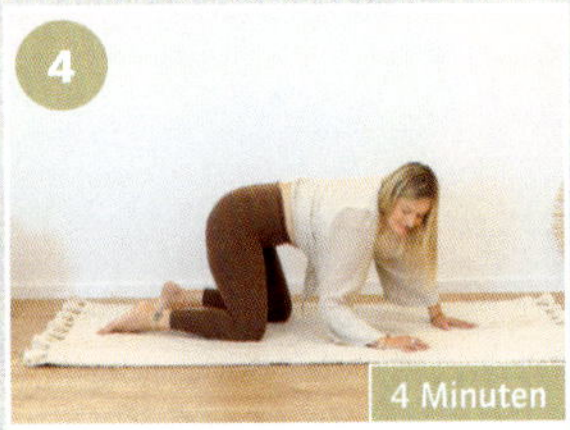

Freies Bewegen auf allen Vieren

S. 162

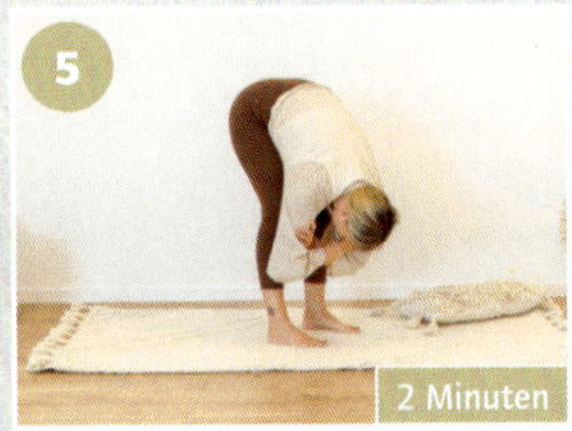

Vorbeuge

S. 160

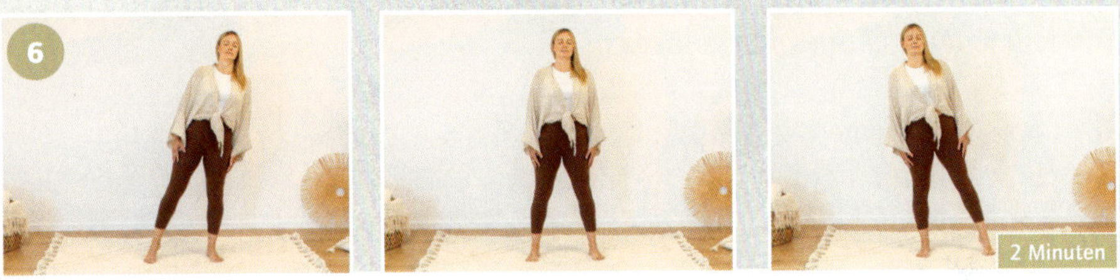

Warmes Wasser im Stehen

S. 144

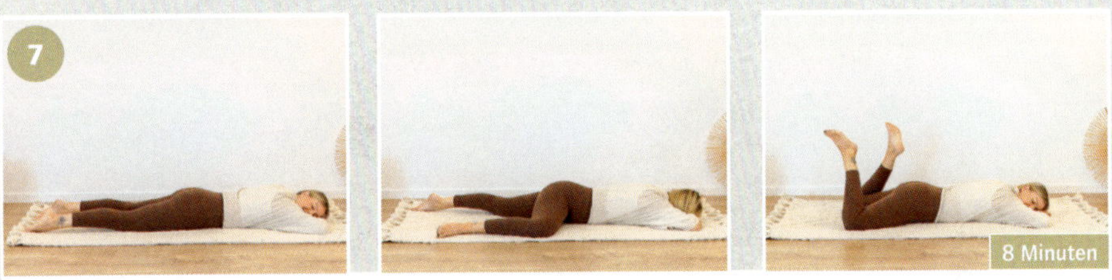

Bauchlage mit Variationen

S. 88

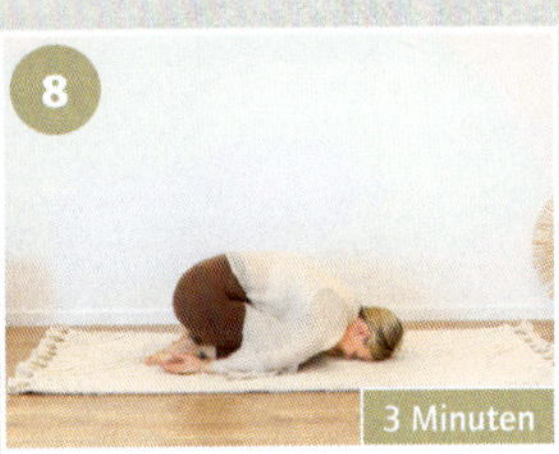

Kind

S. 89

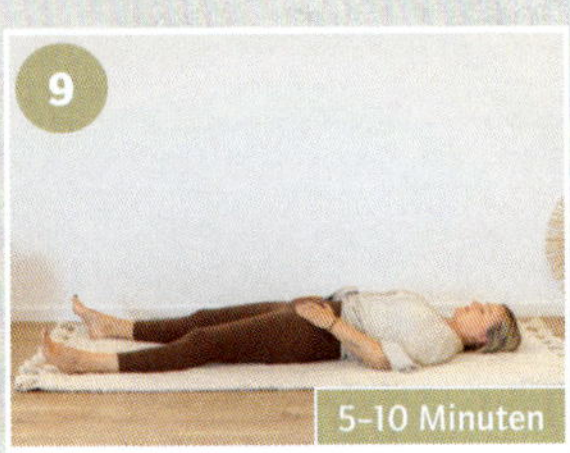

Shavasana und Der stille Atem

S. 91 und 177

ATEM UND BRUSTRAUM – ENGE, ANGST, KONTROLLE

Genieße den Fluss deines Atems und lasse dein Herz offen und weit werden.

Diese Sequenz kann dich unterstützen bei:

- Flachatmung, Angststörungen, Panikgefühlen, Herzrasen
- Herz-Kreislauf-Beschwerden, Burnout, Depression
- emotionalem Einengen, Kontrollthemen

Somatische Ausrichtung der Sequenz:

- sanftes Mobilisieren des Brustkorbs
- Atem erfahrbar machen
- Atemräume öffnen
- Vertrauen zum eigenen Körper
- Loslassen von Kontrolle

Übungszeit: ca. 30 Minuten

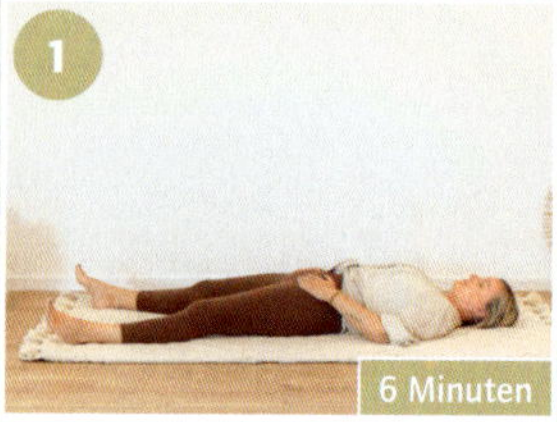

Erdung im Liegen und Full-Body-Breathing

S. 80 und 178

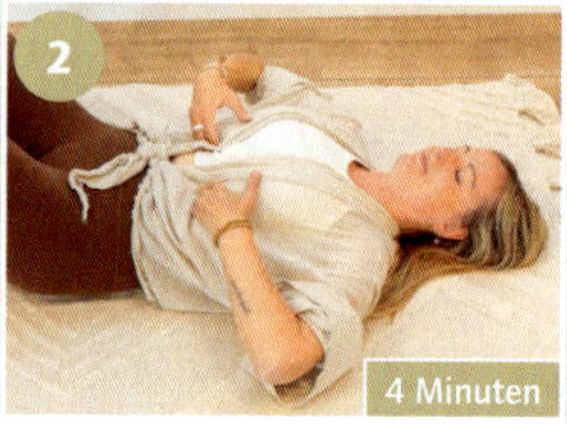

Zwerchfellmassage im Liegen

S. 134

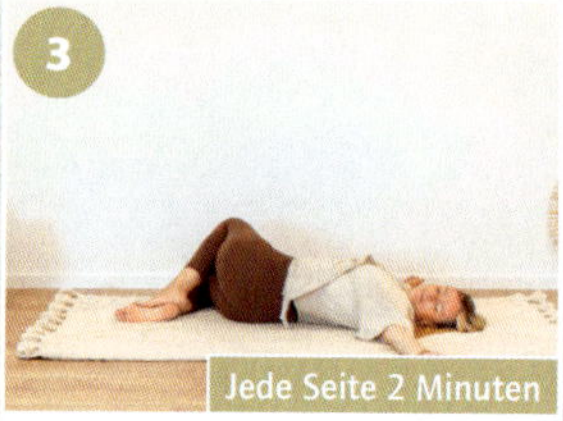

Liegender Twist

S. 82

Ins Sitzen kommen:

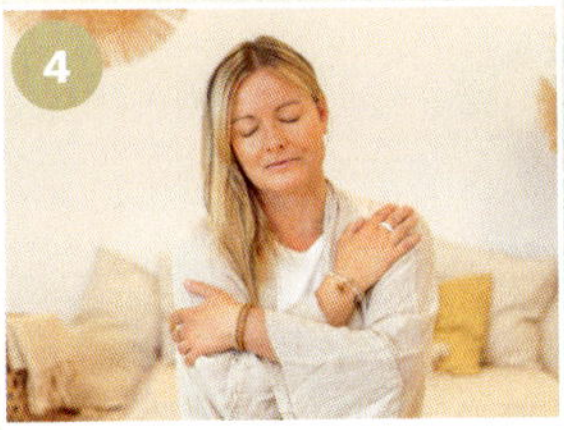

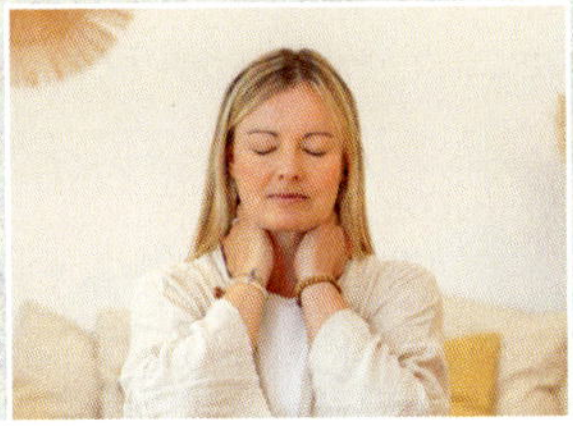

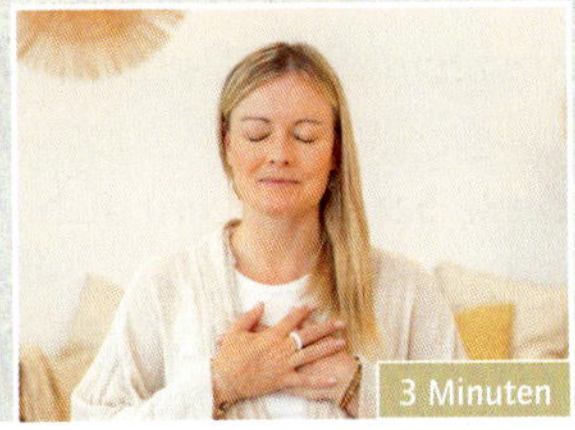

Berührung schenken mit Variationen
S. 128

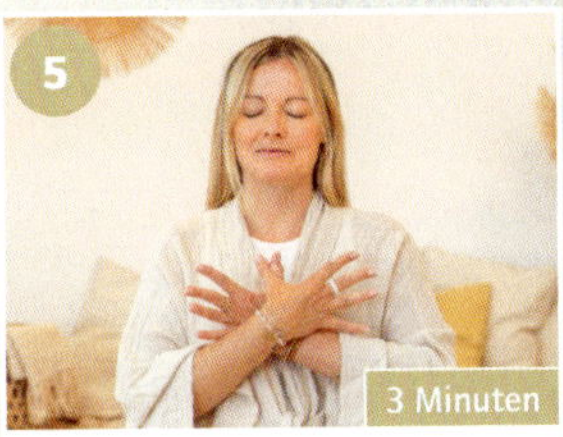

Schmetterlingsklopfen
S. 138

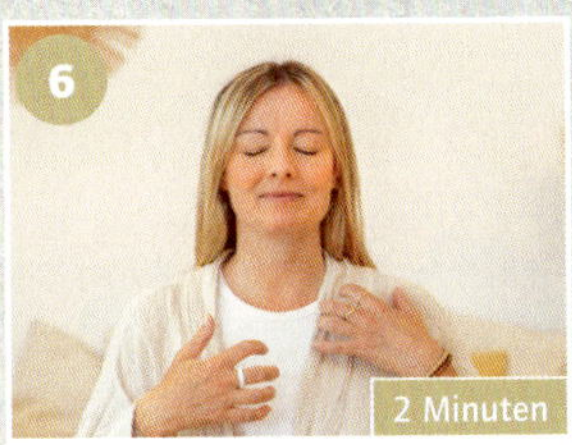

Tapping (Brustkorb)
S. 137

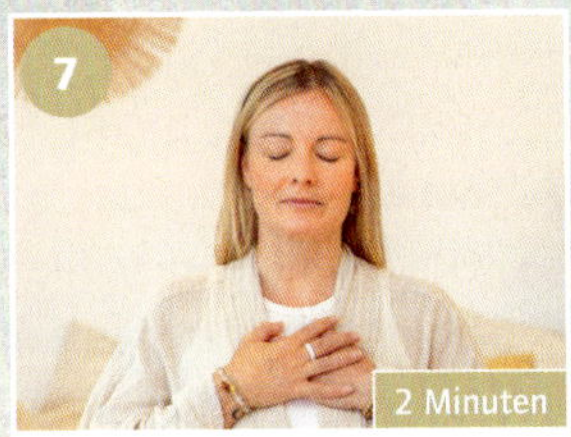

Hände aufs Herz und Summen
S. 131 und 94

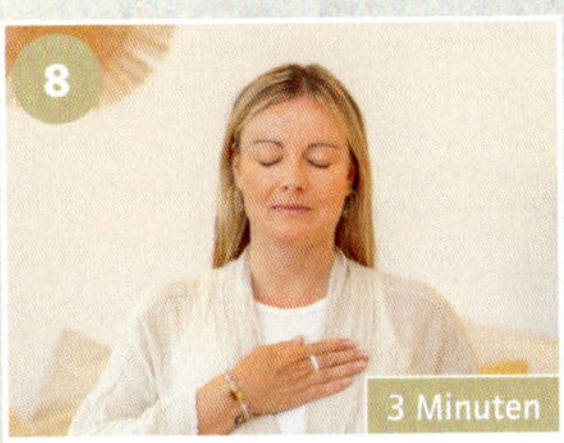

Physiologischer Seufzer
S. 175

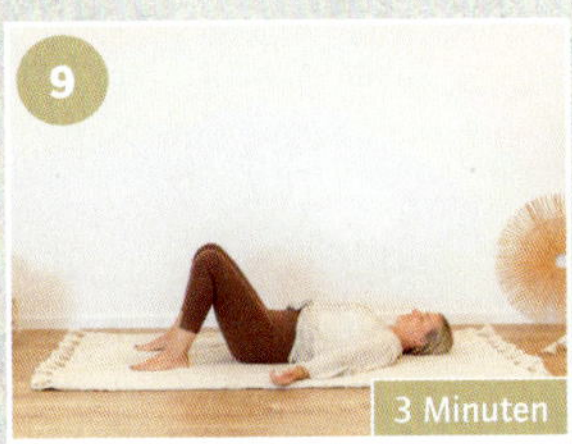

Erdung im Liegen
S. 80

VERDAUUNG UND BAUCH – KONTROLLE, SCHAM, DRUCK

Komm in deine Mitte und befreie sie von Anspannung.

Diese Sequenz kann dich unterstützen bei:

- Reizdarm, Blähungen, Verstopfung
- Angst im Bauch, „Bauchweh vor Terminen"
- schwacher Verbindung zur eigenen Mitte und Intuition
- wenig Selbstbewusstsein und Selbstannahme

Somatische Ausrichtung der Sequenz:

- weiche Bewegungen
- Selbstberührung des Bauchraumes
- Selbstannahme, Körpervertrauen, Mut, Selbstwert, Potenzialentfaltung
- Verbindung zur Intuition
- Spüren der eigenen Mitte

Übungszeit: ca. 30 Minuten

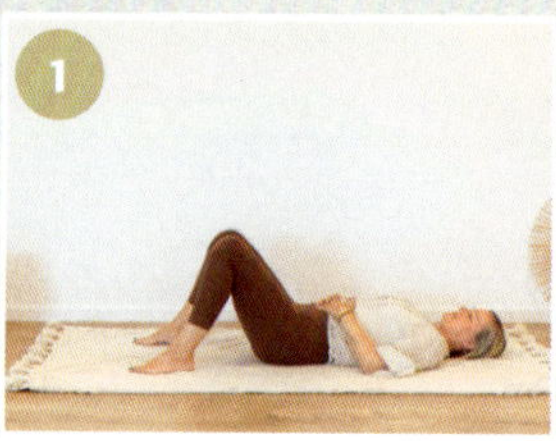

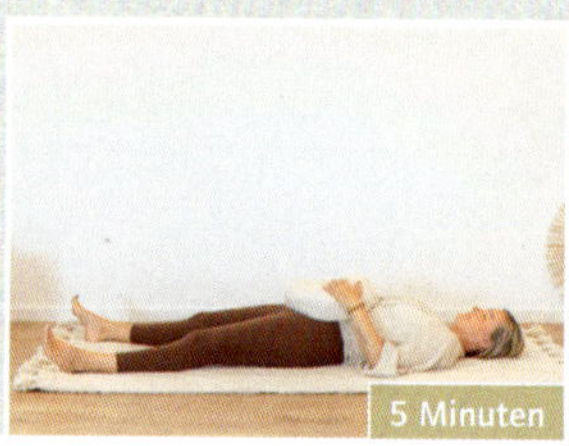

Erdung im Liegen und Tiefe Bauchatmung

S. 80 und 180

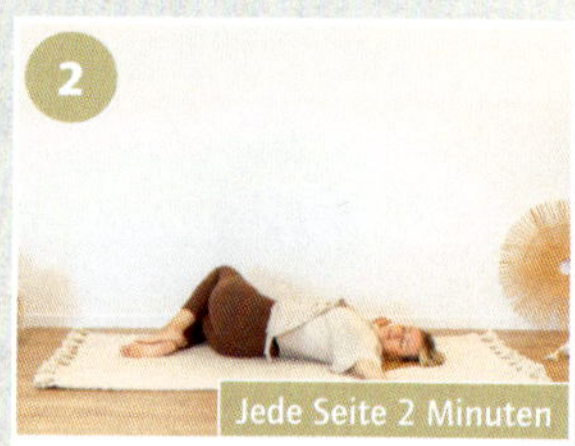

Liegender Twist

S. 82

Langsam ins Stehen kommen:

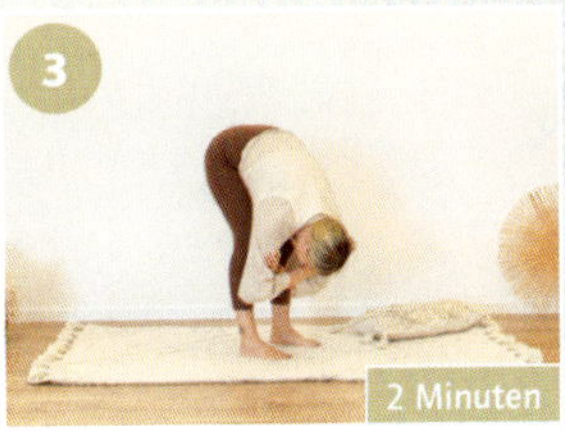

Pendeln in der Vorbeuge

S. 150

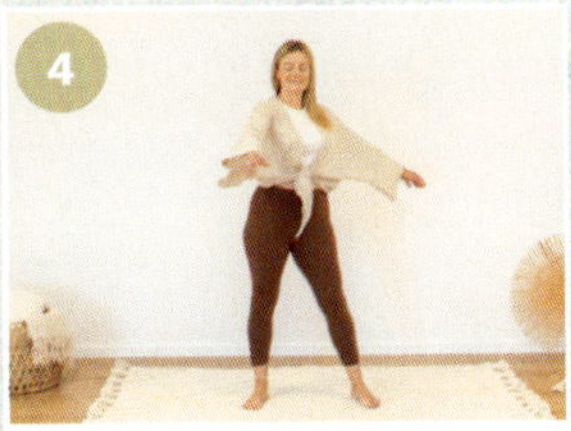

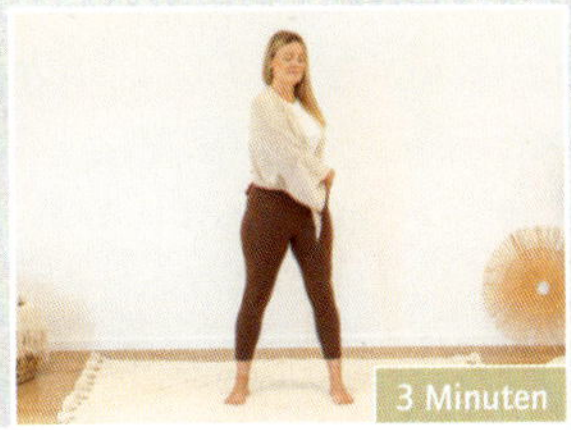

Pendeln im Stehen

S. 150

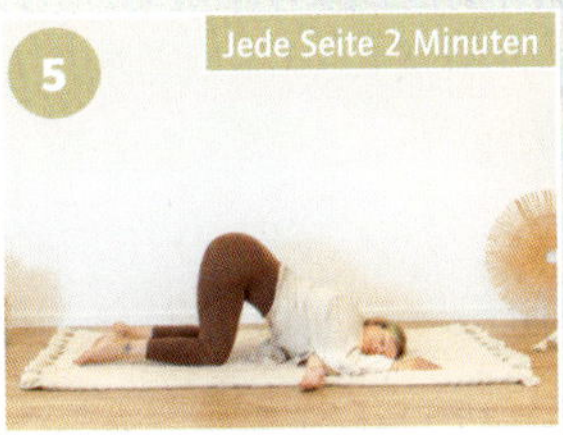

Gedrehte Herz-zu-Boden-Stellung

S. 163

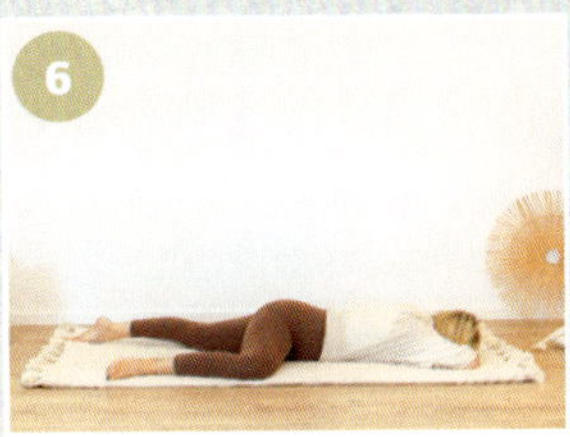

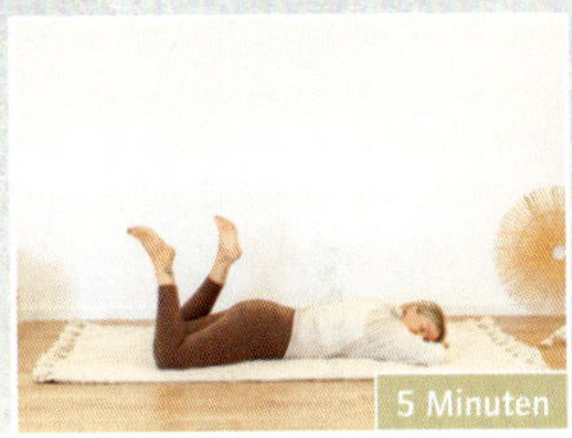

Bauchlage mit Variationen

S. 88

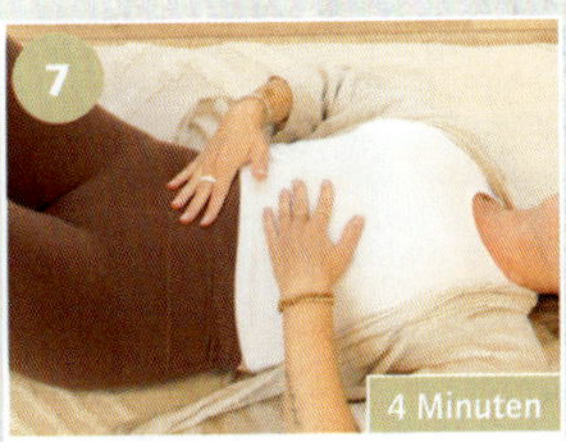

Bauchmassage in Rückenlage

S. 135

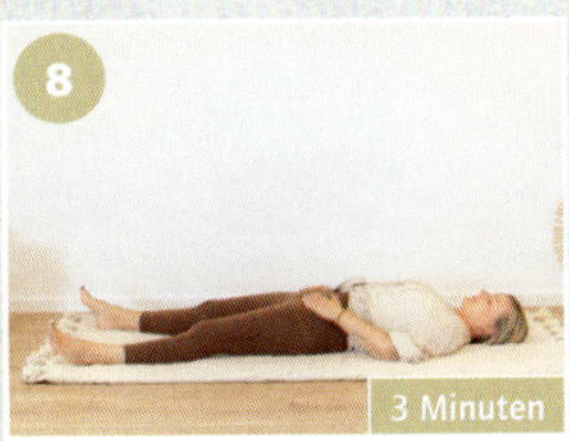

Erdung im Liegen

S. 80

UNTERER RÜCKEN UND BECKEN – HALT UND LEBENDIGKEIT

Ruhe in deiner Kraft. Spüre Stabilität und Lebensenergie.

Diese Sequenz kann dich unterstützen bei:

- Rückenschmerzen, ISG-Beschwerden, LWS-Syndrom, Muskelverspannungen im unteren Rücken, verkürzter Hüftbeuger, Bandscheibenvorfall in der LWS
- Verlust von Erdung, Stabilität, Lebensfreude, Sexualität, Kreativität
- abgeschnittener Körperbasis

Somatische Ausrichtung der Sequenz:

- Mobilisation von Becken, Hüfte und unterem Rücken
- weiche Bewegungen im Körper spüren
- Kontakt zum Boden, Erdung, Vertrauen, Halt
- Vertrauen ins eigene Dasein

Übungszeit: ca. 30 Minuten

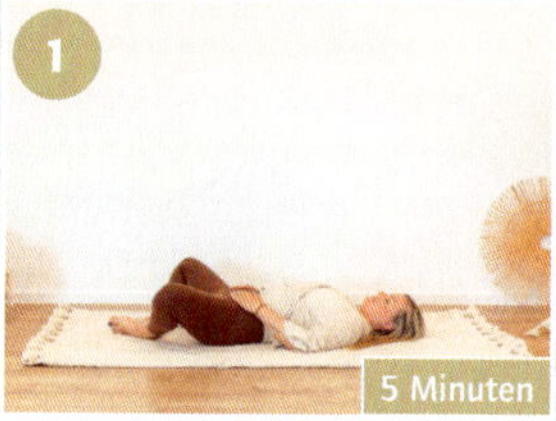

Shavasana (mit geöffneten Beinen) und Softness-Atmung

S. 91 und 174

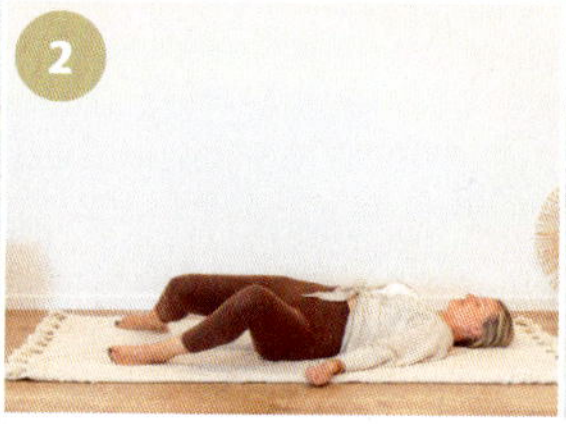

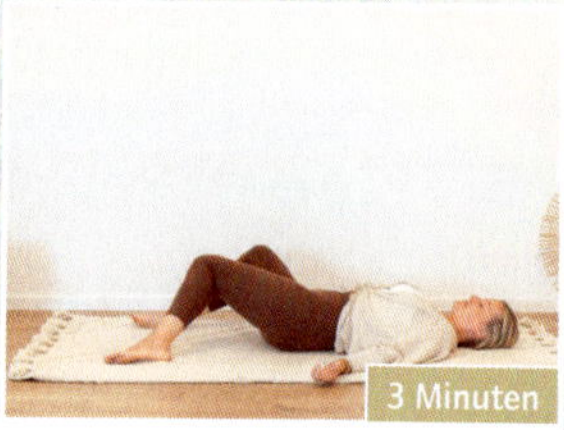

Scheibenwischer

S. 168

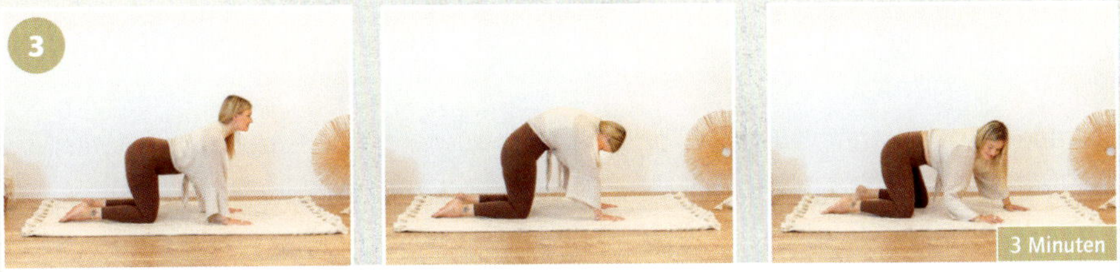

Freies Bewegen auf allen Vieren (Fokus Becken und unterer Rücken)

S. 162

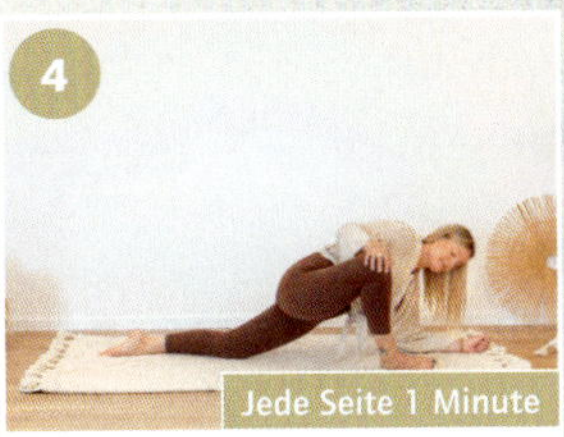

Eidechse

S. 166

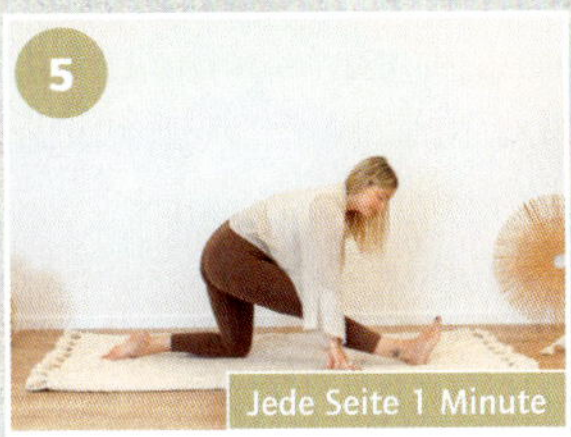

Halber Spagat

S. 165

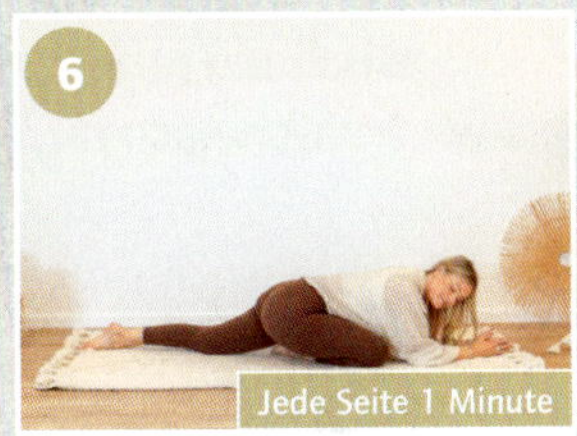

Taube

S. 167

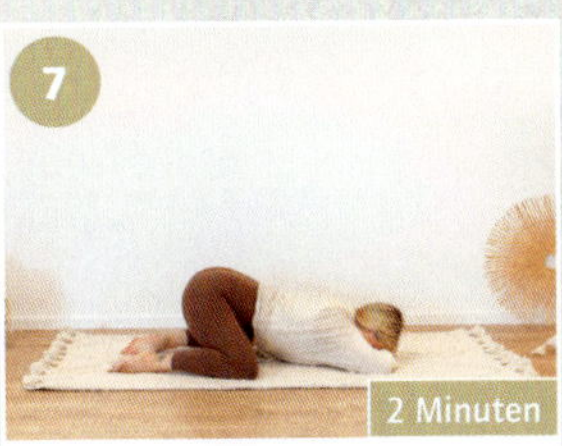

Froschkind

S. 90

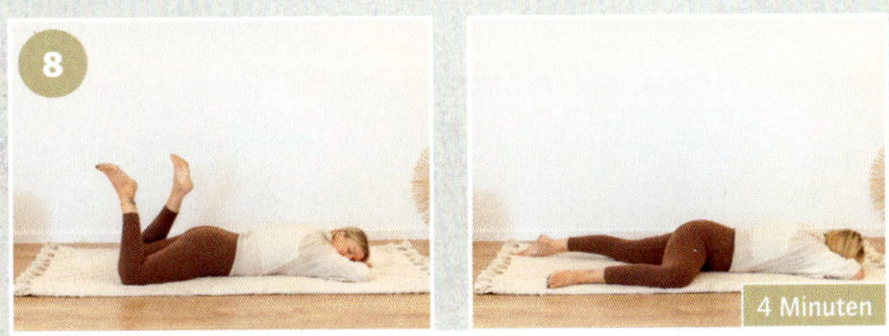

Bauchlage mit Variationen

S. 88

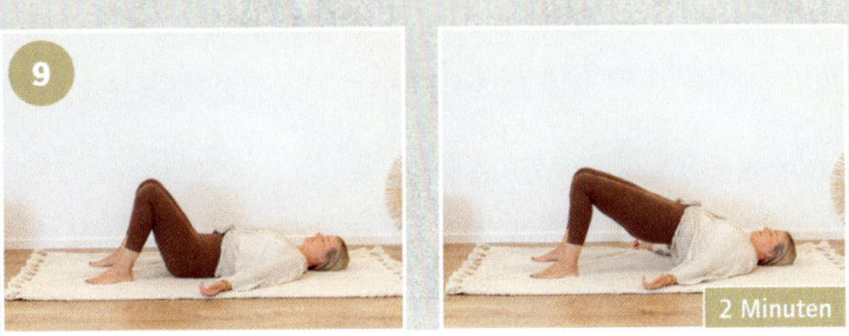

Schulterbrücke

S. 169

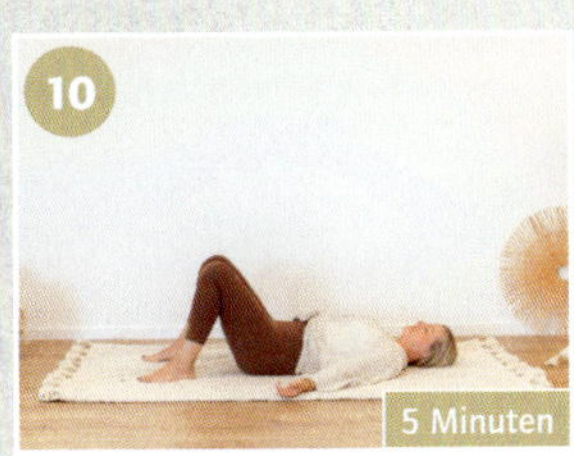

Erdung im Liegen

S. 80

BEFREIUNG DER EIGENEN STIMME – FINDE DEINEN KLANG

Erlaube deiner Stimme, aus dem Körper aufzusteigen – frei, lebendig und wahrhaftig.

Diese Sequenz kann dich unterstützen bei:

- Enge oder Blockaden in Hals, Nacken, Zwerchfell oder Kiefer
- Schüchternheit, Unsicherheit, gehemmtem Ausdruck, Lampenfieber
- dem Gefühl, „nicht gehört zu werden", „keine Grenzen setzen zu können" oder „nicht Nein sagen zu können"
- Zurückhaltung in Selbstbehauptung, Wahrheit und Kreativität
- dem Wunsch nach mehr Ausdruckskraft, Authentizität und Klangfülle

Somatische Ausrichtung der Sequenz:

- Verbindung von Atem und Stimme
- Stimme als körperliche Vibration erfahren
- Spannungen in Zwerchfell, Kiefer, Schulter- und Halsbereich lösen
- Stimme aus dem inneren Raum entstehen lassen
- Ausdruck, Befreiung, Selbsermächtigung

Übungszeit: ca. 25 Minuten

Bitte bereitlegen: Block oder dickes Buch

„Wenn du heilst, sagst du Nein zu Dingen,
die dich klein halten, und setzt Grenzen,
die schon lange überfällig sind.
Und plötzlich lebst du deine eigene Wahrheit."

Kerstin Huber-Steinhorst

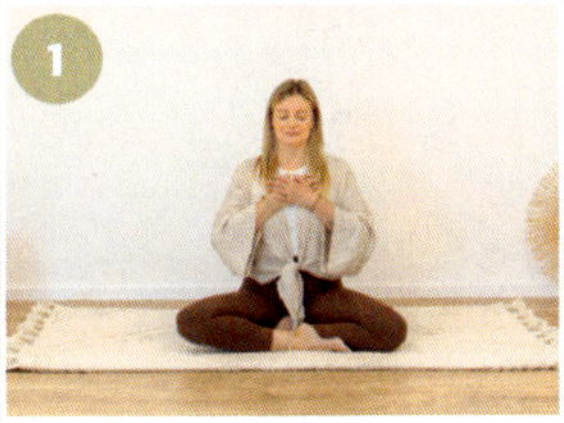

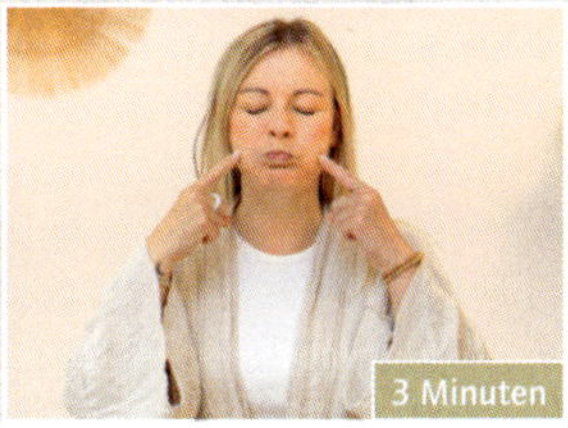

Erdung im Sitzen und Pausbacken

S. 80 und 98

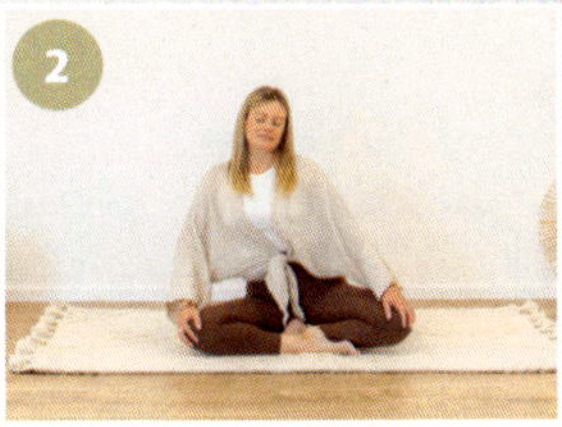

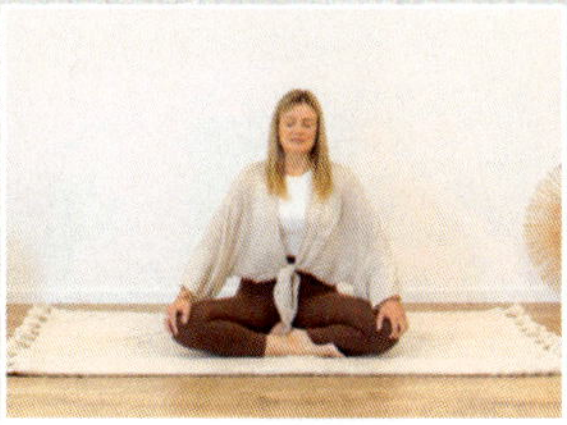
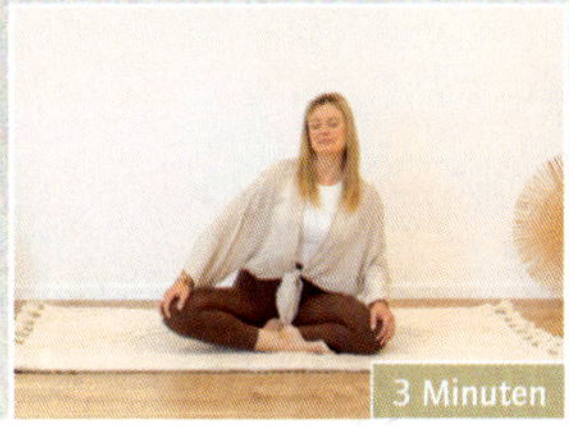

Sufi-Kreise und AOUM-Tönen

S. 146 und 187

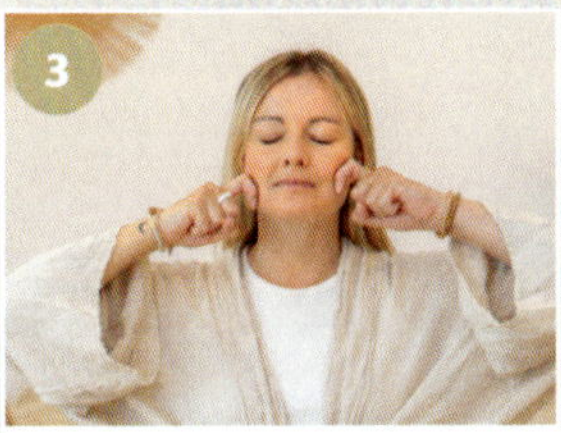

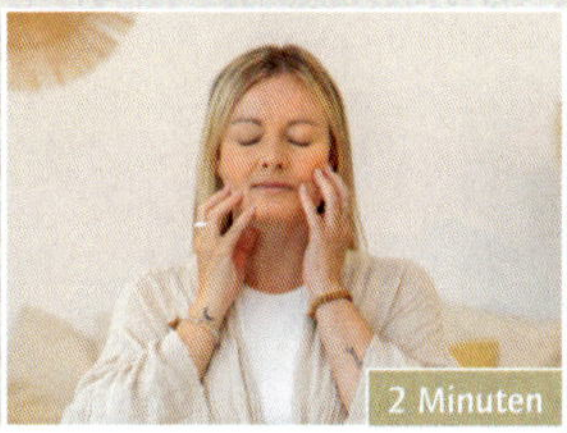

Kiefermassage und Summen

S. 99 und 94

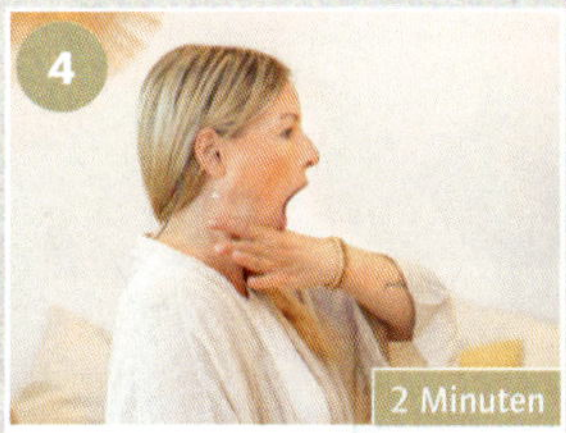

Kieferdehnung (dabei optional „HAAA" tönen)

S. 100

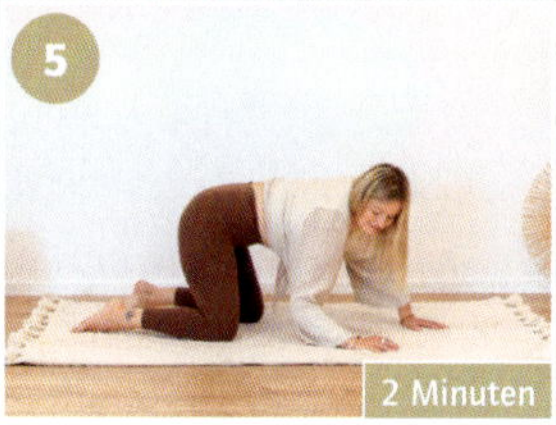

Freies Bewegen auf allen Vieren und Finde deinen Klang

S. 162 und 185

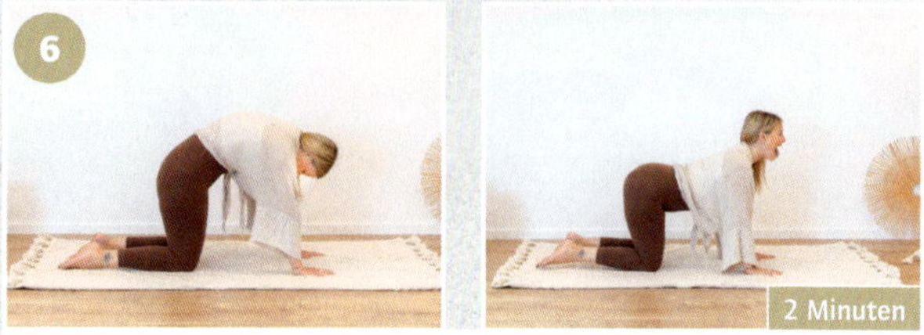

Löwengebrüll auf allen Vieren

S. 108

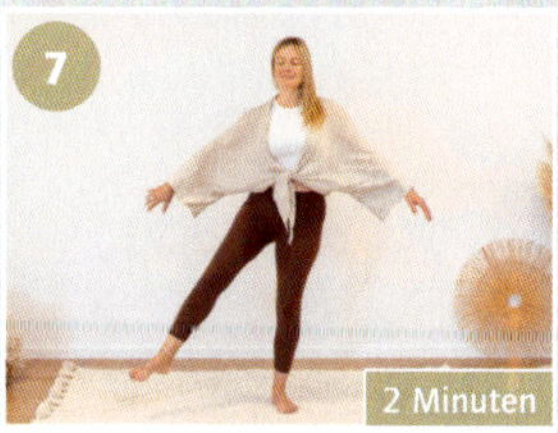

Schütteln mit Lippenflattern

S. 148 und 115

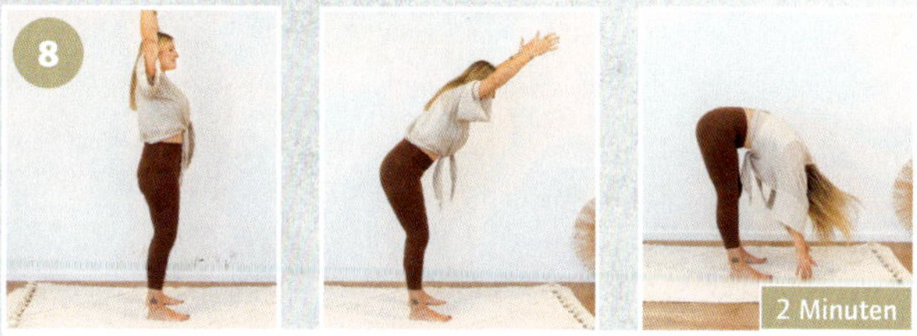

HA-Atmung

S. 153

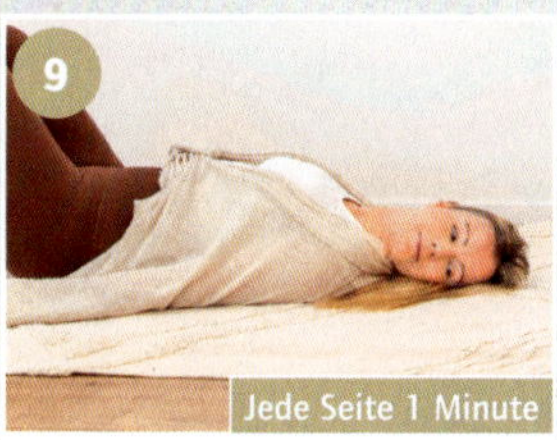

Nackendehnung im Liegen und S-Atmung

S. 121 und 176

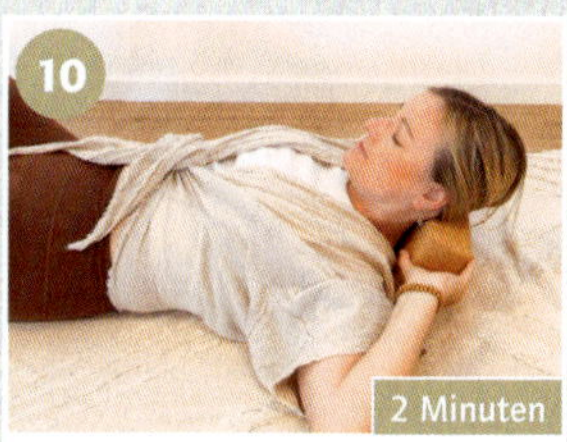

Nackenmassage mit Block

S. 125

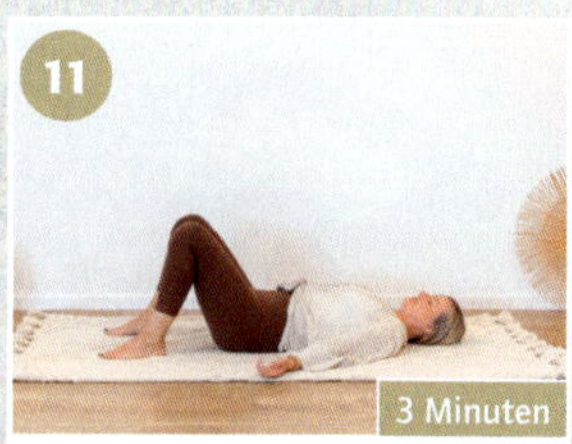

Erdung im Liegen und Marionettenatmung

S. 80 und 184

Kurze Sequenzen für den Alltag und zwischendurch

Somatische Übungen in den Alltag zu integrieren ist wichtig, weil sie uns helfen, den Körper regelmäßig als sichere Ressource zu erleben und das Nervensystem dauerhaft und nachhaltig zu regulieren. In stressigen oder überfordernden Momenten verlieren wir oft die Verbindung zu uns selbst – somatische Praxis bringt uns zurück ins Spüren, ins Hier und Jetzt. Sie stärkt die Selbstwahrnehmung, fördert Erdung und Präsenz im stressigen Alltagstrubel und hilft uns so, mit herausfordernden Emotionen achtsamer umzugehen. Regelmäßig angewendet, unterstützt sie nicht nur das seelische, sondern auch das körperliche Wohlbefinden – ganz ohne viel Aufwand, aber mit spürbarer Wirkung.

Impuls

Schaffe Routinen und integriere die Übungen regelmäßig in deinen Alltag, um dein Nervensystem nachhaltig zu regulieren und im Parasympathikus zu bleiben: Umarmungen, Singen, Summen, Schütteln, Yoga, intuitive Bewegung, Natur, Lachen, Erden, Meditation, Zeit mit Tieren, warme Bäder, tiefes Atmen, sanftes Dehnen. Es sind kleine Übungen mit großer Wirkung.

DEINE SOMATISCHE MORGENROUTINE

Diese Morgenroutine bringt dich in einen bewussten Kontakt zu dir, deinem Körper und deinem Nervensystem. Sie wirkt wie ein morgendlicher Check-in.

Übungszeit: ca. 12 Minuten

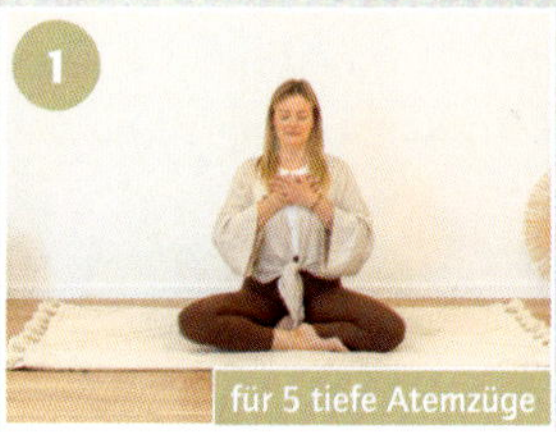
1
für 5 tiefe Atemzüge

Erdung im Sitzen (Dabei in den Körper einchecken und ankommen.)

S. 80

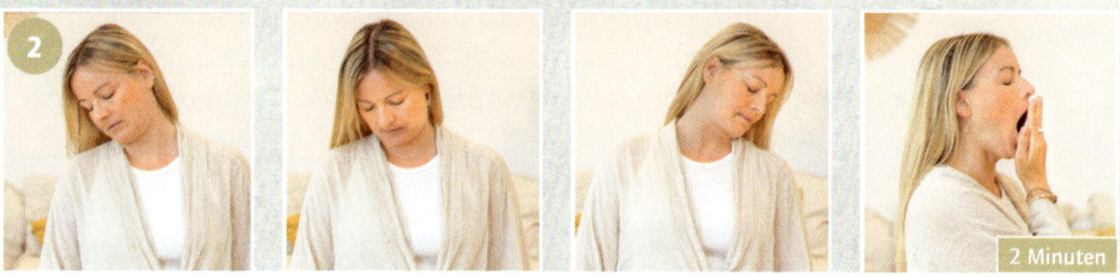

Langsames Kopfkreisen (mindestens 5 in beide Richtungen) und dabei Gähnen oder Kuhkauen

S. 120 und 103 oder 102

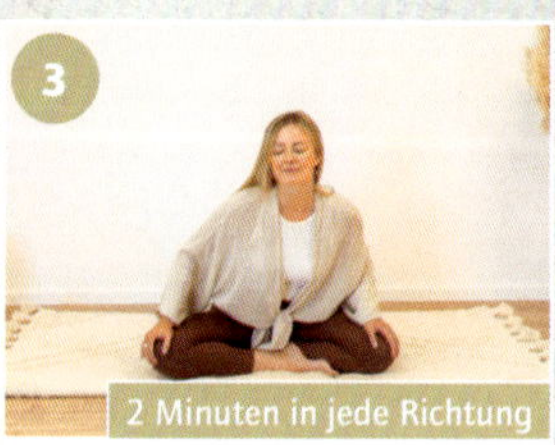
3
2 Minuten in jede Richtung

Sufi-Kreise und Summen

S. 146 und 94

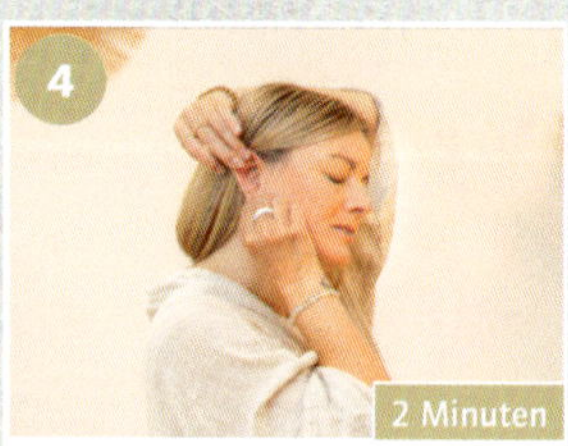
4
2 Minuten

Ohrmassage

S. 97

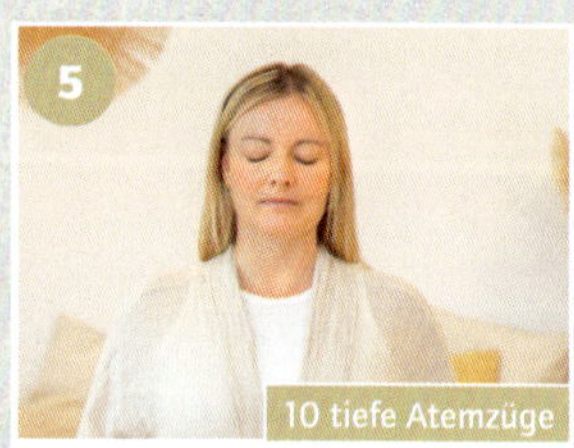
5
10 tiefe Atemzüge

Tiefe Bauchatmung

S. 180

Nun starte ruhig und reguliert in den neuen Tag!

DEINE SOMATISCHE ROUTINE FÜR DIE MITTAGSPAUSE

Hier kommt eine kleine, aber feine Vagus-Siesta für dich und dein Nervensystem. Sie wirkt wie ein kleiner „Reset" in deiner Tagesmitte und schafft Erdung für die zweite Tageshälfte.

Übungszeit: ca. 10 Minuten

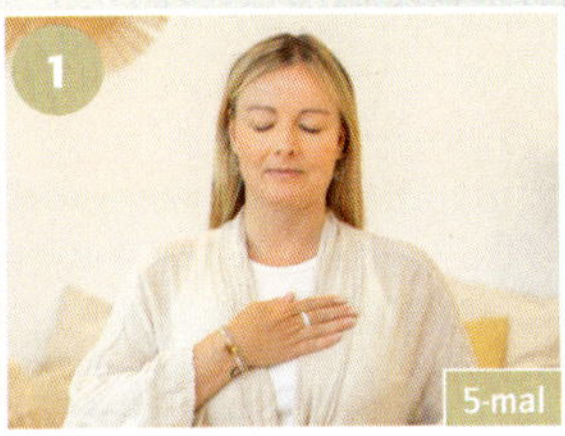

Physiologischer Seufzer, um die erste Hälfte des Tages loszulassen

S. 175

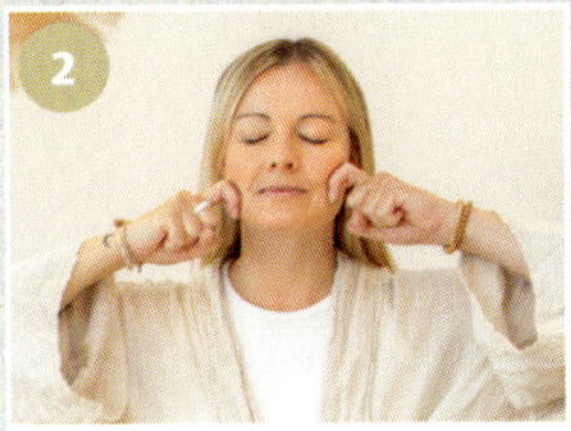

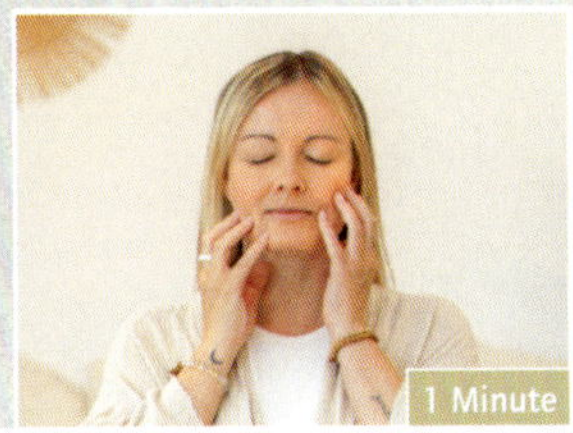

Kiefermassage

S. 99

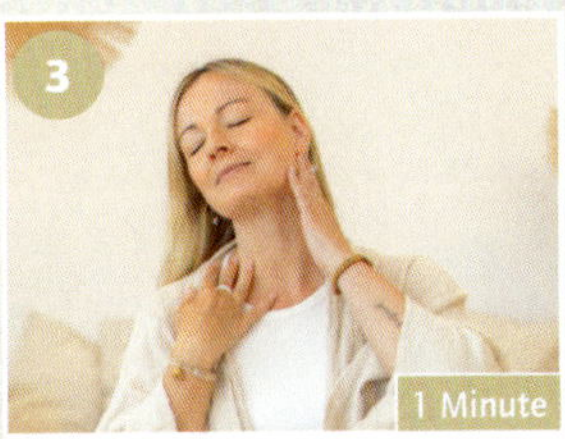

Hals ausstreichen

S. 105

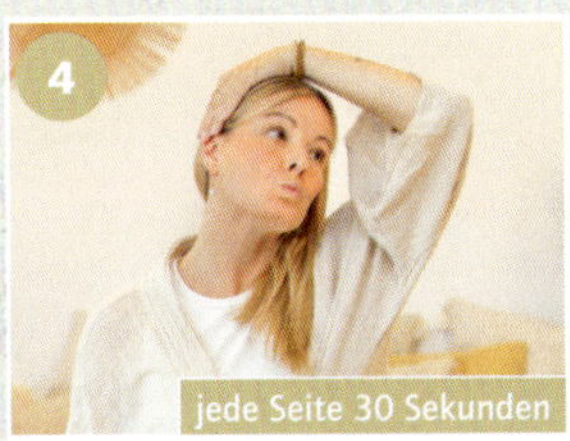

Halsdehnung mit Kussmund

S. 107

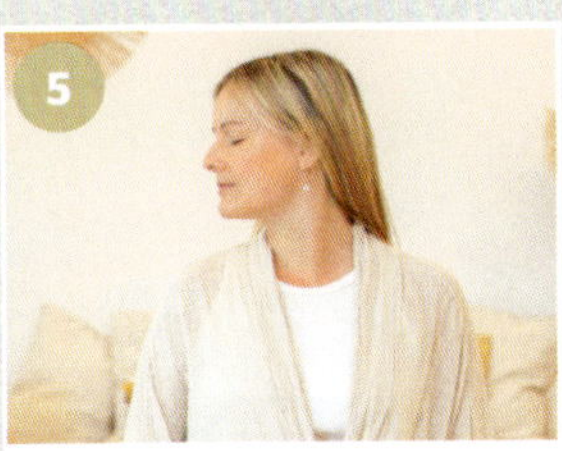

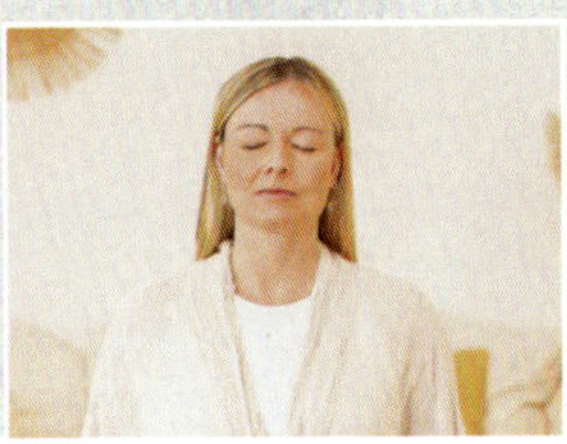

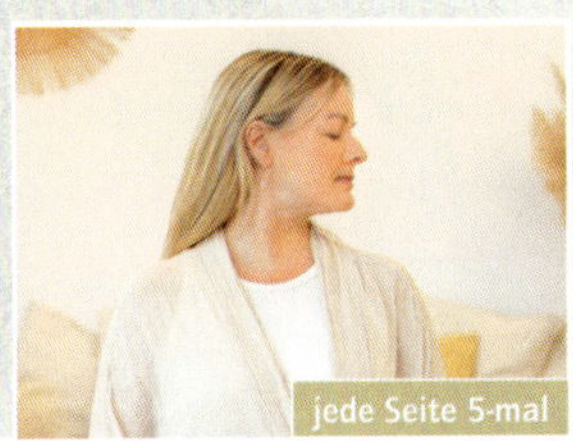

Kopfdrehen

S. 119

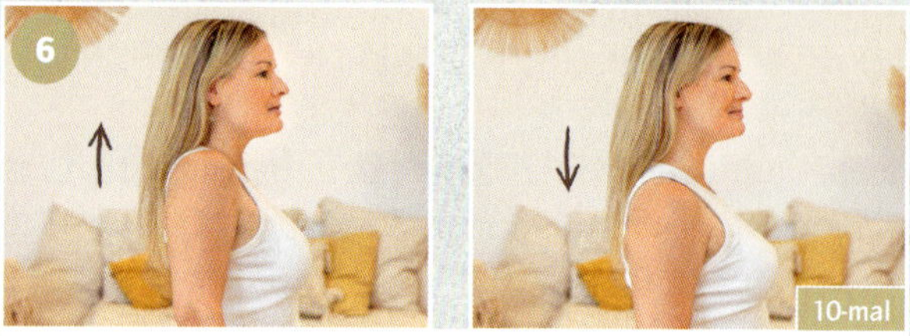

Nackenziehen
S. 118

Du bist jetzt reguliert und hast aufgetankt. Die zweite Tageshälfte kann kommen.

DEINE SOMATISCHE ABENDROUTINE

Hier findest du eine erdende Praxis, die deinen Körper am Ende des Tages innerlich zur Ruhe bringt und auf einen erholsamen Schlaf vorbereitet. Besonders an stressigen Tagen, die dich innerlich aufgewühlt haben, solltest du dir diese Routine am Abend schenken.

Übungszeit: ca. 15 Minuten

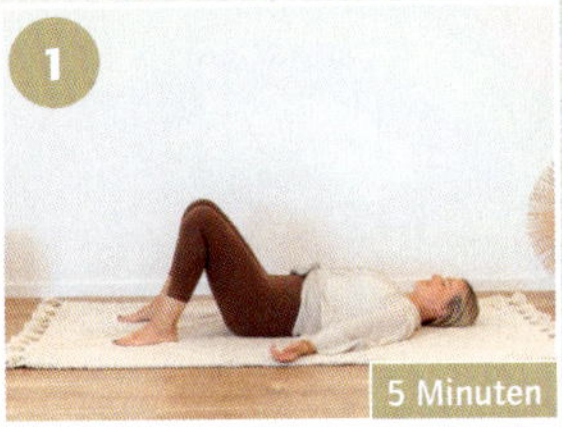

Erdung im Liegen und Ankommen

S. 80

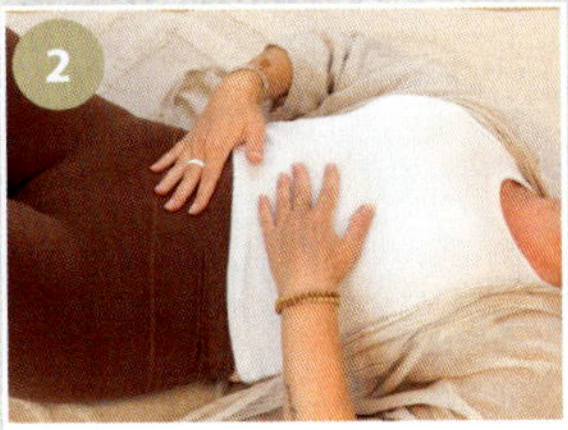

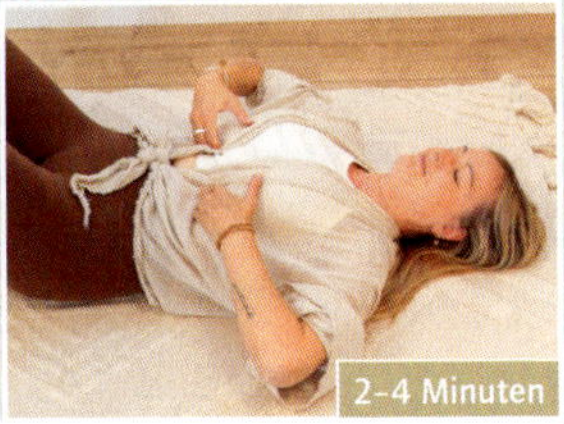

Bauch- und Zwerchfellmassage

S. 135 und 134

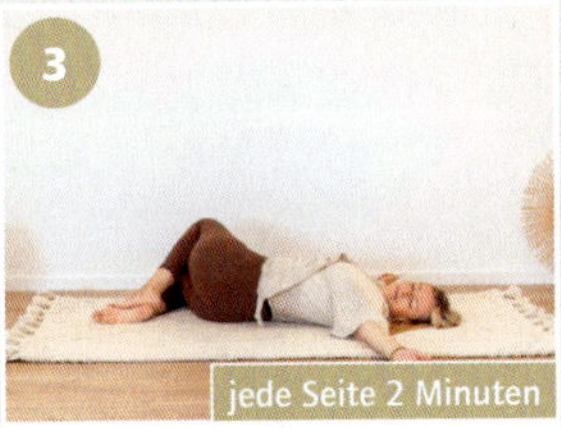

Liegender Twist

S. 82

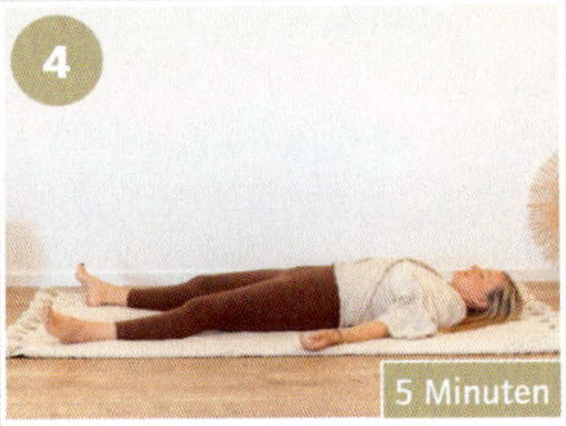

Shavasana mit Der Stille Atem

S. 91 und 177

Jetzt steht einem tiefen und erholsamen Schlaf nichts mehr im Wege.

ROUTINE FÜR ZWISCHENDURCH

Diese Sequenz kannst du immer und überall machen, egal, ob du gerade an der Ampel stehst, an einer Bushaltestelle wartest oder einfach ein paar Minuten Zeit zwischen deinen Meetings hast. Unterschätze nicht, wie gut man sein Nervensystem bei einem kurzen Toilettengang regulieren kann. Dies bietet sich besonders dann an, wenn du auf Veranstaltungen oder Festen bist, auf denen es wenige Möglichkeiten für Rückzug gibt und es dir peinlich wäre, deinen Kiefer in der Öffentlichkeit zu dehnen oder deine Ohren zu massieren.

Übungszeit: ca. 2–3 Minuten

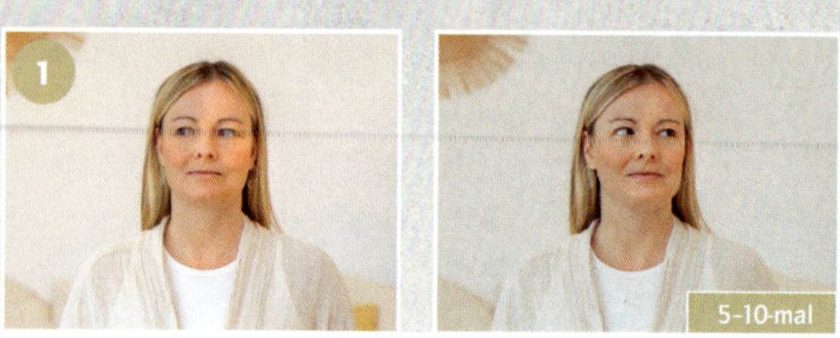

Salamander-Augenübung

S. 192

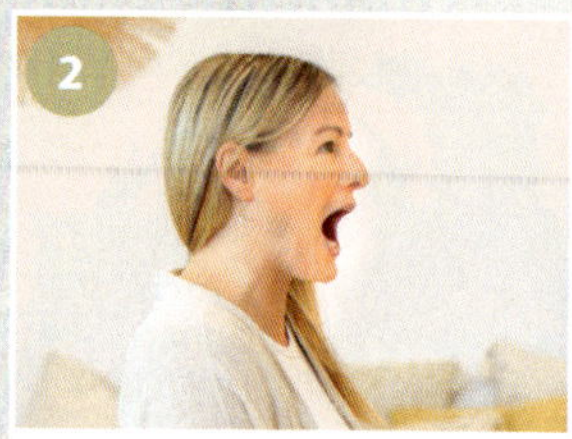

Wow oder Gähnen

S. 101 oder 103

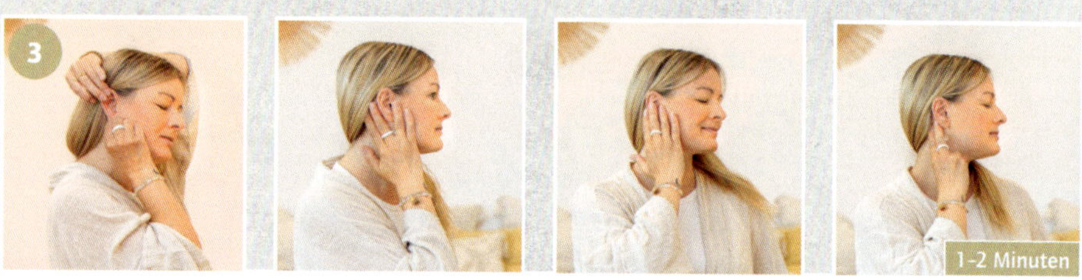

Ohrmassage

S. 97

Nun darf dein Tag ruhig und reguliert weitergehen.

Fragen für dich und dein persönliches Wachstum

Menschen, die sich kontinuierlich weiterentwickeln, wissen: Es sind nicht die Fragen selbst, die uns verändern - sondern der Weg zur persönlichen Antwort. Wer wachsen möchte, kommt an bewusster Selbstreflexion nicht vorbei.

Sich selbst besser kennenzulernen erfordert Neugier auf das eigene Innenleben. Das ist oft ungewohnt, denn wir Menschen folgen gern den vertrauten Pfaden. Doch echte Entwicklung beginnt dort, wo wir neue Wege betreten - auch wenn sie anfangs unbequem erscheinen. Gerade für dich oder deine Schüler kann die Reflexion ein neuer, vielleicht sogar abenteuerlicher Weg sein. Doch genau dort liegt das Potenzial für echtes Wachstum.

Fragen sind dabei kraftvolle Werkzeuge. Sie regen zum Nachdenken an, fördern innere Prozesse und setzen Impulse für Veränderung. Wer sie bewusst einsetzt, wird zur Inspirationsquelle für andere - ein Gärtner, der die Samen des Wachstums pflegt.

Selbstreflektierte Menschen sind ihrem inneren Selbst näher und gestalten ihr Leben authentischer. Natürlich gibt es Fragen, die Schmerzen oder Widerstand auslösen - und doch sind es oft genau diese, die uns zur nächsten Erkenntnis führen.

Körperwahrnehmung und Achtsamkeit

Wie fühlt sich mein Körper jetzt gerade an, ohne etwas verändern zu wollen?

Welche Körperteile fühlen sich heute leicht, welche eher schwer oder angespannt an?

Welche Empfindungen nehme ich wahr, wenn ich still sitze oder liege?

Wie fühlt sich mein Körper an, wenn ich im Vertrauen (in der Angst) bin?

Wie verändert sich meine Atmung in verschiedenen Situationen (z. B. Stress, Ruhe, Freude)?

Wie verändert sich mein Erleben von Sicherheit und Stabilität, wenn ich meinen Körper bewusster wahrnehme?

Wo spüre ich immer noch Widerstände in meinem Körper? Wie kann ich sie auflösen?

Welche Emotionen sind besonders herausfordernd für mich?

Wie verhalte ich mich, wenn ein intensives Gefühl auftaucht?

Was hilft mir dabei, mich sicher und geborgen in meinem Körper zu fühlen?

Beziehung zum Körper

Wie bewegt sich mein Körper im Raum, auf der Matte und in der Welt?

Wie spreche ich innerlich über meinen Körper – freundlich, kritisch, neutral?

Was liebe ich an meinem Körper – nicht nur optisch, sondern funktional oder emotional?

Wie kann ich langfristig eine gesunde und liebevolle Beziehung zu meinem Körper aufbauen?

Welche Botschaften über meinen Körper habe ich von außen übernommen, die vielleicht nicht (mehr) zu mir passen?

Welche Rolle spielt mein Körper in meiner Identität?

Welche Körpererfahrungen (positiv oder herausfordernd) haben mich besonders geprägt?

Wie verändert sich mein Handeln durch mehr Bewusstsein für meinen Körper?

Welche körperlichen Empfindungen verbinde ich mit meiner inneren Weisheit und Intuition?

Wann fühle ich mich am meisten mit meinem Körper verbunden?

Selbstfürsorge und Körperverbindung

Was braucht mein Körper heute - Bewegung, Ruhe, Berührung, Nahrung, Wasser ...?

Wie kann ich heute liebevoll für meinen Körper sorgen?

Was sind kleine Rituale, die mir helfen, mit meinem Körper in Verbindung zu bleiben?

Wann fühle ich mich sicher in meinem Körper - und was unterstützt dieses Gefühl?

Wie fühle ich mich, wenn jemand meine Grenzen überschreitet?

Gibt es Bereiche in meinem Leben, wo ich selbst immer wieder meine Grenzen überschreite?

Was spüre ich, wenn jemand meine „alten" Wunden triggert?

Was will mir mein Körper vielleicht gerade mitteilen?

Wie verändern sich mein Geist und meine innere Welt durch die somatischen Übungen?

Wie reagiert mein Körper, wenn etwas im Leben nicht so läuft, wie ich es geplant hatte?

Wie kann ich meinem Körper liebevolle Zuwendung geben, wenn das Leben mich gerade herausfordert?

Affirmationen, die deine Praxis im Geist abrunden

Unsere Gedanken formen unsere Realität. Was wir täglich über uns selbst denken oder sagen, hinterlässt Spuren - in unserem Geist, in unserem Verhalten, in unserem Leben.

Affirmationen sind bewusste, positive Aussagen, die wir wiederholt denken oder sprechen. Sie sind wie liebevolle Samen, die wir in unser Inneres pflanzen - mit der Kraft, unsere Wahrnehmung, unsere Überzeugungen und letztlich unser Handeln zu verändern.

Zunächst mag es ungewohnt sein, sich selbst freundlich zu begegnen - sich zu sagen: „Ich bin getragen und gehalten" oder: „Es ist okay, sich so zu fühlen". Doch gerade in dieser Ungewohntheit liegt ihre Wirkung. Denn der Geist ist formbar. Und mit jedem Mal, wenn du eine Affirmation wiederholst, veränderst du ein kleines Stück deines inneren Dialogs.

Sie wirken nicht über Nacht, sondern durch Regelmäßigkeit und Achtsamkeit. Wer sich täglich mit stärkenden Worten ausrichtet, verändert langfristig sein Denken – und damit auch sein Leben.

Hier kommen deine somatischen Kraftsätze. Spüre intuitiv hinein, welche zu dir gehören bzw. welche Sätze deine Seele und dein Körper gerade besonders brauchen.

Ich bin jetzt und hier in Sicherheit.

Ich bewege mich. Ich spüre mich. Ich bin da.

Ich bin genug, genau so, wie ich bin.

Ich darf alles fühlen. Ich bin für mich da.

Meine Gefühle sind richtig. Ich bin richtig.

Es ist okay, sich so zu fühlen. Alles darf da sein.

Ich atme Ruhe ein und ich atme Frieden aus.

Selbst wenn starke Gefühle kommen, gibt es in mir auch Kraft und Ruhe.

Ich vertraue der Schwerkraft und lasse mich tragen.

Ich spüre mein Gewicht und werde von der Erde gehalten und getragen.

Ich verdiene Liebe, Sicherheit und Geborgenheit.

Ich lehne mich zurück und lausche meinem Körper.

Ich höre auf die feinen Signale meines Körpers.

Mein Körper darf zu mir sprechen und ich gebe der inneren Stimme Raum.

In meinem Körper fühle ich mich sicher und geborgen.

Ich bin in mir zu Hause.

Mein Körper ist mein persönlicher Kraftort.

Alles ist und alles beginnt in mir.

Mein Körper liebt mich und ich liebe ihn.

In meinem Körper finde ich Licht, Liebe und Vertrauen.

Ich spüre die feinen Bewegungen in meinem Körper. Ich bin lebendig.

Ich bin vollkommen, genauso wie mein Körper.

In meinem Körper bin ich immer willkommen.

Ich möchte mich wahrhaftig spüren.

Ich vertraue meiner inneren Weisheit.

Ich tauche in die Tiefe meines Seins.

Ich spüre mich.

Ich bin sicher in mir.

Ich darf langsam sein.

Alles, was ich brauche, ist schon da.

Mein Atem trägt mich.

Ich bewege mich von innen heraus.

Ich erlaube mir, zu fühlen.

In der Stille finde ich mich.

Ich empfange, statt zu leisten.

Ich darf weich sein.

Mein Körper kennt den Weg.

Ich kehre zurück zu mir.

Heute bin ich sanft mit mir.

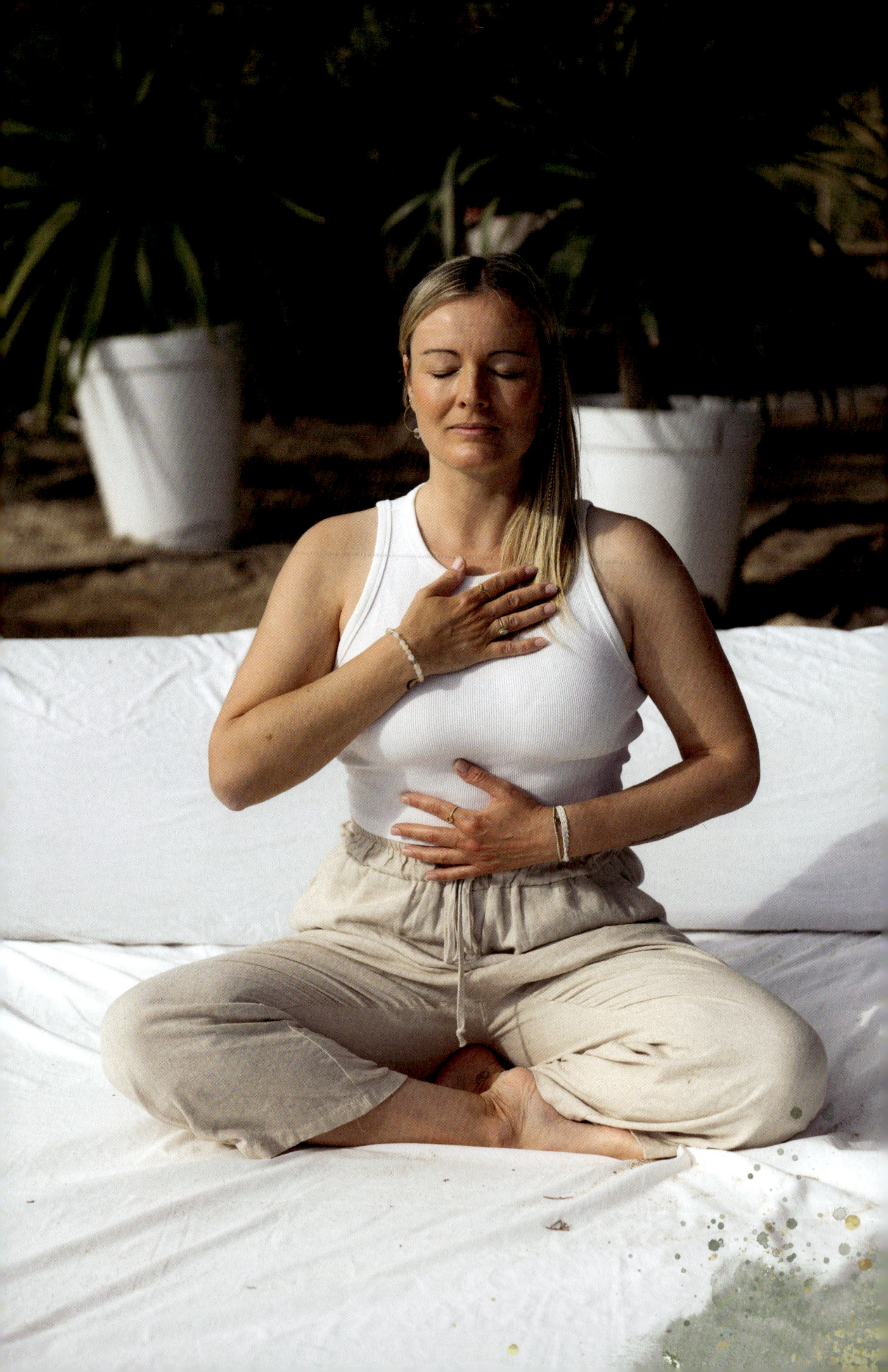

Somatic Yoga unterrichten

Wenn ich dir ein kurzes Rezept an die Hand geben könnte, um eine gelungene Somatic-Yoga-Stunde zu erstellen, dann würde es wahrscheinlich so aussehen:

- Man bereite zuerst einen Raum der Sicherheit vor – getragen von Stille und Geborgenheit.
- Danach fülle man diesen Raum mit passenden liebevollen Worten.
- Als nächstes füge man eine große Portion Zeit hinzu, denn somatische Wahrnehmung und innere Prozesse benötigen Zeit und Geduld.
- Zuletzt fügt man noch eine unendliche Menge an Liebe hinzu, so gelingt das Rezept auf jeden Fall. Die Liebe ist unerlässlich in diesem Rezept, denn sie bringt Mitgefühl und Akzeptanz, die jeder Mensch in diesem Raum braucht, um zu heilen und über sich hinaus zu wachsen.

Raum + Worte + Zeit + Liebe

Raum halten

> „Die Kunst des Raumhaltens ist *Liebe*, *Befreiung* und *Führung* zugleich."
>
> Unbekannt

Den Raum für jemanden oder eine Gruppe zu halten, bedeutet, einen geschützten Ort zu erschaffen, in dem Menschen sich sicher, gesehen und wertgeschätzt fühlen. Es ist ein Raum, in dem innere Prozesse und Transformation zu jeder Zeit stattfinden dürfen. Raum halten ist die Kunst, ohne Bewertung und Urteil präsent zu sein und mit offenem Herzen zu lauschen. In diesem Raum dürfen alle Masken und Rollen fallen, Gefühle auftauchen und fließen.

> „In einem sicher gehaltenen Raum werden Verletzlichkeit, Sensibilität und Sanftheit zur Stärke."
>
> Unbekannt

Als Raumhalter bist du Anker und sanfte Führung zugleich – sei achtsam, authentisch und offen. Deine absolute Präsenz schenkt Sicherheit und Geborgenheit, dein Zuhören vermittelt Tiefe, und dein Vertrauen lädt andere ein, sich in ihrer ganzen Wahrheit zu zeigen. In diesem Raum darf alles sein, nichts muss versteckt werden. Nur so kann eine tiefe innere Erfahrung des eigenen Soma stattfinden.

Aus meiner Sicht wurde der Rolle des Raumhalters bisher viel zu wenig Aufmerksamkeit geschenkt. Trotzdem gehen auch heute schon viele Lehrer, Coaches, Therapeuten und Gruppenleiter unbewusst in diese Rolle. Sie übernehmen Verantwortung für einen Menschen oder eine Gruppe von Menschen. Durch ihre Körperhaltung, Mimik, Gesten und Worte halten und gestalten sie einen Raum der Verbundenheit, Heilung und Transformation.

> „Verbundenheit ist die Brücke zwischen Seelen, die keine Worte benutzt, weil sie in der Stille spricht. Verbundenheit ist die leise aber kraftvolle Erinnerung, dass wir nie alleine sind."
>
> Katharina Hager

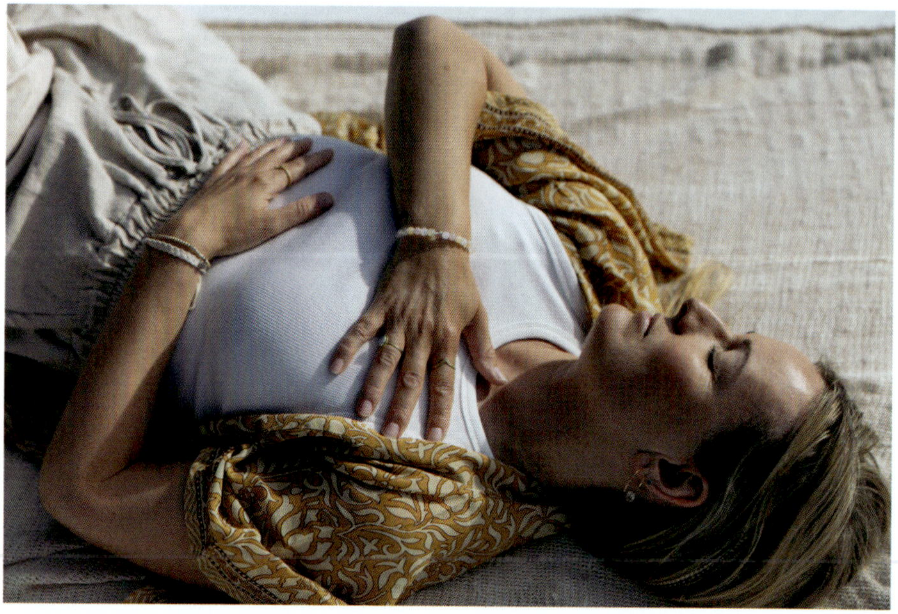

Jeder Mensch möchte gesehen und gehört werden mit allem, was ihn ausmacht. Verbundenheit ist mehr als Kontakt zueinander, es ist vielmehr ein Spiegel. Wir sehen uns im anderen und umgekehrt. Dies erfordert Mut, sich zu öffnen und zu zeigen. Ein liebevoll gehaltener Raum ist ein wunderbares Geschenk, was dies ermöglicht.

Der Raumhalter sollte ein reguliertes Nervensystem mitbringen.

Was geschieht eigentlich, wenn der Raumhalter selbst kein reguliertes Nervensystem hat?

Jedes Nervensystem scannt ganz automatisch seine Umgebung, um einschätzen zu können, ob gerade Sicherheit oder Gefahr besteht. Und es spürt auch, wenn ein anderer Mensch in der Umgebung gerade dysreguliert ist. Die Nervensysteme kommunizieren untereinander ohne Sprache. Das bedeutet, dass du als Raumhalter lernen darfst, dich selbst zu regulieren, um mit einem parasympathischen Nervensystem in den Raum zu treten. Wir merken uns:

Der Raumhalter nimmt seine aktuelle Situation, seine Gefühle und seine Bedürfnisse komplett raus aus dem Raum. Er richtet seine ganze Aufmerksamkeit auf die Personen, für die er den Raum hält, und bleibt ein wertungsfreier Beobachter, der alles, was sich im Raum zeigt, hält und einfach da sein lässt. Dabei ist er liebevoll, achtsam, fürsorglich und wohlwollend. Es ist wichtig, dass der Raumhalter Pausen und Stille halten kann, um den Personen im Raum die nötige Zeit für ihre Prozesse zu geben.

Die Person oder die Personen im gehaltenen Raum stehen im Mittelpunkt in ihrer reinen Essenz. Damit ist gemeint, dass sie sich vollkommen authentisch, echt und rein zeigen dürfen mit all ihren Gefühlen, inneren Prozessen, ihrem Schmerz und ihrer Transformation. Es darf geweint, gejammert, gezittert, geschrien, geseufzt, gestöhnt werden. Jeder Ausdruck von Gefühlen ist willkommen. Der Raum ist zu jeder Zeit sicher und gehalten, um dies zu erlauben.

Impulse für Yogalehrende:

- Solltest du bemerken, dass dir das Stillsein noch schwerfällt und du einen inneren Druck verspürst, die Stille mit Worten füllen zu wollen, so beobachte das aufmerksam und frage dich liebevoll: Was möchte ich hier nicht fühlen? Was macht die Stille mit mir? Werde ich nervös und ungeduldig? Einen Raum für andere zu halten, kann uns auch näher zu uns selbst führen und die eigenen Themen ans Licht bringen. Sei immer genauso sanftmütig und liebevoll mit dir wie mit den Personen im gehaltenen Raum.

- Warum fällt es uns häufig so leicht, liebevoll, fürsorglich, sanftmütig und mitfühlend mit anderen zu sein, aber wenn es um uns selbst geht, sind wir kritisch, negativ und verurteilen uns für unsere Schwächen und Fehler? Meine Beobachtung ist, dass wir andere häufig so umsorgen, wie wir es uns selbst in der Kindheit gewünscht hätten. Wenn wir bei anderen also Gefühle wie Traurigkeit, Enttäuschung, Verletzlichkeit, Scham oder Schuld bemerken, dann möchten wir sofort helfen und dazu beitragen, dass der andere sich wieder besser fühlt. Dahinter kann allerdings eine eigene Kindheitswunde stehen, die du in der anderen Person wiedererkennst (sie ist in diesem Moment dein Spiegel). Du wirst getriggert und möchtest handeln. Um einen sicheren Raum für andere zu halten, ist es wichtig, dass du diese Muster an dir erkennst und durchleuchtest.

- Warum wollen wir sofort handeln, wenn sich ein anderer Mensch schlecht fühlt? Vielleicht hast du es auch schon beobachtet. Ein Mensch beginnt zu weinen und sofort zücken wir ein Taschentuch, damit er schnell seine Tränen trocknet und aufhört zu weinen. Wenn sich ein Kind verletzt, kommt häufig der Spruch: „War doch gar nicht so schlimm. Jetzt ist alles wieder gut." Es gibt unzählige Beispiele, die zeigen, dass wir alle sehr bemüht sind, starke Gefühle bei uns oder anderen schnell wieder zu beseitigen. Der Grund dafür ist, dass wir fast alle keinen gesunden Umgang mit Gefühlen gelernt haben. Wir haben weder gelernt, dass Gefühle unser gesamtes Leben prägen, noch dass sie uns lebendig machen und einfach heilsam sind, weil sie Energie ins Fließen bringen.

Hier findest du einige passende Formulierungen, um den einen Raum zu öffnen, zu halten und am Ende wieder zu schließen.

Den Raum öffnen:

Komm ganz an, hier, in diesem Moment, mit allem, was du mitbringst.
Du bist eingeladen, dich sicher zu fühlen und einfach da zu sein.
In diesem Raum darfst du echt sein – nichts muss anders sein, als es gerade ist.
Lass den Atem kommen und gehen und erlaube dir, weicher zu werden.
Alles, was sich jetzt zeigt, darf gesehen, gefühlt und gehalten werden.

Den Raum halten:

Bleib bei dir und vertraue deinem eigenen Rhythmus.
Du darfst fühlen, was da ist – ohne etwas verändern zu müssen.
Lass dich von deinem Atem tragen, er führt dich sicher durch jeden Moment.
Du musst nichts leisten – dein Sein genügt.
Nimm wahr, was in dir lebendig ist, und halte es mit Freundlichkeit.

Den Raum schließen:

Lass nachklingen, was sich bewegt hat – in Körper, Herz und Geist.
Spüre die Ruhe, die vielleicht entstanden ist, und nimm sie mit.
Danke dir selbst für deine Offenheit und dein Vertrauen.
Lass den Raum sich sanft schließen, während du in deiner Mitte bleibst.
Alles, was du hier erfahren hast, darf weiter in dir wirken.

Impuls

Lerne als Lehrender mit der **Stille** *umzugehen und den Raum zu halten, ohne zu sprechen. Frage dich, ob du diese Stille aushalten kannst und falls es dir noch schwerfällt, frage dich, was die Gründe dafür sein könnten. Übe, die Stille länger zu halten, indem du zum Beispiel immer zuerst 1–2 Atemzüge machst, bevor du weitersprichst*

> In der heutigen Zeit
> ist Präsenz das schönste Geschenk,
> was du einem Menschen machen kannst.
> In einer Zeit der ständigen Ablenkung ist achtsames Dasein
> mit deiner ganzen Aufmerksamkeit Heilung pur.
>
> Kerstin Huber-Steinhorst

Zeit geben

Somatic Yoga besteht für mich aus zwei wesentlichen Anteilen. Da ist zum einen der ruhige, stille Teil, in dem wir ganz ins Spüren kommen und uns erlauben, alle auftauchenden Empfindungen und Gefühle liebevoll wahrzunehmen. Es ist der Raum der Interozeption – ein Lauschen nach innen, in dem wir bewegungslos, ähnlich wie im Yin Yoga, in einfachen Haltungen verweilen und mit unserer inneren Welt in Kontakt treten.

Der zweite Teil ist bewegt: Hier darf geschwungen, gependelt, gewippt, getanzt oder gebounced werden – alles, was hilft, angestaute Energie in Fluss zu bringen und aus dem Körper entweichen zu lassen. Damit eine echte innere Erfahrung möglich wird, ist es wichtig, den Übungen ausreichend Zeit zu geben. Nur wenn Bewegungen länger gehalten oder wiederholt werden, kann der Übende wirklich ins Fühlen kommen – und bewusst wahrnehmen, was im Körper lebendig ist. Auch Mirkobewegungen können dabei helfen, tiefer ins Spüren zu kommen und die Bereiche des Körpers neugierig zu erkunden.

Weniger ist hier mehr! Es braucht nicht so viele verschiedene Übungen im Somatic Yoga.

Wir glauben oft, dass wir ständig neue Übungen brauchen, um etwas zu verändern oder zu heilen. Doch das stimmt so nicht. Du kannst jeden Tag dieselbe Folge üben – und trotzdem ist sie immer wieder neu. Denn dein innerer Zustand ist nie gleich. Dein Körper verändert sich von Moment zu Moment. Er ist immer im Jetzt, er kann gar nicht in der Vergangenheit oder in der Zukunft sein.

Auch deine Gefühle, Empfindungen und Bedürfnisse sind jeden Tag anders. Genau deshalb wird die Praxis nie langweilig – selbst wenn du immer wieder mit denselben Sequenzen arbeitest.

Wir dürfen dieses ständige Suchen nach Abwechslung loslassen. Weniger ist oft mehr.

Auch das Nachspüren ist im Somatic Yoga von großer Bedeutung. Denn nur, wenn der Übende genug Zeit hat, um nachzuspüren, was im Körper nach einer Übung geschieht, kann er die Erfahrung integrieren und daraus wachsen.

Wichtig: Ein lockeres Zeitmanagement ist hier das A und O, damit du selbst reguliert, ruhig und entspannt bleiben und sprechen kannst. Mach dir am besten schon vorher bewusst, dass du vielleicht Übungen weglassen oder spontan umplanen wirst. Und das ist völlig in Ordnung. Wichtig ist, dass du mit ruhiger Präsenz unterrichtest und keinen Zeitdruck auf deine Schüler überträgst. Das Weglassen einer Übung ist kein Fehler – es ist Teil des Prozesses. Es zeigt, dass du dich auf den Moment einlässt und mit dem gehst, was gerade wirklich gebraucht wird.

Impuls

Führe als Lehrender im Somatic Yoga die Übungen in Zeitlupe vor, denn die Teilnehmer spiegeln dich meist und machen das nach, was du machst. Wenn du bemerkst, dass du selbst aufgeregt bist und dich zu schnell bewegst, dann bremse dich ein wenig und werde langsamer. Schaffe während des Unterrichtens ein Bewusstsein für deine Bewegungen, dein Tempo und den Zustand deines Nervensystems.

Tipp für Yogalehrende

Im Somatic Yoga passiert weniger. Als Yogalehrer haben wir die Aufgabe, diesen Raum zu halten und dürfen lernen, auszuhalten, dass wir nicht von einer Asana in die nächste fließen, sondern die Menschen lange in den Positionen verweilen lassen, damit ein tiefes Hineinspüren überhaupt entstehen kann. Spüre also immer wieder in dich hinein, ob du schon bereit bist, diesen sanften Raum der Sicherheit im Kurs und die erforderliche Ruhe und Stille zu halten.

Die Kraft der Worte

> „Lerne die Sprache der Weichheit – eine Sprache, die Nervensysteme berührt und reguliert."
>
> Unbekannt

Stimmlage, Betonung, Wortwahl und Sprechtempo haben Auswirkungen auf deinen Unterricht und deine Schüler im Raum. Und genau darum geht es in diesem Kapitel.

Die somatische Reise nach innen wird im Somatic Yoga wird fast ausschließlich davon beeinflusst, wie der Lehrer die Praxis anleitet und mit welchen Worten er diese begleitet. Sprache prägt nicht nur unser Denken, sondern hat auch unmittelbare Auswirkungen auf unsere körperlichen Empfindungen und emotionalen inneren Zustände. Dabei ist auch die Stimme wichtig, welche Schwingung wir über die Stimme transportieren, in welchem Tempo wir sprechen und welche Tonlage wir wählen.

Im Somatic Yoga geht es nicht um dich als Lehrer, auch wenn dies hart klingen mag. Es geht nicht um deine Performance vor der Gruppe oder um deine Empfindungen und Bedürfnisse. Nein, es geht vielmehr um die innere Reise und Erfahrung deiner Schüler. Diese steht im Somatic Yoga zu jeder Zeit im Mittelpunkt des Geschehens. Dieses Bewusstsein darf dich durch die ganze Stunde begleiten und dich tragen.

Als Yogalehrer hast du wahrscheinlich deine eigene „Yogasprache" entwickelt oder bist noch auf dem Weg dahin. Im Yogaunterricht sprichst du anders und wählst andere Formulierungen als im Alltag. Du hast einen sprachlichen Raum gefunden, der tiefer geht als alltägliches Sprechen. Gerade zu Beginn deiner Yogalehrertätigkeit fühlt sich dies vielleicht noch etwas komisch und fremd an. Dies ist völlig normal, deine „Yogasprache" darf sich noch entwickeln und verfeinern.

!

Good to know

Deine Stimme ist ein hochkomplexes Zusammenspiel aus deiner physischen, mentalen und emotionalen Verfassung, dem Aufbau deines Kehlkopfes, deiner Stimmlippen, deiner Körperhaltung und auch dem Zustand deines Nervensystems. Veränderst du die Eigenschaften deiner Stimme, so hat dies unmittelbar Auswirkung auf dein Umfeld.

„Wenn du im Parasympathikus bist, dann sprichst du ruhig, geerdet und langsam. Deine Sprache verrät, ob du reguliert bist oder nicht."

Kerstin Huber-Steinhorst

Wie deine eigene Körperhaltung deine Stimme verändert, kannst du ganz leicht testen. Sprich einen Satz, wenn dein Kopf gerade aufgerichtet und in Verlängerung der Wirbelsäule ist, deine Schultern unten sind und dein Brustkorb frei und geöffnet ist. Dann sprich den gleichen Satz noch einmal und lasse dabei dein Kinn zum Brustbein sinken. Man hört die Enge in der Kehle. Auch Verspannungen im Nacken-, Schulter- und Brustkorbbereich haben großen Einfluss auf deine Stimme. Mit den passenden Übungen zum vorderen und hinteren Vagusast kannst du hier für Lockerung und Regulation sorgen. Du findest sie im Praxisteil dieses Buches.

Das **Sprechtempo** hat außerdem großen Einfluss auf die innere Erfahrung deiner Schüler, denn nur wenn du langsam sprichst, können sie deinen Worten folgen und haben gleichzeitig genug Raum, um rein- und nachzuspüren, was du gesagt hast. Ein durchgängiges langsames und ruhiges Sprechen wirkt auf deine Schüler wie Balsam für die Seele. Schnelles Plappern hingegen ist hier total fehl am Platz, weil du damit deine Schüler in Stress versetzt und ihre inneren Prozesse unterbrechen würdest. Es geht hier nicht darum, viele Informationen in kürzester Zeit unterzubringen. Weniger ist mehr.

Impuls

Übe regelmäßig, dein Sprechen zu verlangsamen und spüre die Wirkung auf dich, dein Nervensystem und die Menschen in deinem Umfeld.

„Im Somatic Yoga feiern wir die leisen, feinen und stillen Momente in unserer wundervollen inneren Welt."

Kerstin Huber-Steinhorst

Tipp für Lehrende

Um Somatic Yoga voller Sanftmut, Hingabe und Liebe zu unterrichten, darfst du deine eigene Reise hin zu einer authentischen befreiten Stimme antreten. Hier darfst du genauer hineinspüren. Wie spreche ich? Was möchte ich über meine Stimme, die Tonlage, das Tempo transportieren? Welche Worte gehören zu mir? Kommen sie aus meinem Herzen?

Kommen wir nun zum Thema **Formulierungen** im Somatic Yoga.

Worte sind kraftvoll und wirken magisch, wenn man sie zur rechten Zeit sinnvoll einsetzt. Nur ein Wort kann die Energie in einem Raum komplett verändern.

Unser Gehirn hat bestimmte Erfahrungen zu bestimmten Worten im Gehirn abgespeichert bzw. verankert. Durch Worte können Erinnerungen hochkommen. Worte können unseren physischen, mentalen und emotionalen Zustand verändern.

Unterschätze nie die Macht deiner Worte.

MERKE:

Es ist alles andere als langweilig, wenn du bestimmte Formulierungen öfter wiederholst. Sie geben deinen Schülern Halt und Sicherheit. Dinge, die wir schon kennen oder schon einmal gehört haben, schenken uns ein Gefühl der Vertrautheit. Meine Empfehlung: Setze Wiederholungen bewusst ein.

Somatic Yoga braucht eine andere Wortwahl und andere Formulierungen als traditionelle Stile:

Anstatt laut und bestimmt zu sagen „Halte hier", verwenden wir im Somatic Yoga Worte wie „Spüre, welche Empfindungen in dieser Position da sind und gib ihnen Raum".

Anstelle von „Lass jetzt los" können wir anleiten: „Erlaube deinem Körper, komplett loszulassen und spüre die haltende Kraft der Erde unter dir."

Durch sanfte liebevolle Worte stoppst du alle „höher, schneller, weiter"-Programme in deinen Schülern und bringst sie in einen Zustand, in dem es um „tiefer, weicher, sanfter" geht.

Formulierungen:

Erlaube dir ...
Spüre hinein ...
Nimm wahr, wie ...
Beobachte ...
Fühle ...
Nimm dir Zeit, um ...
Erforsche neugierig ...
Lenke deine Aufmerksamkeit auf ...
Beobachte die feinen Empfindungen in ...
Erinnere dich ...
Verbinde dich liebevoll mit ...
Bemerke, wenn dein Körper ...
Lege die Hände sanft auf ...
Lasse deinen Atem sanft fließen ...
Lade deinen Körper ein ...
In der Geborgenheit der Position des Kindes erlaube dir ...

Beispielsätze:

Du darfst jetzt einfach nur sein.
An diesem sicheren Ort tauche in dich hinein.
In diesem Moment zählst nur du.
Dein Körper ist wichtig und verdient liebevolle Aufmerksamkeit.
Sei geduldig mit deinem Körper.
Du musst nichts festhalten, lass alles fließen.
Atme tief ein und spüre, wie du mehr und mehr bei dir ankommst.
Alles, was du gerade fühlst, darf da sein.
Erlaube deinem Körper, sich in seinem eigenen Tempo zu öffnen.
Vertraue darauf, dass dein Körper weiß, was er braucht.
Mit jedem Atemzug darf mehr Ruhe und Weichheit in dich hineinfließen.

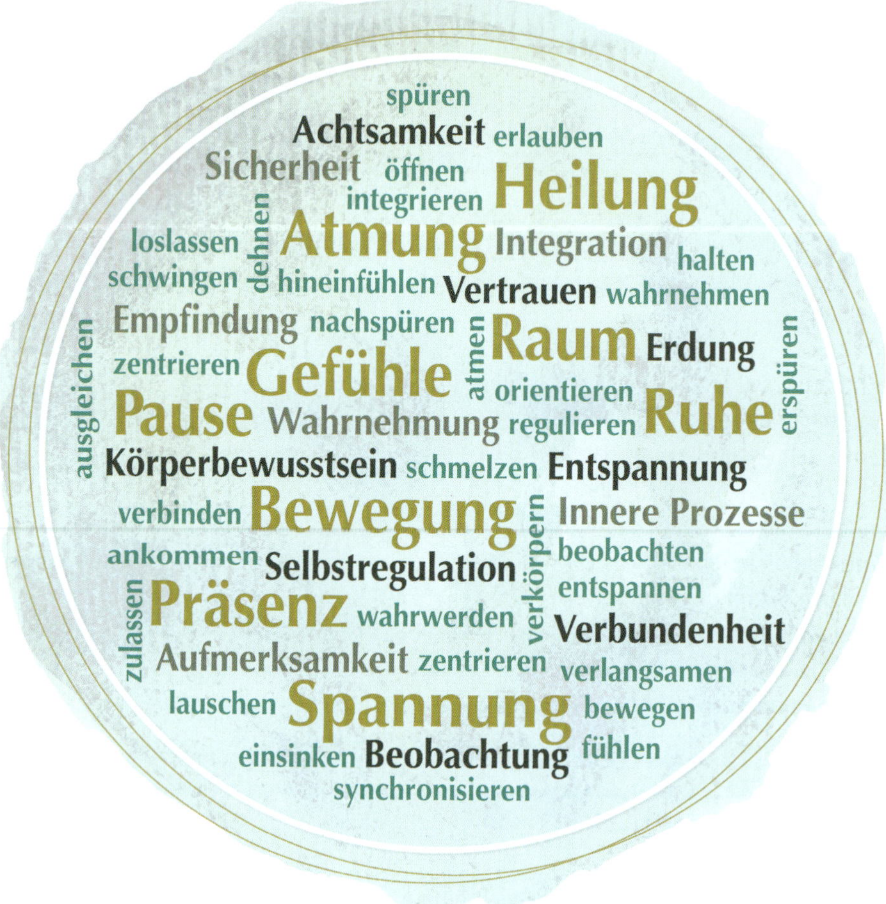

Soma-Quickie 9

Nimm dir hier und jetzt ein paar Sekunden Zeit, um einmal richtig tief und frei zu seufzen. Atme dabei durch die Nase ein und durch den Mund aus. Lasse beim Ausatmen gern einen Ton entstehen, der gerade zu deinem Zustand passt und dir hilft, Erleichterung zu spüren.

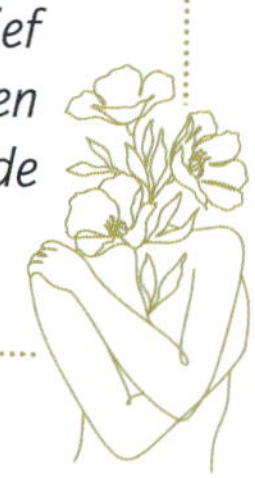

Traumasensibel unterrichten

Die Polyvagal-Theorie lehrt uns, dass ein Gefühl von Sicherheit über den vorderen Vagusast hergestellt werden kann. Damit sich meine Yogaschüler wohl und sicher fühlen, darf ich als Lehrer dafür sorgen, dass auch bei ihnen der vordere Vagus aktiviert ist. Über die Neurozeption scannt jedes Nervensystem in jedem Moment, ob Sicherheit oder Gefahr vorhanden ist. Ist der Yogalehrer ventral vagal aktiv (vorderer Ast aktiviert), so spüren dies auch die Schüler. Alles, was dem Lehrer Sicherheit gibt, hilft auch den Schülern, sich sicher zu fühlen. Siehe auch Kapitel *Co-Regulation* unten.

Um traumasensibel zu unterrichten, solltest du folgende Dinge wissen und verstehen:

1. Traumatisierte Menschen haben häufig Situationen erlebt, die überwältigend waren und ihnen die Kontrolle entzogen haben. Daher ist es wichtig, dass sie in den Yogastunden selbst die Kontrolle und Führung über ihren Körper und die Bewegungen steuern dürfen. Selbstbestimmung kann den Heilungsprozess enorm fördern. Wir haben gelernt, dass wir dies mit Sätzen wie „Wie möchte sich dein Körper jetzt bewegen?" begleiten können.
2. Wähle Asanas, die einfach sind und keinen Stress oder Leistungsdruck in den Schülern auslösen.
3. Halte einen sicheren Raum der Geborgenheit durch liebevolle Worte und einen offenen und warmherzigen Blickkontakt. Die Atmosphäre sollte respektvoll und von einfühlsamer Akzeptanz sein.

MERKE:

Auf non-verbaler Ebene kannst du sehr viel bewirken. Achtsame Präsenz, Zugewandtheit, Offenheit und ein liebevoller Blickkontakt geben den Schülern Sicherheit und Geborgenheit.

„In liebevoller Begleitung entsteht ein magischer Raum, in dem du dich erinnern, weich und verletzlich zeigen und wieder ganz spüren darfst."

Unbekannt

Ich weiß, dass ich nichts weiß

Jeder Mensch fühlt anders.

Selbst wenn wir denken, dass wir und unser Gegenüber Liebe füreinander empfinden, so fühlt doch jeder Liebe auf seine eigene Weise. Meine Wut fühlt sich anders an als die Wut eines anderen Menschen. Meine Angst nehme ich anders wahr als ein anderer Mensch. Der eine spürt die Trauer im Herzraum, der andere nimmt sie mehr im Bauchraum wahr. Auch das Gehirn eines jeden Menschen entwickelt sich unterschiedlich und funktioniert dementsprechend anders. In den vergangenen Jahren hat der Begriff Neurodiversität immer mehr an Bedeutung gewonnen. Er beschreibt die natürliche Vielfalt menschlicher Gehirne und damit verbundene Unterschiede in Wahrnehmung, Denken und Verhalten. Dieses Thema ist unfassbar interessant, würde aber hier jetzt den Rahmen sprengen.

Wichtig ist nur, dass wir als Raumhalter und auch als Mensch verstehen, dass wir sehr viel weniger über den anderen wissen, als wir uns eingestehen möchten. Ist doch die ganze Welt, und hier besonders die sozialen Medien, voll von Tipps, Tricks, Ratschlägen und Anleitungen, wie wir unser Leben besser, gesünder, achtsamer usw. gestalten können. Mal ganz abgesehen davon, dass das wahre Wissen darüber, wie wir unser Leben gestalten sollten, immer in uns selbst liegt und nicht im Außen zu finden ist.

Im Somatic Yoga soll gefühlt werden, aber ich als Raumhalter kann nicht wissen, was genau gerade in dem anderen vorgeht.

Ich weiß nicht, was mein Schüler gerade spürt.
Ich weiß nicht, welche Last er gerade trägt.
Ich weiß nicht, welche Schmerzen er gerade hat.
Ich weiß nicht, wie stark sein Trauma ihn im heutigen Leben einschränkt oder belastet.
Ich weiß nicht, warum er gerade so oder so schaut.
Ich weiß nicht, welche Gedanken ihn in der Nacht wachhalten.
Ich weiß nicht, welche Worte er nie auszusprechen wagt.
Ich weiß nicht, welche Kämpfe er still mit sich selbst führt.
Ich weiß nicht, welche Hoffnung ihn dennoch weitermachen lässt.
Ich weiß, dass ich nichts weiß.

Co-Regulation

Im Somatic Yoga dürfen wir uns co-regulieren, was besonders für traumatisierte Menschen ein großes Geschenk ist.

Co-Regulation beschreibt einen stillen, oft unbewussten Prozess, bei dem sich zwei Nervensysteme gegenseitig beeinflussen - vor allem über Präsenz, Körpersprache, Stimme und Blickkontakt. Wenn wir mit einem Menschen zusammen sind, der innerlich ruhig, präsent und geerdet ist, kann sich unser eigener Körper daran orientieren. Wir fühlen uns sicherer, entspannter, verbundener.

Dieser Prozess beginnt schon in der frühen Kindheit: Babys regulieren sich nicht allein, sondern über den Kontakt zu ihren Bezugspersonen - über Hautkontakt, Stimme, Rhythmus, Atmung. Aber auch im Erwachsenenalter brauchen wir Co-Regulation. In Beziehungen, in Gruppen, in belastenden Momenten. Es ist ein zutiefst menschliches Bedürfnis, das nicht schwach macht, sondern uns erinnert: Wir sind soziale Wesen.

Wichtig: Wenn du selbst als Lehrender ruhig, zentriert und präsent bist, schaffst du ganz ohne Worte einen Raum, in dem sich andere sicher fühlen und loslassen können. Co-Regulation ist keine Technik, sondern ein Mit-Sein - eine Einladung an das Nervensystem des anderen, sich mitzubewegen in Richtung Ruhe, Vertrauen und Verbindung.

Verhalten in emotionalen Situationen

Wie verhalte ich mich, wenn bei einem Schüler starke Emotionen aufkommen, er vielleicht beginnt zu weinen oder zu zittern oder andere körperliche Reaktionen zeigt?

Das Wichtigste vorweg: Beziehe die Situation niemals auf dich. Es hat nichts mit dir zu tun, was gerade passiert. Habe keine Angst vor diesen Gefühlen und davor, etwas falsch zu machen. Du bist im richtigen Moment am richtigen Ort. Dieser Mensch hat deine Yogastunde nicht ohne Grund ausgesucht. Er mag dein authentisches Selbst und eine emotionale körperliche Reaktion ist ein großer Vertrauensbeweis und wundervoll. Die Themen sollen sich ja auf körperlicher Ebene lösen, genau das bringt uns in die Heilung.

Wie erinnern uns, dass viele von uns gelernt haben, dass Gefühlsausbrüche etwas Schlechtes oder Bedrohliches sind, was schnell beendet oder unterbunden werden sollte. Doch dies verhindert Heilung und die Befreiung des Somas. Die Energie muss entladen werden. Betrachte also bitte solche Situationen in deinen Yogastunden nicht als Gefahr, denn das würde dich wieder in den Sympathikus zurückwerfen, sondern vielmehr als Geschenk.

Kommen wir zurück zu den Situationen, in denen vielleicht ein Schüler beginnt zu weinen oder andere körperlichen Reaktionen zu zeigen (wie zittern, beben, schwitzen etc.).

In diesen Momenten ist aus meiner Sicht einfach nur deine liebevolle einfühlsame und unterstützende Präsenz gefragt. Deine Haltung sollte dann zugewandt, annehmend, bedingungslos, offen und vor allem authentisch sein.

Du wirst in solchen Situationen spüren, ob du zu der Person hingehst, dich neben sie setzt und vielleicht sogar eine Hand auf den Arm oder die Schulter legst. Vertraue deiner inneren Weisheit. Es hängt auch von deinem Verhältnis zur Person ab. Kennt ihr euch schon lange und sie kommt jahrelang in deine Kurse? Oder ist sie das erste Mal da und du kannst sie noch nicht so gut greifen?

Ich würde die Situation nicht vor der ganzen Gruppe ansprechen, denn dabei könnte sich der Schüler bloßgestellt fühlen. Daher empfehle ich, zu ihm zu gehen und leise mit ihm zu sprechen.

Denke dabei auch an das Thema Grenzen. Gerade bei traumatisierten Menschen wurden in der Vergangenheit häufig Grenzen überschritten. Es kann daher ausreichen, sie neben die Person zu setzen und mit Worten da zu sein.

Folgende Sätze könntest du in diesen Momenten sagen:

Was brauchst du gerade?
Ich bin da und halte den Raum für dich.
Du bist hier und jetzt sicher.
Ich unterstütze dich und bin für dich da.
Alles ist gut.
Nimm dir alle Zeit, die du jetzt brauchst.
Alle Gefühle sind willkommen und dürfen durch dich hindurch fließen.
Gerade findet Heilung in dir statt.

Soma-Quickie 10

Gönne dir hier und jetzt eine kleine Lesepause. Setze dich aufrecht hin, schließe deine Augen und stelle dir vor, du befindest dich bis zum Hals in angenehm warmem Wasser und dein Kopf schwimmt wie eine Boje auf der Wasseroberfläche. Ganz sanft und weich wird dein Kopf hin und her bewegt. Dein Nacken wird locker und weich, dein Gesicht entspannt sich vollkommen. Öffne die Augen wieder. Wie geht es dir jetzt?

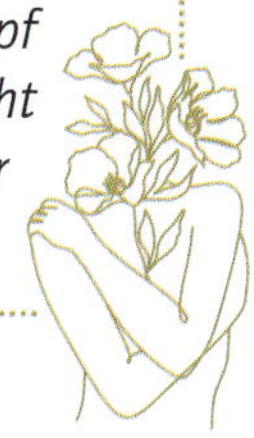

Stundenbilder für somatische Yogaklassen

Im Folgenden findest du verschiedene somatische Stundenbilder als Inspiration für deinen Unterricht. Wie immer gilt: Suche dir die Teile heraus, die zu dir und deinem Unterricht passen. Passe die Länge der Übungen so an, dass alles in dein Format passt (60 Minuten, 75 Minuten oder 90 Minuten Klasse), streiche gegebenenfalls eine Übung heraus oder nimm eine für dich passende mit hinein. Natürlich kannst du die Stundenbilder auch komplett so übernehmen und unterrichten.

Eine Yogastunde muss nicht immer als vollständig somatische Klasse konzipiert sein. Es kann auch sehr wirkungsvoll sein, in deine traditionellen Klassen (Hatha, Yin, Vinyasa Yoga etc.) immer wieder einmal ein paar somatische Übungen für das Nervensystem einzubauen. Dies hilft den Teilnehmern, tiefer in sich einzutauchen und noch mehr für sich selbst mitzunehmen.

Im Somatic Yoga wählt man bewusst weniger herausfordernde Asanas, die keinen Stress oder Leistungsdruck in den Schülern auslösen. Der Schüler sollte zu jeder Zeit das Gefühl haben, sich selbstbestimmt bewegen zu dürfen.

Thematisch passen auch die folgende Stundenbilder aus meinen Büchern *Yoga Inspiration* (ebenfalls im Meyer & Meyer Verlag erschienen) sehr gut zu einer Somatic-Yoga-Stunde: Dankbarkeit, Selbstliebe, Verbundenheit, Loslassen, Gefühle, Achtsamkeit, Wellen, Akzeptanz und Stille.

Aufbau der Stundenbilder:

Jedes Kapitel beginnt mit einer kurzen Einleitung ins Thema.

Einstimmung: Ein Vorschlag mit (Atem-)Übung, wie du als Lehrender deine Stunde beginnen könntest.

Praxis: Hier findest du eine beispielhafte Übungsabfolge mit Übungen aus dem Buch. Die genaue Beschreibung findest du immer oben im Praxisteil. Natürlich kannst du noch andere Übungen und Asanas verwenden und auch den Ablauf so anpassen, dass es zu deinen Yogastunden passt.

Affirmationen: Hier findest du positive Kraftsätze, die deinen Unterricht sowohl sinnvoll ergänzen als auch positives Denken fördern.

Fragen zur Reflexion: Hier findest du Fragen, die du während der Praxis stellen kannst, um die Reflexion der Teilnehmer und ihre persönliche innere Weiterentwicklung zu fördern.

Worte für Shavasana: Hier findest du einen Vorschlag zur Begleitung der Endentspannung.

Herzensimpulse für Lehrende: Hier findest du Impulse und Ideen, die ich dir gern noch mit auf den Weg geben möchte zu diesem Thema.

Beginne deine Somatic-Yoga-Stunde immer mit einem kurzen Check-in in den Körper. So kommen die Schüler aus dem Alltag in ihren Körper. Der Grundstein für eine somatische Erfahrung ist damit gelegt. Diese Fragen sind für einen Check-in geeignet:

- Wie fühlt sich mein Körper gerade an – eher leicht, schwer, fest oder weich?
- Welche Körperstelle spüre ich im Moment am deutlichsten?
- Wie fließt mein Atem jetzt – ruhig, flach, tief oder stockend?
- Fühlt sich mein Nervensystem eher ruhig, aktiviert oder überreizt an?
- Welche Emotion ist gerade am präsentesten – und wo spüre ich sie im Körper?
- Wie viel Sicherheit nehme ich in diesem Moment in mir wahr?
- Gibt es irgendwo Spannung, die ich ein kleines bisschen weicher werden lassen kann?
- Welche kleine Bewegung würde meinem Körper jetzt guttun?
- Was hat sich in mir verändert, seit ich einen Moment hinein gespürt habe?

Erdung

In dieser Stunde widmen wir uns dem Thema **Erdung** – dem bewussten Ankommen im Körper, im Moment und in uns selbst. Erdung bedeutet, mit beiden Füßen fest auf dem Boden zu stehen, sich sicher zu fühlen und uns innerlich zu stabilisieren – besonders dann, wenn das Leben uns herausfordert oder wir uns verloren fühlen.

Durch sanfte ruhige Bewegungen, bewusste Atemführung und achtsame Wahrnehmung schaffen wir heute Raum für innere Ruhe, Halt, Sicherheit und Verbundenheit mit der Erde. Wir üben, loszulassen und dabei unsere Energie nach unten sinken zu lassen, wo sie getragen und gehalten wird.

Einstimmung: Beginne diese Sequenz im Liegen mit der Salamander-Augenübung und leite danach die Softness-Atmung an. Je weicher der Körper wird, desto mehr sinkt er in den Boden und verbindet sich mit der Erde.

Biete am Ende der Einstimmung an, dass sich jeder Schüler eine Affirmation aussuchen darf, die ihn am meisten anspricht. Lies dann die Affirmationen vor.

Praxis:

- Erdung im Liegen
- Seitlage kombiniert mit der Übung Bewusstes Kollabieren
- Liegender Twist
- Kind
- Taube
- Vorbeuge
- Erdung im Stehen
- HA-Atmung
- Bauchlage
- Schulterbrücke
- Scheibenwischer
- Stern
- Shavasana

Affirmationen:

- Ich bin sicher, gehalten und getragen, egal was passiert.
- Ich vertraue und lasse los.
- Ich bin tief in mir verwurzelt.
- Ich spüre zu jeder Zeit die kraftvolle Erde unter mir.
- Durch meine Wurzeln ziehe ich Ruhe und Entspannung in mich hinein.

Fragen zur Reflexion:

- Was hat sich in der Yogapraxis gezeigt?
- Welche Gefühle und Empfindungen waren präsent?
- In welchen Lebensbereichen fühle ich mich geerdet und sicher? In welchen noch nicht?
- Welche Menschen schenken mir ein Gefühl von Sicherheit und Geborgenheit?
- Welche Orte erden mich und geben mir Kraft?
- Wann fühle ich mich wirklich „geerdet" - körperlich, emotional, geistig?
- Welche Körperempfindungen verbinde ich mit Erdung?

Worte für Shavasana: Wähle hier eine ruhige und eher tiefe Sprache. Auch Klangschalen oder eine schamanische Trommel können hier ergänzend erdend wirken. Erinnere die Teilnehmer an die Softness-Atmung vom Anfang der Stunde. Begleite dein Shavasana mit Worten wie „Mit jeder Ausatmung sinkst du tiefer in deine Softness hinein" oder „Mit jedem Atemzug verbindest du dich mehr und mehr mit Mutter Erde, die dich hält und trägt". Auch hier kannst du die Affirmationen wiederholen.

Herzensimpulse für Lehrende

Diese Praxis ist ein Geschenk an deine Schüler. Warum? Weil Erdung in unserem stressigen Alltag nicht vorkommt. Im Gegenteil, die Welt versucht manchmal alles, um uns die Füße im wahrsten Sinne des Wortes vom Boden zu reißen. Aus meiner Sicht das grundlegendste und heilsamste Stundenbild im Somatic Yoga und die Basis für alle anderen.

Berührung

Berührung ist einer der einfachsten Wege, um wieder in deinen Körper zu kommen. Höre endlich auf, die Wahrheit im Außen zu suchen und tauche ab in deine wunderschöne innere Welt. Berühre deinen Körper und deine Seele kann endlich aufatmen.

> *„Selbstmassage ist eine Liebeserklärung an deinen Körper. Höre niemals auf, ihn liebevoll zu umsorgen und ihm die Berührungen zu geben, die er brauchtt."*
>
> *Kerstin Huber-Steinhorst*

Einstimmung: Sprich mit weicher liebevoller Stimme und erkläre, dass der Mensch Berührung braucht, um zu überleben. Nicht immer aber sind gerade die Menschen da, die uns in den Arm nehmen oder streicheln. Daher dürfen wir uns auch selbst berühren und unseren Körper mit dem Glückshormon Oxytocin fluten. Siehe auch Kapitel *Berührung*.

Lenke in der Einstimmung die Aufmerksamkeit auf den Atem. Lass die Teilnehmer spüren, wie sich die Lunge weitet und wieder leer wird. Dann erkläre, dass das Herz zwischen den beiden Lungenflügeln sitzt und mit jedem tiefen Atemzug sanft von beiden Seiten durch die Lungen massiert wird. Halte diese Bild vom Herzen, welches beim Atmen eine liebvolle Massage von beiden Seiten bekommt.

Biete nach der Einstimmung an, dass sich jeder eine Affirmation aussucht, die ihn am meisten anspricht. Lies dann die Affirmationen vor.

Praxis:

- Erdung (im Sitzen oder in der Rückenlage, die Hände liegen auf dem Herzraum)
- Zwerchfellmassage (im Sitzen oder in der Rückenlage)
- Kiefermassage und Ohrmassage (evtl. zusätzlich Hals- und Kopfmassage)

- Umarmung und Arme kneten
- Vorbeuge (dabei mit den Händen die Hals- und Nackenmuskulatur massieren)
- Sprinter (dabei die Oberschenkel und Hüftbeugemuskel des nach hinten gestreckten Beins massieren und ausstreichen)
- Halber Spagat (dabei das nach vorn gestreckte Bein massieren, ausstreichen, abklopfen oder durchkneten)
- Kind (Nähe zu dir selbst spüren)
- Bauchmassage
- Stern oder Shavasana

Affirmationen:

- Ich darf sanft und fürsorglich mit mir sein.
- Ich schenke mir liebevolle Berührungen.
- Durch echte Berührung entsteht Verbundenheit.
- Sanftheit ist eine Stärke, die in mir wohnt.
- Ich darf weich sein, ohne mich zu verlieren.
- Mein Körper liebt meine liebevolle Zuwendung.

> „Man kann nur in *Berührung* sein,
> wenn man *fühlt*."
>
> *Anaïs Nin*

Fragen zur Reflexion:

- Was verändert sich, wenn ich mir selbst erlaube, mich zu berühren?
- Welche Menschen berühren mich innerlich besonders und warum?
- Welche Körperteile brauchen besonders viel Berührung?
- Welche Bedeutung hat Berührung für mich persönlich?
- Wann habe ich das letzte Mal eine Berührung als angenehm empfunden – und warum?
- Gibt es Berührungen, die ich als unangenehm oder grenzüberschreitend empfinde?
- Wie gehe ich damit um, wenn ich keine Berührungen bekomme, obwohl ich sie mir wünsche?

Worte für Shavasana: Führe die Schüler mit liebevollen warmherzigen Worten auf eine tiefe Reise nach innen. Lasse sie die Berührung der Erde spüren. Die sanfte Verbindung zwischen Körper und Boden.
Lasse sie dann ins Spüren von anderen Berührungen kommen. Nenne Haut, Luft, Kleidung und andere Dinge, die den Körper berühren, wie zum Beispiel auch eine Brille oder Schmuck oder die Haare.

Frage sie dann, ob sie sich an eine Situation erinnern, in der sie liebevoll berührt wurden. Eine freundliche Umarmung, eine Hand auf der Schulter oder ein Halt gebender Händedruck. Sage den Schülern, dass dieses Gefühl nun in ihnen aufsteigen darf. Ein Moment der Nähe und Berührung im Herzen.

Bevor du die Stunde beendest, lasse alle ihre Hände aneinander reiben, bis Wärme entsteht. Nun darf jeder seine Hände dort auflegen, wo der Körper die Berührung am meisten braucht.

Herzensimpulse für Lehrende

In dieses Stundenbild kannst du natürlich auch Asanas einbinden, die nicht in diesem Buch vorhanden sind (dies gilt natürlich für alle Stundenbilder). Achte dabei darauf, dass du die Körperbereiche, die in den Asanas geöffnet/gedehnt werden, gut mit den Händen erreichen, ausstreichen und massieren kannst.

Soma-Quickie II

Lege das Buch kurz zur Seite und lege deine beiden Hände auf die Augen. Diese Übung nennt man Palming, deine Hände liegen auf den Augen wie zwei Palmenblätter. Atme dabei 5-mal sanft aber tief durch. Genieße den Rückzug und die Entspannung der Augen.

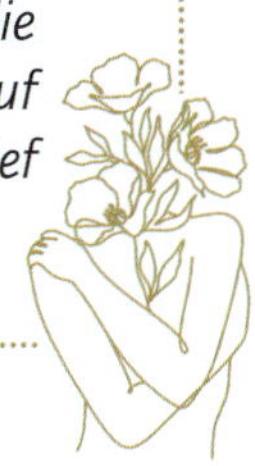

Leichtigkeit

Diese Praxis lädt dazu ein, sich von Schwere, innerem Druck und zu viel mentaler Last zu befreien. Sie bringt das Element Luft in Bewegung, weckt die Freude am Spüren und das Vertrauen darin, dass Heilung nicht immer schwer sein muss.

Leichtigkeit entsteht, wenn wir loslassen, was uns nicht mehr trägt. Das Stundenbild ist besonders unterstützend für Menschen mit chronischer innerer Anspannung, Grübelzwang, Perfektionismus oder dem Gefühl, „alles tragen zu müssen".

Einstimmung: Sprich mit leichter Stimme und führe die Schüler in die Atembeobachtung. Lasse sie nach einer Weile spüren, wie leicht und unbeschwert der Atem fließt. Mit jedem Atemzug lösen sich Spannungen und der Atem befreit sich mehr und mehr. Immer weiter, immer tiefer. Wie von selbst strömt die Luft in den Körper und aus ihm heraus. Auch die S-Atmung oder der Physiologischer Seufzer passen hier gut in die Einstimmung.

Praxis (Hilfsmittel Yogablock):

- Erdung im Sitzen
- Boje
- Freies intuitives Bewegen im Sitzen
- Nackenziehen
- Sufi-Kreise
- Freies Bewegen auf allen Vieren
- Vorbeuge (dabei Pendeln)
- Schütteln
- Tanzen
- Armschwingen
- Schmetterlingsarme
- HA-Atmung
- Schulterbrücke
- Scheibenwischer
- Nackenmassage mit Block
- Shavasana

Affirmationen:

- Es darf leicht sein.
- Mit jedem Atemzug wird mein Herz leichter.
- Ich bewege mich mit Leichtigkeit durch meinen Tag.
- Meine Gedanken dürfen leicht sein.
- Ich lasse los, was mir nicht mehr dient - leicht und liebevoll.
- Ich empfange Leichtigkeit in meinem Körper, Geist und Herzen.
- Es ist sicher für mich, das Leben leicht zu nehmen.

Fragen zur Reflexion:

- Welche Körperteile fühlen sich heute besonders leicht, welche eher schwer an?
- In welchen Übungen habe ich mich besonders leicht gefühlt?
- Welche Aktivitäten oder Menschen geben mir das Gefühl von Leichtigkeit?
- Wie fühlt sich mein Tag an, wenn ich weniger leisten muss und mehr sein darf?
- Was bedeutet „Leichtigkeit" für mich persönlich?
- Welche Gedanken oder Gewohnheiten machen mein Leben schwerer, als es sein müsste?

Worte für Shavasana: Begleite deine Schüler auf eine kleine Phantasiereise. Gib ihnen zunächst die Möglichkeit, all die Schwere an den Boden abzugeben, sich gehalten und getragen zu fühlen. Leichtigkeit darf entstehen. Sie dürfen sich nun vorstellen, dass ihr Körper völlig unbeschwert wie eine Feder wird und sich langsam vom Boden hebt. Sanft gleitet die Feder durch den Wind. Leicht und frei. Hin und her. Vielleicht fühlt es sich ähnlich an wie das Wiegen in einer Hängematte oder das Treiben auf einer Luftmatratze im Meer.

Herzensimpulse für Lehrende

Wer wünscht sie sich nicht? Mehr Leichtigkeit im Leben. Unterrichte dieses Stundenbild, denn es gleicht die Schwere unseres Dasein und der heutigen Zeit aus und bringt unsere Leben so in Balance. Es darf leicht sein.

Hingabe

Diese Einheit könnte auch als Marionettenstunde bezeichnet werden und lädt dazu ein, die Kontrolle komplett abzugeben und inneren Halt nicht im Festhalten, sondern im Vertrauen zu finden. Eine Marionette ist das Bild der Passivität. Sie bewegt sich nicht aus eigenem Antrieb, sondern wird von außen geführt, gelenkt und in die verschiedensten Positionen gebracht. Hingabe im somatischen Sinn bedeutet: Ich darf geschehen lassen. Ich darf mich leiten lassen. Ich darf mich vom Moment tragen lassen. Ich muss nicht wissen, wie und warum.

Bleibe beim Üben in der Vorstellung, dass du eine Marionette bist, die vom Marionettenspieler bewegt wird. Dieser steht hier für eine höhere Führung oder Kraft, der du vollkommen vertraust.

> „Hingabe ist der Raum, in dem das Leben uns auf magische Weise zeigt, dass wir nicht immer kontrollieren müssen, um zu wachsen."
>
> *Unbekannt*

Einstimmung: Lenke die Aufmerksamkeit der Schüler auf den Atem. Lasse sie die Ausatmung verlängern (zuerst 4 Zeiten ein - 6 Zeiten aus, später auf 4 Zeiten ein - 8 Zeiten aus verlängern). Sie dürfen sich nun dem Atemfluss hingeben. Bringe sie dann in eine Vorstellung, dass nun eine Marionettenschnur an ihrem Brustbein befestigt ist. Der imaginäre Marionettenspieler zieht diese Schnur nun immer wieder sanft nach oben und lässt sie dann wieder los. Die Einatmung geschieht nun ganz wie von selbst, wenn die Schnur hochgezogen wird. Die Ausatmung ist genauso passiv, wenn die Schnur wieder gelöst wird.

Praxis:

- Erdung im Liegen mit Marionettenatmung
- Liegender Twist
- Boje
- Freies intuitives Bewegen im Sitzen
- Nackendehnung mit Kussmund
- Sufi-Kreise
- Freies Bewegen auf allen Vieren
- Eidechse
- Vorbeuge
- Marionette
- Finde deinen Klang oder AOUM-Tönen
- Bauchlage
- Nackendehnung im Liegen
- Shavasana

Affirmationen:

- Ich lasse los und gebe mich hin.
- Ich öffne mich dem Moment.
- Ich folge dem Weg des Vertrauens.
- Hingabe bringt mir Frieden.
- Ich lasse Kontrolle los.
- Alles ist im Fluss und ich lasse mich treiben.

Fragen zur Reflexion:

- In welchen Körperteilen oder -bereichen konnte ich die Hingabe besonders gut spüren?
- Was bedeutet Hingabe für mich?
- Wo halte ich noch zu sehr fest?
- Wann habe ich das letzte Mal richtig losgelassen und mich dem Leben hingegeben?
- Wie fühlt es sich an, Kontrolle loszulassen und sich dem Moment hinzugeben?
- Welche Ängste oder Widerstände habe ich, wenn es darum geht, mich dem Unbekannten hinzugeben?

Worte für Shavasana: Leite die Übung Bewusstes Kollabieren (meine Empfehlung) oder einen Bodyscan mit dem Fokus auf die Hingabe an. Lasse die Schüler beim Bodyscan zunächst Entspannung und Ruhe in dem jeweiligen Körperteil fühlen und leite dann über in das Spüren von Hingabe. Die Hingabe darf sich dann im ganzen Körper ausbreiten.

Herzensimpulse für Lehrende

Hingabe ist deshalb so heilsam, weil sie tief mit der Fähigkeit verbunden ist, loszulassen, Vertrauen zu entwickeln und sich dem Fluss des Lebens zu öffnen. In einer Welt, die oft von Kontrolle, Anspannung und Angst vor dem Unbekannten geprägt ist, bietet Hingabe einen kraftvollen Gegenpol.

„Der Moment der Hingabe ist nicht das Ende des Lebens, sondern der Moment, in dem es beginnt."

Marianne Williamson

Intuition

> „Intuition ist ein plötzliches Eintauchen der Seele in die universelle Strömung des Lebens."
>
> Paulo Coelho

Intuition ist die leise innere Stimme, die uns führt, wenn wir still genug werden, um ihr zu lauschen. In einer Welt, die oft von Kontrolle und Denken geprägt ist, lädt sie uns ein, ins Fühlen zu kommen und dem inneren Wissen zu vertrauen.

Dieses Stundenbild soll uns daran erinnern, dass alle Antworten auf unsere Fragen bereits in uns liegen und dass wir unserer inneren Stimme vollkommen vertrauen dürfen. Niemand sonst weiß so gut, was wir brauchen, wie unsere Intuition.

Einstimmung: Beginne die Stunde mit einem Sankalpa. Ein Sankalpa ist im Yoga ein klarer, positiver Vorsatz oder eine innere Herzensabsicht. Es ist eine tief verwurzelte Intention, die intuitiv und spontan aus dem Innersten kommt und die eigene Ausrichtung im Leben unterstützen soll. Frage die Schüler: Was ist heute deine Intention? Warum bist du hier und übst Yoga? Der erste intuitive Gedanke, der kommt, ist richtig. Leite dann die Tiefe Bauchatmung an.

Praxis:

- Erdung im Liegen
- Bauchmassage
- Freies intuitives Bewegen im Sitzen
- Freies Bewegen auf allen Vieren
- Vorbeuge mit Pendeln
- Armschwingen
- Tanzen (eventuell mit Musik)
- Froschkind (Verbindung mit uns selbst finden)
- Scheibenwischer im Liegen (Bauch- oder Rückenlage)
- Päckchen packen
- Shavasana
- Zum Abschluss im Sitzen: Übung: Finde deinen Klang

Affirmationen:

- Ich vertraue meiner inneren Stimme.
- Alles ist in mir.
- Ich bin verbunden mit meiner inneren Stimme.
- In mir finde ich alle Antworten.
- Meine Intuition ist meine Superkraft.

Fragen zur Reflexion:

- Was hat sich in der Yogapraxis gezeigt?
- Welche Gefühle und Empfindungen waren präsent?
- Kann ich meine innere Stimme schon gut wahrnehmen?
- Wie bewerte ich intuitives Handeln? Ist Intuition etwas Gutes für mich oder meldet sich dann der Kopf?
- Wie fühlt sich Intuition für mich an?
- Wie zeigt mir meine innere Stimme den Weg? Durch Empfindungen, Gefühle, Grenzen etc.?

Worte für Shavasana: Lenke die Aufmerksamkeit der Schüler auf die Körpermitte, die dem Sitz der Intuition entspricht. Hier darf ein weißgoldenes Licht entstehen, was für unsere innere Weisheit steht. Leite an, dass sich dieses Licht im ganzen Körper ausbreitet. Sich auf die eigene innere Stimme und Intuition verlassen zu können, schafft ein tiefes Vertrauen in sich selbst. Dieses Licht und Vertrauen breiten sich im ganzen Körper aus, der Körper entspannt sich dabei vollkommen von Kopf bis Fuß. Immer weiter und tiefer.

Herzensimpulse für Lehrende

In einer Yogastunde zur Intuition darf Bewegung aus dem Moment entstehen – geführt vom Atem, von Empfindung und Präsenz. Für dich als Lehrender bedeutet das, dich selbst dem Fluss hinzugeben, achtsam zu spüren, was der Raum, der Körper und die Gruppe gerade brauchen.

Intuition ist gelebtes Vertrauen – ein Rückverbinden mit der Weisheit, die längst in uns wohnt.

Sanftheit

Diese Stunde öffnet den Raum für ein neues Selbstverständnis: Sanftheit ist kein Zeichen von Schwäche – sondern ein Ausdruck von liebevoller Verbundenheit und innerer Stärke.

Sie lädt dazu ein, sich selbst mit liebevoller Achtsamkeit zu begegnen, alte Härte und Selbstkritik zu schmelzen und die eigene Berührbarkeit wieder als Kraft zu erleben.

„Sanftmut ist Stärke, die sich nicht beweisen muss."

Unbekannt

Einstimmung: Eröffne den Raum der Sanftheit mit weicher Stimme und liebevollen Worten. Erkläre, dass Sanftheit kein Zeichen von Schwäche ist, sondern zum Menschsein dazugehört. Denn nur wenn wir uns mit Sanftheit begegnen, werden wir unsere wahre Essenz erkennen. Alle Anteile unseres Selbst sind willkommen und dürfen sich zeigen. Beginne die Praxis im Liegen und führe die Schüler in die Softness-Atmung ein.

Praxis:

- Erdung im Liegen
- Halbmond
- Freies Bewegen auf allen Vieren
- Vorbeuge (mit Pendeln)
- Warmes Wasser (im Stehen)
- Umarmung
- Arme ausstreichen
- Schmetterlingsklopfen
- Froschkind

- Liegender Twist
- Scheibenwischer
- Päckchen packen
- Zwerchfellmassage
- Shavasana

Affirmationen:

- Ich begegne mir selbst mit Sanftheit und Mitgefühl.
- Ich bin in meiner sanften Kraft.
- Ich erlaube mir, heute sanft zu sein - mit mir und anderen.
- Meine Sanftheit ist meine Stärke.
- Ich umarme meine Gefühle mit Sanftheit und Verständnis.
- In meiner Sanftheit liegt tiefer Frieden.
- Sanftheit bedeutet, mir selbst zu erlauben, ich zu sein.

Fragen zur Reflexion:

- In welchen Übungen war die Sanftheit besonders gut zu spüren?
- Wie ist meine innere Einstellung zu Sanftheit?
- Wie habe ich bisher sanftmütige Menschen beurteilt?
- Erlaube ich mir, schwach zu sein?
- Wann war ich das letzte Mal wirklich sanft mit mir?
- Was bedeutet „Sanftheit" für mich persönlich - in Worten, Handlungen oder Gefühlen?
- Welche inneren Anteile in mir sehnen sich nach mehr Sanftheit und Mitgefühl?
- Wo verwechsle ich Sanftheit mit Schwäche?

Worte für Shavasana: Sprich mit sanfter beruhigender Stimme und lenke die Aufmerksamkeit zum Atem. Er fließt ganz sanft ein und aus, während auch der Körper immer weicher und sanfter wird. Sanftheit im ganzen Körper. Es entsteht eine sanfte einladende Stille. Lasse die Schüler spüren, wie die Sanftheit sie immer weiter in die eine tiefe Entspannung und Ruhe führt. Sie dürfen sich in die Sanftheit sinken lassen, als würde sie ihren ganzen Körper umhüllen und tragen.

Herzensimpulse für Lehrende

Erinnere während der Praxis immer wieder daran, in der Sanftheit zu bleiben, sowohl im Geiste als auch im Körper. Liebevolle anstatt kritische Gedanken über den eigenen Körper helfen, in die Annahme zu kommen. Langsame weiche Bewegungen helfen, den Körper in einem Zustand der Entspannung zu halten.

„Nur wenn wir uns selbst mit Sanftheit begegnen,
können wir auch die Sanftheit im anderen erkennen.
Namaste."

Kerstin Huber-Steinhorst

Verletzlichkeit

> *Let yourself fall, and the wounds will become doors to healing.*
>
> *RUMI*

Diese Einheit lädt dazu ein, Verletzlichkeit nicht als Schwäche, sondern als authentischen Ausdruck des Menschseins zu erleben. Der Fokus liegt auf der Verbindung zum eigenen Inneren, dem Zulassen von Gefühlen und dem sanften Raumgeben für das, was sich zeigen möchte – ohne Druck, ohne Ziel. Lade die Teilnehmer ein, sich eine Decke oder ein leichtes Tuch bereitzulegen und diese jederzeit als Schutz über den eigenen Körper zu legen.

Einstimmung: Eröffne die Stunde mit einer weichen Stimme und liebevollen Worten, die einen sicheren Raum schaffen. Erkläre, dass Verletzlichkeit keine Schwäche, sondern eine Kraftquelle ist, durch die wir tiefe Verbindung – zu uns selbst und zu anderen – erleben können. Hier dürfen alle Anteile unseres Selbst gesehen und angenommen werden, auch die zarten, sensiblen Seiten. Leite die Tiefe Bauchatmung oder die Verlängerte Ausatmung an.

> *Verletzlichkeit ist der Geburtsort von Liebe, Zugehörigkeit, Freude, Mut, Empathie und Kreativität.*
>
> *Brené Brown*

Praxis:

- Erdung spüren (dabei Hände auf Herz oder Bauch legen, um sich selbst Trost zu schenken)
- Hals ausstreichen und Kopf ausstreichen (Streicheln beruhigt und versorgt unsere Wunden)
- Wut ablassen im Stand (Stampfen)
- Schütteln, Pendeln und Federn im Stand (alte Verletzungen abschütteln)
- Berührung schenken im Sitzen – Umarmung
- Gedrehte Herz-zu-Boden-Stellung
- Kind
- Liegender Twist
- Bauchmassage
- Shavasana
- Am Ende im Sitzen: Finde deinen Klang (Welcher Ton versorgt deine Wunden und inneren Verletzungen?)

Affirmationen:

- Ich darf verletzlich sein.
- Meine Verletzlichkeit macht mich stark.
- Ich bin richtig, wie ich bin.
- In meiner Weichheit wohnt meine Kraft.

„Verletzlichkeit macht stark.“

Brené Brown

Fragen zur Reflexion:

- Was hat sich in der Yogapraxis gezeigt?
- Welche Gefühle und Empfindungen waren präsent?
- In welchen Körperteilen oder -bereichen spüre ich Verletzlichkeit?
- Was bedeutet Verletzlichkeit für mich?
- Wann habe ich mich echt gezeigt – und was ist dann passiert?
- Was braucht meine Verletzlichkeit, um sich sicher zu fühlen?

Worte für Shavasana: Sprich in Shavasana über dieses Zitat. Mache ihnen bewusst, dass sich nun diese Tür zu ihrer wahren Essenz öffnen darf und sie in sich selbst hineintauchen. Sie dürfen nun einen inneren Raum in sich betreten, der frei von Verletzungen und Schmerz ist. Es ist ein innerer Raum des Friedens, der Heilung und der bedingungslosen Liebe. Hier dürfen sie sich erinnern und der Version ihres Selbst begegnen, die frei von Verletzungen ist.

„Deine Verletzlichkeit ist kein Makel. Sie ist die Tür zu deiner wahren Essenz."

Unbekannt

Herzensimpulse für Lehrende

Wähle hier eine weiche, einladende, liebevolle Sprache und sei niemals fordernd. Beobachte die Körpersprache der Schüler und lasse ihnen Raum für Rückzug. Um den roten Faden zu behalten, stelle in der Praxis ab und zu eine Frage zur Selbstreflexion oder wiederhole die Affirmationen. Die perfekte Vorbereitung für dieses Stundenbild wäre, das Buch „Verletzlichkeit macht stark" von Brené Brown zu lesen. Sanfte Klaviermusik könnte hier die Stunde abrunden.

(Hoch-)Sensibilität

(Hoch-)Sensibilität ist keine Schwäche – sie ist vielmehr eine wahre Stärke, weil sie uns in die Lage versetzt, die Welt auf eine tiefere und oft mitfühlendere Weise zu erleben. Sie ist nicht nur ein „Gefühl", sondern eine kognitive und emotionale Fähigkeit, die uns ermöglicht, feine Nuancen in uns selbst und in anderen stärker wahrzunehmen. (Hoch-)Sensible Menschen haben oft eine sehr ausgeprägte Intuition und innere Stimme. Sie nehmen subtilere Reize und Informationen aus ihrer Umwelt auf, die anderen vielleicht entgehen – wie Körpersprache, Tonfall oder emotionale Schwingungen. Insgesamt nehmen sie viel mehr Reize wahr, die auch alle innerlich verarbeitet und integriert werden müssen. Daher benötigen hochsensible Seelen häufig mehr Rückzug und Stille als andere Menschen.

Einstimmung: Starte im Sitzen. Betone zunächst, welch großes Geschenk in unseren Empfindungen und in sensiblen und feinfühligen Seelen steckt, denn sie machen unsere Welt zu einem Ort voller Empathie, Verständnis und Mitgefühl. Leite dann die Übung 5-4-3-2-1-Übung an. Danach führe sie in die Atemübung Der stille Atem ein.

Praxis:
- Erdung im Sitzen
- Umarmung
- Schmetterlingsklopfen oder Arme ausstreichen
- Freies Bewegen auf allen Vieren
- Vorbeuge mit Umarmung
- Schütteln
- Tapping (den ganzen Körper abklopfen)
- Kind (ich darf mich zurückziehen, wenn mir alles zu viel wird)
- Liegender Twist
- Scheibenwischer
- Bauchmassage
- Shavasana

Affirmationen:
- Ich schätze meine Sensibilität als Stärke.
- Meine Empathie ist meine Superkraft.
- Ich fühle tief und bin verbunden.
- Meine Sensibilität macht mich einzigartig.
- Ich bin einfühlsam und stark.

Fragen zur Reflexion:

- Wie fühle ich mich, wenn ich meine Sensibilität voll und ganz akzeptiere?
- In welchen Situationen habe ich meine Sensibilität als besonders hilfreich erlebt?
- Gibt es Momente, in denen ich meine Sensibilität als Belastung empfinde? Warum?
- Wie kann ich mein Mitgefühl und meine Empathie nutzen, um anderen zu helfen, ohne mich selbst zu verlieren?
- Welche Rolle spielt meine Intuition in meinen Entscheidungen?
- Was passiert, wenn ich meine Gefühle zulasse, anstatt sie zu unterdrücken?
- Wie kann ich meine Sensibilität als Stärke in meinen Beziehungen einsetzen?

Worte für Shavasana: Bringe die Schüler zunächst in einen entspannten Zustand und erinnere sie an die Übung Der Stille Atem vom Anfang der Stunde. Lasse sie ein bis zwei Minuten zurück in diese Atemtechnik kommen. Dann lies nach und nach die Affirmationen vor. Gib nach jeder Affirmation ein paar Atemzüge Zeit, sodass sich die Teilnehmer in die Worte hineinfühlen können. Dann mache weiter.

Herzensimpulse für Lehrende

Lege den Fokus während der Stunde immer wieder aufs Spüren und Wahrnehmen und betone, dass jede Empfindung da sein darf und Raum bekommt. Erwähne, welch großes Geschenk es ist, mehr zu fühlen und dadurch auch die Energie eines anderen Menschen besser wahrnehmen und spüren zu können. Zeige aber auch auf, dass es völlig normal ist, wenn man als hochsensible Seele mehr Zeit für sich und innere Prozesse braucht als andere und lieber in der Natur spazieren geht als die nächste Nacht durchzutanzen.

Grenzen

Besonders Menschen mit einem Trauma-Hintergrund fällt es schwer, die eigenen Grenzen zu wahren und Grenzen zu setzen. Das, was sie erlebt haben, war höchstwahrscheinlich eine einschneidende Verletzung ihrer Grenzen und damals ist vielleicht das Bild entstanden, dass dies so normal ist. Auch Menschen, die nicht an einem Trauma leiden, haben oft nie gelernt, Grenzen zu setzen oder wurden als Kind einfach „übergangen". Häufig übertragen wir diesen damaligen Umgang mit uns in unser Leben als Erwachsene und behandeln uns selbst genauso. Wir achten nicht auf die Bedürfnisse unseres Körpers, uns fehlt ein liebevoller Umgang mit uns selbst, wir können schlecht „Nein" sagen oder Grenzen setzen, die uns schützen und heilen. Daher ist dieses wichtige Thema wundervoll geeignet für eine Somatic-Yoga-Stunde.

Einstimmung: Beginne mit einer Achtsamkeitsübung, in der du die Teilnehmer auf ihre Körpergrenze (Haut) aufmerksam machst. Lasse sie spüren, wie die Beine und das Gesäß den Boden berühren, welche Kleidung sich auf der Haut wie anfühlt (weich, dehnbar, fest, kratzig, kalt, warm etc.). Frage sie, ob sie vielleicht ihre Haare im Gesicht wahrnehmen können oder ein Schmuckstück an Hand, Finger oder Hals. Lasse sie dann die ganze Körpergrenze zur Außenwelt spüren. Füge gern noch die Übung Schutzhülle aus *Herzensimpulse für Lehrende* (siehe unten) hinzu.

Praxis:

- Erdung im Sitzen
- Warmes Wasser im Sitzen (Spüre die Grenzen deines Körpers, das Wasser bewegt sich in diesem Gefäß)
- Berührung schenken (die Körpergrenzen ausstreichen und besser wahrnehmen)
- Pausbacken
- Palming (die Hände bilden eine Grenze und schotten uns von der Außenwelt ab)
- Erdung im Stehen (Übung für Stabilität und Kraft, die uns hilft, Grenzen zu setzen und stark zu sein)
- Kind (diese Übung bietet Schutz)
- Stern (die Haltung ist offen und weit und bietet wenig Schutz)
- Halbmond (seitliche Körpergrenze spüren)
- Strampeln im Happy Baby
- Päckchen packen (Diese Übung bietet Schutz und Geborgenheit)
- Shavasana

Affirmationen:

- Ich darf Grenzen setzen.
- Ich achte auf die Grenzen meines Körpers.
- Ich weiß, was mir guttut und was nicht.
- Ich darf „Nein" sagen.
- Ich folge meiner inneren Stimme.
- Ich darf liebevoll konsequent sein.

Fragen zur Reflexion:

- Was hat sich in der Yogapraxis gezeigt?
- Welche Gefühle kommen hoch, wenn ich ans Grenzen-Setzen denke?
- Welche Grenzen kann ich gut setzen, in welchen Bereichen fällt es mir schwer?
- In welchen Körperteilen oder -bereichen spüre ich meine Körpergrenzen besonders gut?
- Was bedeuten Grenzen für mich?
- Wann habe ich Grenzen klar gesetzt – und was ist dann passiert?
- Welche Grenzen brauche ich noch, um mich im Leben noch sicherer und geborgen zu fühlen?

Worte für Shavasana: Leite einen Bodyscan (eine Körperreise) an und lege dabei den Fokus auf die Haut bzw. Grenzen der einzelnen Körperteile. Beginne bei den Füßen, wandere dann über die Beine hinauf zu Gesäß, Unterbauch, Bauch, Brustkorb, unterem Rücken, oberem Rücken, Schultern, Armen, Händen, Hals und Nacken, Kopf und Gesicht. Dabei darf und soll das Körperteil und seine Grenze (Haut) entspannt werden und loslassen.

Herzensimpulse für Lehrende

Manchmal wollen oder müssen wir uns und unser Energiefeld schützen. Dazu darfst du dir – wann auch immer du dies brauchst – vorstellen, dass du einen Kreis oder eine durchsichtige Kugel um dich herum ziehst. Mache dir bewusst, dass dein ganzes Umfeld und die anderen Menschen außerhalb von diesen Kreis oder dieser Kugel sind. Du hast nun eine Schutzhülle um dich herum. Sie ist immer da. Es gibt immer einen Raum zwischen dir und den anderen. Wir machen uns diesen Raum nur viel zu selten bewusst.

„Es gibt immer einen Raum zwischen mir und den anderen.
Ich bin bei mir. Ich bin sicher."

Kerstin Huber-Steinhorst

Entschleunigung

Dieses Stundenbild ist heute so heilsam, weil es Körper und Nervensystem gezielt in die Ruhe und Langsamkeit führt. Durch achtsame Bewegungen entsteht Raum für bewusste Wahrnehmung, innere Prozesse und tiefe Regeneration. In der Stille und im reduzierten Tempo kann sich das Nervensystem entspannen, der Geist zur Ruhe kommen und der Körper neue Impulse integrieren – eine kraftvolle Grundlage für Heilung und nachhaltige Veränderung.

> „*Wenn du es eilig hast, geh* langsam.
> *Wenn du es sehr eilig hast, mach einen* Umweg."
>
> *Zen-Weisheit*

Einstimmung: Beginne die Praxis, indem du die Verlängerte Ausatmung anleitest. Erkläre den Schülern, dass sie in dieser Stunde durchweg im sogenannten „Faultiermodus" verweilen dürfen. In diesem Zustand geschehen Bewegungen wie in Zeitlupe.

Praxis: Wie immer kannst du auch deine eigenen Übungen/Asanas zusammenstellen, wichtig ist nur der Fokus auf die Langsamkeit beim Üben.

- Erdung im Sitzen
- Kopfdrehen
- Kopfkreise
- Nackendehnung mit Kussmund
- Kieferdehnung
- Sufi-Kreise
- Freies Bewegen auf allen Vieren
- Salamander-Augenübung im Vierfüßlerstand (dabei zusätzlich den Kopf zur gleichen Seite neigen, in die die Augen schauen)

- Tiefe Hocke
- Vorbeuge
- Scheibenwischer
- Schulterbrücke
- Päckchen packen
- Strampeln im Happy Baby
- Shavasana

> „Es braucht Ruhe, um die Kraft zu entdecken, die in uns liegt."
>
> Anselm Grün

Affirmationen:

- Ich darf langsam sein.
- Alles hat seine Zeit.
- Ich gönne mir Langsamkeit.
- Wenn ich es eilig habe, gehe ich langsam.
- Ich darf mein Leben verlangsamen.
- Ich umarme die Ruhe und lasse los.

Fragen zur Reflexion:

- Was hat sich in der Yogapraxis gezeigt?
- Welche Gefühle und Empfindungen waren präsent?
- Was hat das langsame Üben (im Vergleich mit einer schnelleren Yogapraxis) verändert?
- Wie konnte ich die Langsamkeit annehmen? War es schwer oder ein Segen?
- Warum kann ich im Alltag oft keine Ruhe bewahren und hetze durchs Leben?

Worte für Shavasana: Du kannst hier einen ruhigen, langsamen Bodyscan anleiten oder den Atem begleiten – vielleicht auch mit den Affirmationen von oben.

Herzensimpulse für Lehrende

Erinnere die Teilnehmer immer wieder daran, noch langsamer zu üben. Es darf die komplette Stunde im sogenannten „Faultiermodus" bzw. in Zeitlupe geübt werden. Weniger ist mehr. Der „Faultiermodus" ist ein liebevoll-ironischer Begriff für eine besonders ruhige, entschleunigte und passive Praxisform, bei der du dich so wenig wie möglich bewegst – und genau das ist gewollt und wirksam. Es kann vorkommen, dass Menschen diese Ruhe und Langsamkeit zunächst ganz schwer aushalten können. Lade sie dann dazu ein, einmal darüber nachzudenken, warum es ihnen so schwer fällt, Ruhe zuzulassen.

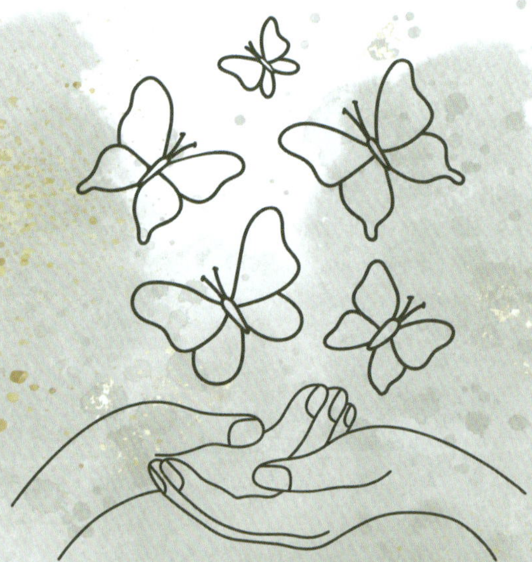

Meditationen für somatische Wahrnehmung

Meditationen helfen uns, aus dem alltäglichen Funktionieren herauszukommen und in ein achtsames Spüren und Wahrnehmen einzutauchen. Indem wir die Aufmerksamkeit bewusst nach innen richten, verlangsamt sich der Atem und die Gedanken kommen zur Ruhe. Das Nervensystem erhält dadurch weniger Reize von außen und mehr Zeit, Informationen aus dem Körper zu verarbeiten. Diese Form der achtsamen Präsenz wirkt direkt regulierend auf das autonome Nervensystem.

So bringt Meditation uns nicht nur zur Ruhe, sondern auch immer ein Stück näher zu uns selbst – zu unserem Körper, unserem inneren Erleben und der Fähigkeit, uns von innen heraus zu regulieren.

Mit den folgenden Texten kannst du Meditationen für somatische Wahrnehmung anleiten. Sie können auch in Shavasana oder zur Einstimmung auf eine Yogastunde verwendet werden.

> „*Du solltest jeden Tag 20 Minuten meditieren. Außer du hast keine Zeit dafür, dann solltest du eine Stunde lang meditieren.*"
>
> *Zen-Spruch*

DER SICHERE ORT IN DIR

Mach es dir nun ganz bequem und gemütlich.
Suche dir eine Haltung, in der du dich wohlfühlst – in der du zur Ruhe kommen kannst.
Schließe nun sanft deine Augen ... und richte deine Aufmerksamkeit nach innen – auf deinen Körper ...

Spüre, wie deine Arme und Hände schwer werden ... angenehm schwer.
Auch deine Schultern sinken in die Ruhe ... schwer und entspannt.
Deine Beine, deine Füße – auch sie werden schwer ... und ganz ruhig ...
Dein ganzer Körper darf jetzt loslassen ...

Es gibt jetzt nichts zu tun – du darfst einfach nur sein und ins Spüren kommen.
Genieße diesen Zustand in dir ...

Und nun ...
Stelle dir einen Ort vor, an dem du dich rundum wohlfühlst – sicher, geerdet und geborgen.
Einen Ort, der dir so richtig guttut. Vielleicht warst du schon einmal dort – oder du erschaffst ihn jetzt in deiner Vorstellung.
Ein Ort nur für dich – voller Ruhe ... Wärme ... Geborgenheit.

Lass dir Zeit – ganz viel Zeit, dorthin zu reisen.
Und wenn du dort angekommen bist, nimm alles um dich herum wahr:
Was siehst du?
Welche Farben und Formen umgeben dich? Welche Gegenstände sind dort? Gibt es vielleicht Orte zum Verweilen – wie eine gemütliche Couch, ein Sessel oder eine Bank?
Was hörst du? Welche Klänge, welche Geräusche sind da?
Und vielleicht gibt es auch feine Gerüche ...

Fühle diesen Ort mit all deinen Sinnen. Der Ort hält und trägt dich.
Alles ist hier gut – du bist sicher, geerdet und geborgen.
Dieser Ort ist nur für dich. Nur für dich.

Dies ist dein ganz persönlicher Ort.
Ein sicherer Raum in dir, den du immer wieder aufsuchen kannst.
Ein Ort, den du in dir trägst – wie ein Schatz.

Verweile noch einen Moment hier.
Nimm all die schönen Eindrücke in dich auf – die Bilder, die Gefühle ...
Fühle diesen Ort. Spüre, wie es dir an diesem Ort geht.

Stelle dir jetzt vor, dieser Ort ist klein und süß – wie ein Miniatur- oder Puppenhaus.
So klein, dass er in dich hineinpasst.

Und wenn ich dich nun frage:
Wo in deinem Körper spürst du diese Gefühle der Sicherheit und Geborgenheit jetzt gerade am stärksten?
Welches Körperteil bzw. welcher Körperbereich kommt dann intuitiv in deinen Sinn?

PAUSE

Vielleicht ist das die Stelle, an der dein innerer sicherer Ort sitzt.
Sei dir gewiss: Du hast ihn immer dabei. Er ist in dir vorhanden.
Alles ist bereits in dir.

PAUSE

Es ist nun Zeit, langsam zurückzukehren.
Atme jetzt noch einmal tief ein ... und seufzend aus ...
Spüre deinen Körper wieder ...
Bewege sanft deine Finger ... deine Füße ...
Recke und strecke dich ein wenig ...

Und wenn du so weit bist, dann öffne sanft blinzelnd deine Augen
und komme zurück ins Hier und Jetzt.

DER DANKBARE BODYSCAN

Komme in eine liegende Position und mache es dir bequem und gemütlich.
Lasse deinen Körper ganz schwer in den Boden sinken.
Schließe sanft deine Augen ... und spüre für einen Moment deinen Atem – ruhig, weich und stetig.

Wir begeben uns nun auf eine achtsame Reise durch deinen wundervollen, einzigartigen Körper.
Ein Körper, der jeden Tag so viel für dich tut.

Richte deine Aufmerksamkeit zunächst auf deine Beine und Füße.
Sie tragen dich durch dein Leben, Tag für Tag – Schritt für Schritt.
Mit deinen Füßen bist du schon viele Wege gegangen.
Schenke deinen Beinen und Füßen einen Moment der Dankbarkeit ... und lass sie dabei ganz weich und entspannt werden.

Wandere weiter zu deinem Gesäß, deinen Hüften und deinem Becken.
Dein Becken trägt dich, stützt dich – schenkt dir Stabilität und Beweglichkeit.
Deine Wirbelsäule richtet dich auf – sie gibt dir deine aufrechte Haltung.

Dein Brustkorb umhüllt und schützt dein Herz und deine Lungen, die dich atmen lassen.
Spüre hinein in dieses Wunderwerk Körper – und entspanne es mit einem Gefühl tiefer Dankbarkeit.

Lasse auch deine Schultern und deinen Rücken los.
Wie viel haben sie schon für dich getragen – körperlich, emotional, mental?
Jetzt ist die Zeit, all das loszulassen – zumindest für diesen Moment.
Atme tief in deine Schultern und deinen Rücken hinein ... und entspanne sie vollkommen.

Richte nun deine Aufmerksamkeit auf deinen Bauchraum.
Hier wirken so viele Prozesse – ganz von selbst. Deine Organe arbeiten rund um die Uhr für dich: Sie verdauen, entgiften, versorgen dich mit Energie und Leben.
Vielleicht kannst du auch hier Dankbarkeit spüren – für dieses leise, kraftvolle Zusammenspiel.

Lasse nun deine Arme und Hände weich werden.
Mit ihnen tust du so vieles – du gibst, nimmst, hältst, umarmst, berührst.
Du kannst mit deinen Armen andere liebevoll umarmen. Du kannst mit deiner Hand eine andere halten – Trost spenden, Verbindung schaffen.
Du erschaffst mit ihnen – kochst, backst, schreibst, malst, gestaltest.
Sie verbinden dich mit der Welt und mit anderen Menschen.
Entspanne deine Arme und Hände – liebevoll und voller Dankbarkeit.

Wandere weiter zu deinem Nacken und deinem Hals.
Lasse auch hier jede Anspannung los – und spüre, wie du mit jedem Atemzug weicher wirst.

Dann komme mit deiner Aufmerksamkeit zu deinem Kopf.
Entspanne deine Kopfhaut, deine Ohren, deine Schläfen ...
Lass dein Gesicht ganz weich werden.
Entspanne deine Augen, deine Nase, deinen Mund.
Mit ihnen nimmst du die Welt wahr: Du siehst, riechst, schmeckst, sprichst.
Lass auch deinen Kiefer los ...
Und mach deine Stirn ganz glatt und sanft.

Dein Gesicht darf jetzt loslassen – du darfst loslassen.

Nimm nun deinen ganzen Körper als Einheit wahr – als dein Zuhause.
Ein einzigartiges Wunderwerk, das dich Tag für Tag durchs Leben trägt.
Schenke ihm jetzt diese tiefe Entspannung.
Lass los ... und genieße diesen stillen Moment.

Es ist nun Zeit, langsam zurückzukehren.
Atme jetzt noch einmal tief ein ... und seufzend aus ...
Bewege sanft deine Finger ... deine Füße ...
Recke und strecke dich ein wenig ...

Und wenn du so weit bist, dann öffne sanft blinzelnd deine Augen
und komme zurück ins Hier und Jetzt.

INNERE REISE ZU EINEM CHAKRA

Die folgende Meditation ist beispielhaft für das Herzchakra geschrieben. Für die andere Chakren kann die Visualisierung und Bedeutung entsprechend angepasst werden.

Die 7 Hauptchakren

Wurzelchakra (Muladhara Chakra)

Farbe: Rot
Sitz: Am unteren Ende der Wirbelsäule (Damm/Beckenboden)
Thema: Urvertrauen, Sicherheit, Erdung

Sakralchakra (Svadhisthana Chakra)

Farbe: Orange
Sitz: Unterbauch, etwa zwei Fingerbreit unter dem Bauchnabel
Thema: Lebensfreude, Kreativität, Sexualität

Solarplexuschakra (Manipura Chakra)

Farbe: Gelb
Sitz: Oberbauch, Sonnengeflecht (zwischen Nabel und Brustbein)
Thema: Selbstbewusstsein, Wille, persönliche Kraft

Herzchakra (Anahata Chakra)

Farbe: Grün (manchmal auch Rosa)
Sitz: Mitte der Brust, auf Höhe des Herzens
Thema: Liebe, Mitgefühl, Verbindung

Kehlchakra (Vishuddha Chakra)

Farbe: Hellblau/Türkis
Sitz: Hals und Kehlbereich
Thema: Kommunikation, Selbstausdruck, Wahrheit

Stirnchakra (Ajna Chakra) – auch „Drittes Auge"

Farbe: Indigo/Dunkelblau
Sitz: Zwischen den Augenbrauen, Stirnmitte
Thema: Intuition, Erkenntnis, inneres Sehen

Kronenchakra (Sahasrara Chakra)
Farbe: Violett oder Weiß/Gold
Sitz: Scheitelpunkt des Kopfes
Thema: Spiritualität, Verbindung zum Höheren/Universellen

Reise zum Herzchakra

Mach es dir jetzt ganz bequem.
Finde eine Position, in der du ganz still und wach sein kannst – im Sitzen oder Liegen.
Lass deinen Körper schwer werden und in den Boden sinken.
Schließe sanft deine Augen ...
Und komme mit deinem nächsten Atemzug ganz bewusst bei dir an.

Atme ruhig und gleichmäßig.
Spüre, wie dein Atem kommt und geht – wie dich jeder Atemzug tiefer in die Entspannung führt.
Mit jedem Ausatmen lässt du mehr los – Gedanken, Spannungen, Erwartungen.
Nur du – hier – jetzt.

Stell dir nun vor, du begibst dich auf eine Reise – zu einem besonderen Ort in deinem Inneren.
Ein Ort voller Wärme, Kraft und Licht.
Ein Ort, an dem du mit deiner inneren Energie in Verbindung treten kannst.

Heute führt dich diese Reise zu deinem **Herzchakra** – dem Zentrum der Liebe und des Mitgefühls.
Es liegt in der Mitte deiner Brust – auf Höhe deines Herzens.

Richte sanft deine Aufmerksamkeit dorthin.
Vielleicht möchtest du deine Hand auf dein Herz legen – um die Verbindung zu spüren.
Spüre die Wärme deiner Hand ...
Spüre, wie dein Herz unter deiner Hand schlägt – stetig, treu, nur für dich.

Stell dir nun vor, wie in diesem Bereich ein zartes, grünes Licht aufleuchtet – sanft und lebendig.
Grün wie ein leuchtender Frühlingswald ...
Wie Hoffnung, Heilung und Verbundenheit.
Mit jedem Atemzug wird dieses Licht ein wenig heller, ein wenig weiter.

Mit dem Einatmen nimmst du Liebe in dein Herz auf.
Mit dem Ausatmen lässt du alles los, was dich eng macht.
Ein ... und aus ...
Liebe einatmen ... Enge ausatmen ...
Weite entsteht.

Vielleicht spürst du eine sanfte Wärme in deinem Brustraum.
Oder ein Kribbeln, ein Pulsieren.
Vielleicht tauchen Bilder, Farben oder Gefühle auf.
Was auch immer sich zeigt – du darfst es annehmen.
Alles ist willkommen.

Erinnere dich: In deinem Herzraum wohnt deine Fähigkeit zu lieben – dich selbst und andere.
Hier wohnt Mitgefühl, hier wohnt Vergebung.
Hier wohnt deine tiefe innere Kraft, dich verbunden zu fühlen – mit allem, was lebt.

Lass dieses Licht aus deinem Herzen strahlen – zuerst in deinen Körper hinein:
In deinen Bauch ... deinen Rücken ... deine Schultern ... deine Beine ... deinen Kopf ...
Und dann nach außen – in den Raum um dich herum.
Du darfst leuchten.
Du darfst verbunden sein.

Bleibe noch einen Moment in dieser Stille – in dieser Kraft – in dieser Weite.
Lass dein Herzchakra sprechen, ohne Worte.
Vielleicht spürst du Dankbarkeit ... vielleicht Stille ... vielleicht Frieden.

PAUSE

Wenn du bereit bist, dann nimm einen etwas tieferen Atemzug. Seufze oder gähne, wenn dir danach ist.
Spüre deinen Körper wieder – deine Hände, deine Füße, deinen Rücken.
Bewege dich sanft – so, wie es dir guttut.
Und kehre langsam zurück ins Hier und Jetzt.

Bevor du deine Augen öffnest, schenke dir selbst ein inneres Lächeln.
Bedanke dich bei deinem Körper – bei deinem Herzen – bei dir selbst.
Du hast dir Zeit geschenkt – und Verbindung.

REISE ZU EINEM ORGAN ODER KÖRPERTEIL

Diese Meditationen sind vielleicht neu für dich. Doch können wir theoretisch alles zum Zentrum einer Meditation machen. In dem Wort Meditation steckt der lateinische Wortstamm „medius", was „die Mitte" bedeutet. So ist es auch möglich, ein Organ oder Körperteil als zentrales Objekt der Aufmerksamkeit auszuwählen.

Durch diese Form der Meditation treten wir in einen achtsamen und liebevollen Kontakt mit einem Körperbereich oder Organ, das bislang vielleicht nur still und zuverlässig „funktionieren" sollte.

Wir schenken ihm nun Aufmerksamkeit, Zuwendung und Präsenz - etwas, das im Alltag oft zu kurz kommt. Viele Menschen, die schon einmal bei einer Osteopathin oder einem Osteopathen waren, wissen: Auch Organe können Spannung halten, wenn das sie umgebende Fasziengewebe verklebt oder verhärtet ist. Mit dieser Übung laden wir genau dort mehr Weichheit, Raum und Bewusstheit ein.

Als Beispiele habe ich die Schultern, den Kiefer, den Magen und die Schilddrüse gewählt, da viele Menschen Beschwerden in diesen Bereichen des Körpers haben.

Reise zu deinen Schultern

Finde eine Position, in der du zur Ruhe kommen kannst - im Sitzen oder Liegen.
Schließe sanft deine Augen ...
und lass deinen Atem langsam ruhiger werden.
Ein und aus.
Ganz in deinem Tempo.
Jetzt darfst du ankommen - bei dir, in deinem Körper, in diesem Moment.

Richte deine Aufmerksamkeit nun auf deine Schultern.
Dort, wo Nacken, Hals und Arme zusammentreffen.
Ein Bereich, der oft viel trägt - körperlich und emotional.

Wie fühlen sich deine Schultern gerade an?
Sind sie angespannt, müde, vielleicht sogar verspannt?
Oder weich, ruhig, frei?
Nimm einfach wahr, ohne etwas ändern zu müssen.
Dein Körper darf dir zeigen, wie es ihm geht - und du darfst zuhören.

Deine Schultern tragen viel für dich.
Vielleicht kennst du den Satz:
„Ich habe das Gefühl, die Last der Welt auf meinen Schultern zu tragen."
Und manchmal ist das gar nicht so weit hergeholt.
Termine, Verantwortung, Gedanken, Erwartungen – so vieles setzt sich in den Schultern fest.

Und doch: Du musst nicht alles allein tragen.
Nicht jetzt. Nicht immer.
Lass uns einen Moment innehalten – und die Schultern einladen, ein Stück weit loszulassen.

Stell dir vor, du atmest direkt in deine Schultern hinein.
Mit jedem Einatmen schickst du Raum, Wärme, Leichtigkeit dorthin.
Mit jedem Ausatmen lässt du etwas Anspannung los – vielleicht nur ein wenig.
Vielleicht ein bisschen mehr.

Spüre, wie deine Schultern schwerer werden dürfen.
Wie sie sinken – in den Boden, in die Unterlage, in die Entspannung.
Du musst nichts halten.
Du darfst loslassen.

Vielleicht magst du innerlich sagen:
„Ich sehe, wie viel du trägst. Danke. Jetzt darfst du ruhen."

Erlaube dir, diesen Raum in dir zu schaffen –
einen Raum, in dem du nicht leisten musst.
Einen Raum, in dem deine Schultern sich nicht anspannen müssen, um stark zu sein.
Sie dürfen weich sein. Du darfst weich sein.
Und du bist dennoch getragen – vom Boden, vom Moment, von dir selbst.

Spüre nun, wie mit jedem Atemzug ein sanftes, warmes Licht deine Schultern berührt.
Vielleicht ist es goldfarben – oder warmweiß.
Es fließt über deine Schultern ... nach unten in deine Arme ... in deine Hände ...
und gleichzeitig auch nach oben – über deinen Nacken, deinen Hals, bis zum Kopf.

Dieses Licht trägt.
Es erinnert dich daran:
Du bist nicht allein.
Du darfst Last ablegen.
Bleibe noch einen Moment in dieser Stille –
in dieser Weite – in dieser Erlaubnis, einfach nur zu sein.

PAUSE

Wenn du so weit bist, beginne langsam, deinen Körper wieder zu spüren.
Bewege deine Finger, deine Füße ... vielleicht möchtest du deine Schultern ein kleines Stück rollen oder lockern.
Nimm einen tiefen Atemzug ...
und kehre sanft zurück ins Hier und Jetzt.

Vielleicht möchtest du deinen Schultern noch einen stillen Gedanken schenken:
„Ich achte auf euch. Ich lasse los, was nicht (mehr) meins ist."

Und wenn du bereit bist, öffne sanft deine Augen.
Mit einem weichen Blick – auf dich und deinen Körper.

Psychosomatischer Hintergrund:

Die Schultern stehen oft für das Tragen von Verantwortung, Lasten und emotionalem Druck. Viele Menschen speichern dort unausgesprochenen Stress, Anspannung oder „Pflichtgefühle". Die Sprache kennt treffende Bilder: „etwas auf den Schultern tragen", „eine Last abwerfen", „die Schultern hängen lassen". Entlastung entsteht oft nicht durch Kraft – sondern durch das Erlauben von Loslassen, Weichheit und Mitgefühl mit sich selbst.

Reise zu deinem Kiefer

Finde einen bequemen Platz, an dem du für ein paar Minuten ganz bei dir sein kannst.
Du kannst liegen oder sitzen – ganz so, wie es sich für dich richtig anfühlt.

Schließe sanft deine Augen ...
und spüre, wie dein Atem kommt und geht.
Ganz ruhig, ganz weich.
Nichts muss jetzt getan werden – du darfst einfach sein.
Mit dir. In deinem Körper.

Lenke nun deine Aufmerksamkeit in dein Gesicht –
und dann weiter ... zu deinem Kiefergelenk,
dorthin, wo dein Unterkiefer in deinen Schädel übergeht –
links und rechts, direkt vor den Ohren.

Spüre ganz bewusst in diesen Bereich hinein.
Wie fühlt sich dein Kiefer gerade an?
Ist da Spannung? Enge? Druck?
Oder vielleicht auch Weichheit und Raum?

Dein Kiefer ist ein starker Muskel –
er hält fest, was du nicht sagen kannst.
Er beißt sich durch, wenn du durchhalten musst.
Er schützt dich, wenn du dich nicht zeigen kannst.
Oft sitzt im Kiefer das,
was du nicht gesagt hast –
die Worte, die geschluckt wurden,
die Wut, die du nicht zeigen konntest,
die Wahrheit, die keinen Platz hatte.

Nimm dir jetzt einen Moment Zeit,
diesen Raum ganz bewusst zu spüren –
ganz ehrlich, ganz sanft.
Du musst nichts verändern. Nur wahrnehmen.

Mit deinem nächsten Ausatmen darf ein wenig von dieser Spannung weichen.
Lass deinen Unterkiefer ein kleines Stück los.
Deine Lippen müssen sich nicht berühren.
Die Zunge darf sich vom Gaumen lösen.
Alles darf weich werden.

Vielleicht magst du innerlich sagen:
„Ich muss nichts zurückhalten. Ich darf loslassen."
Oder:
„Es ist sicher, mich auszudrücken und mein wahres Selbst zu zeigen."

Stell dir nun vor, wie ein sanftes, lichtes Blau deinen Kiefer umhüllt.
Ein ruhiges, weiches Licht – beruhigend, klärend.
Es durchströmt deine Kiefergelenke ...
deine Wangen ... deinen Mundraum ...
deine Zunge ... deinen Hals.
Es bringt Weichheit dorthin, wo noch zu viel Anspannung sitzt.

Mit jedem Atemzug wird dieser Raum freier.
Mehr Platz zum Spüren.
Mehr Raum für dich.
Für deine Wahrheit.

Vielleicht spürst du:
Du musst nicht immer alles festhalten.
Du darfst dich zeigen.
Du darfst sprechen – wenn du bereit bist.
Und bis dahin: Du darfst loslassen, was nicht mehr getragen werden muss.

Bleibe noch einen Moment in dieser Stille.
In dieser Weichheit.
In dieser Wahrheit, die keine Worte braucht.

PAUSE

Wenn du so weit bist, nimm einen etwas tieferen Atemzug.
Spüre deinen Körper.
Bewege sanft deine Finger, deine Schultern, deine Füße.
Vielleicht möchtest du deinen Kiefer jetzt bewusst ein wenig bewegen – ganz langsam:

Ein leichtes Öffnen und Schließen ...

ein sanftes Kreisen, ohne Druck.

Und dann, wenn du bereit bist, öffne langsam deine Augen.
Mit einem weichen, ehrlichen Blick – auf dich und auf die Welt.

Psychosomatischer Hintergrund:

Der Kiefer gilt als Speicher für unterdrückte Gefühle, unausgesprochene Worte, Zurückhaltung und innere Kontrolle. Menschen mit starkem innerem Druck oder einem Bedürfnis nach Kontrolle neigen zu Kieferpressen, nächtlichem Zähneknirschen (Bruxismus) oder Enge im Mundbereich. Der Kiefer steht eng in Verbindung mit dem Kehlchakra (Vishuddha) – dem Energiezentrum für Ausdruck, Wahrheit und Kommunikation. Heilung beginnt dort, wo Spannung weichen darf – durch Wahrnehmung, Atmung und innere Erlaubnis.

Reise zu deinem Magen

Finde eine bequeme Haltung – im Liegen oder Sitzen.
Schließe sanft deine Augen und nimm ein paar tiefe Atemzüge.
Ankommen.
Bei dir.
Im Hier und Jetzt.

Mit jedem Ausatmen darf dein Körper ein wenig weicher werden.
Dein Atem fließt ruhig und natürlich.
Es gibt jetzt nichts zu tun. Nur zu spüren.

Richte deine Aufmerksamkeit nun langsam in deinen Oberbauch.
In den Raum zwischen deinem Brustbein und deinem Nabel.
Dort sitzt dein Magen – ein erstaunliches Organ.
Er empfängt, was du ihm gibst – Nahrung, Eindrücke, Emotionen.

Spüre in diesen Bereich hinein.
Wie fühlt sich dein Magen gerade an?
Ist da Ruhe? Oder Aktivität?
Ein Druck? Eine Weite?
Vielleicht auch gar nichts – auch das ist vollkommen in Ordnung.
Nimm einfach wahr, was ist – ohne Bewertung.

Dein Magen verarbeitet, was du aufnimmst – im ganz wörtlichen Sinn.
Aber auch im übertragenen:
Er hilft dir, das zu „verdauen", was du erlebst.
Er reagiert nicht nur auf Nahrung, sondern auch auf Gedanken, auf Gefühle, auf Situationen.

Vielleicht kennst du das Gefühl von „Etwas liegt mir schwer im Magen".
Oder von „Etwas schlägt mir auf den Magen".
Der Magen ist oft der Ort, an dem sich unverarbeitete Emotionen zeigen – Ärger, Stress, Überforderung.
Er ist sensibel – und gleichzeitig unglaublich kraftvoll.

Spüre in deinen Magenraum hinein –
und schenke ihm jetzt einen Moment der Aufmerksamkeit.
Einen Moment der Dankbarkeit.
Er arbeitet für dich – Tag für Tag.
Er nimmt auf, verarbeitet, gibt weiter.
Er hält oft mehr, als er müsste.

Vielleicht möchtest du ihm innerlich sagen:
„Ich sehe dich. Ich danke dir. Es ist okay. Du darfst loslassen."

Atme bewusst in deinen Oberbauch.
Mit jedem Einatmen Raum ...
Mit jedem Ausatmen Entlastung.
Spüre, wie sich Weite einstellt – vielleicht nur für einen Moment. Vielleicht ganz zart.

Stell dir nun vor, wie in deinem Magenbereich ein warmes, goldenes Licht entsteht.
Es breitet sich aus ... sanft, beruhigend, stärkend.
Dieses Licht steht für Vertrauen – in dich selbst, in deinen Körper, in deine Fähigkeit zu verarbeiten, was das Leben dir bringt.

Dein Magen ist kein Schwachpunkt.
Er ist ein Ausdruck deiner Feinfühligkeit.

Verweile noch einen Augenblick in dieser Verbindung.
Spüre die Wärme, die Kraft, die Ruhe in deinem Bauch.

PAUSE

Wenn du so weit bist, beginne, deinen Körper wieder wahrzunehmen.
Bewege sanft deine Finger und Füße.
Atme etwas tiefer ein ... und aus.
Kehre langsam zurück – in deinen Körper, in den Raum, in das Hier und Jetzt.

Vielleicht möchtest du deinem Magen noch einen liebevollen Gedanken schenken – etwas wie:
„Ich kümmere mich gut um dich. Danke, dass du für mich da bist."

Und wenn du so weit bist, öffne deine Augen –
mit einem klaren, sanften Blick auf dich und deinen Körper.

Psychosomatischer Hintergrund:

Der Magen steht symbolisch für Verarbeitung, Aufnahme und Loslassen – nicht nur körperlich, sondern auch emotional. Stress, Ärger oder Sorgen können sich hier besonders schnell zeigen – oft durch Magenbeschwerden, Völlegefühl, Übelkeit oder Magendruck. Der Magen reagiert auf emotionale Überladung ähnlich wie auf schwere Nahrung – mit Abwehr oder Rückzug. Ein gesunder Zugang zum Magen bedeutet, in emotionalem Gleichgewicht zu sein, sich nicht zu viel „aufzuladen" und bewusst „auszusortieren", was man wirklich „behalten" möchte.

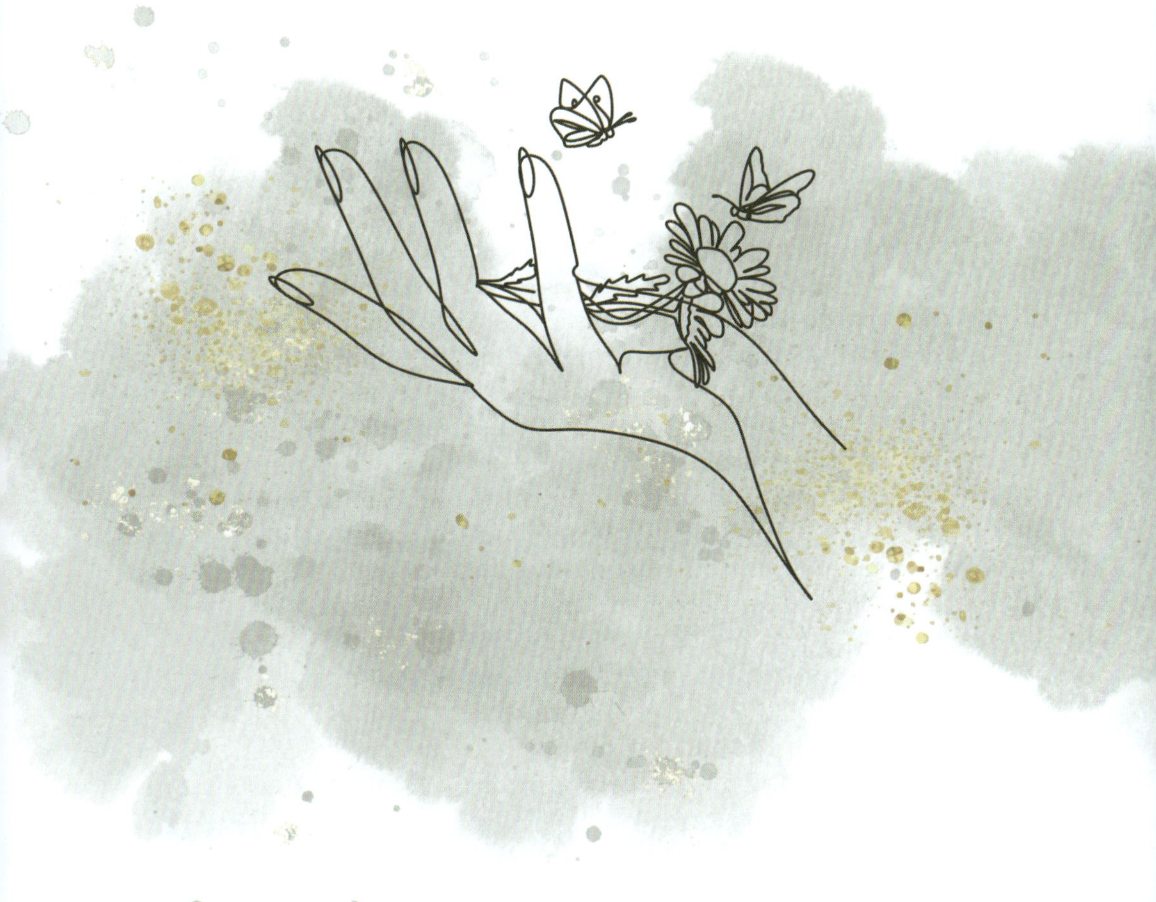

Atemreise zu deiner Schilddrüse

Finde eine bequeme, ruhige Haltung – im Liegen oder Sitzen.
Lass deinen Atem weich und natürlich fließen.
Und dann lenke deine Aufmerksamkeit behutsam in deinen Halsbereich,
zu der feinen, kraftvollen Schilddrüse,
die unterhalb des Kehlkopfs – vor der Luftröhre – liegt.

Spüre in diesen Raum hinein.
Vielleicht ist da Weite. Vielleicht Enge.
Nimm einfach wahr – ohne zu bewerten.

Die Schilddrüse reguliert das innere Gleichgewicht – sie steuert dein Energielevel, deine Wärme, deinen Stoffwechsel.
Und gleichzeitig liegt sie genau dort, wo auch dein Ausdruck entsteht: im Hals, im Zentrum deiner Stimme.

Man sagt:
Was wir nicht aussprechen, das staut sich – was wir zu sehr zurückhalten, das engt uns ein.
Die Schilddrüse reagiert sensibel auf dieses innere Zuviel – oder Zuwenig.

Atme nun ganz bewusst in diesen Bereich.
Mit dem Einatmen bringst du Licht und Raum in deinen Hals.
Mit dem Ausatmen darf alles gehen, was eng macht oder zurückhält.

Vielleicht möchtest du dir innerlich sagen:
„Ich darf meine Wahrheit aussprechen. Ich darf mich zeigen. Ich bin richtig."

Verweile einen Moment in dieser Verbindung.
In der Ruhe. In der Balance.
Ganz bei dir.

PAUSE

Wenn du möchtest, danke deiner Schilddrüse –
für alles, was sie täglich für dich reguliert, auch ohne dass du es merkst.
Und dann kehre sanft zurück.
Atme etwas tiefer. Bewege dich langsam.
Und öffne, wenn du so weit bist, wieder deine Augen.

Psychosomatischer Hintergrund:

Die Schilddrüse symbolisiert unser inneres Gleichgewicht, unsere Selbstregulation – sie „steuert" unseren Stoffwechsel, unseren Energiehaushalt und unser Tempo.

Auf seelischer Ebene steht sie für das Thema Ausdruck und Authentizität:

- Darf ich sagen, was ich denke?
- Zeige ich mich mit dem, was in mir ist? Oder halte ich mich zurück?

Bei längerer emotionaler Zurückhaltung, z. B. durch Anpassung, Konfliktvermeidung oder unterdrückte Bedürfnisse, kann sich dieser Druck auf den Hals- und Schilddrüsenbereich auswirken – etwa durch Enge, Kloßgefühl, Reizbarkeit oder energetische Dysbalance. Auch Überforderung („Ich funktioniere nur noch") oder Überanpassung („Ich verliere mich selbst") spiegeln sich häufig im empfindlichen Schilddrüsensystem.

Weitere Themen für eine somatische Yogastunde

Wunderschöne Themen für eine somatische Yogastunde können die Chakren, die Nadis (Ida, Pingala, Sushumna), das Prana - unsere Lebensenergie -, aber auch die Organe oder die Meridiane sein. Jedes dieser Themen öffnet einen anderen Zugang zur Körperwahrnehmung und ermöglicht den Teilnehmenden, auf feine und achtsame Weise mit sich selbst in Kontakt zu treten.

Eine somatische Yogastunde, die sich einem bestimmten Chakra widmet, kann sehr tief wirken. Wählst du beispielsweise das Wurzelchakra, so kannst du den Fokus auf Asanas legen, die Hüften und Becken öffnen und mobilisieren. Die Aufmerksamkeit darf zu den Füßen, Beinen, Hüften und zum Beckenboden fließen. Diese Praxis steht im Zeichen von Erdung, Verwurzelung, Vertrauen und Sicherheit - Qualitäten, die im Körper gespürt und verankert werden dürfen.

Im Sakralchakra darf es weicher und fließender werden. Hier stehen Themen wie Bewegung, Veränderung, Sinnlichkeit, Weiblichkeit und Schöpferkraft im Mittelpunkt. Du kannst die Teilnehmenden einladen, den natürlichen Fluss von Atmung, Blut und innerer Bewegung wahrzunehmen und die ständige Veränderung im Körper achtsam zu erforschen.

Im Solarplexuschakra geht es um Kraft, Mut, Licht und innere Stärke. Eine Praxis zu diesem Thema darf energetisierend wirken und das Gefühl von Selbstvertrauen und Lebendigkeit stärken.

Das Herzchakra öffnet den Raum für Liebe, Mitgefühl, Dankbarkeit und Verbundenheit - hier können sanfte, weitende Bewegungen und Atemübungen die innere Offenheit unterstützen.

Das Halschakra lädt dazu ein, den eigenen Selbstausdruck zu erforschen und die Wahrheit authentisch zu spüren und zu kommunizieren. Durch geeignete Übungen im Hals- und Nackenbereich wird hier verstärkt der Vagusnerv aktiviert und das Nervensystem reguliert.

Beim Stirnchakra, dem Sitz der Intuition, können Klarheit, Erkenntnis und achtsame Präsenz in den Mittelpunkt rücken. Hier passen die Übungen zu Kopf und Stirn sehr gut.

Und im Kronenchakra schließlich darf die Erfahrung von Verbundenheit, Licht und universeller Liebe im Raum entstehen.

Zu jeder dieser Ebenen kannst du Fragen anleiten, die die Körperwahrnehmung und das innere Erleben vertiefen, etwa: „Wo im Körper kannst du Erdung spüren?", „Wie fühlt sich Liebe in deinem Körper an?", „Wo nimmst du Licht oder Lebenskraft wahr?" Solche Fragen öffnen einen inneren Raum, in dem das Körperbewusstsein sich auf natürliche Weise entfalten kann. Siehe auch Kapitel *Innere Reise zu einem Chakra*.

Infos zu den Somatic Chakra Yoga Workshops auf Seite 305.

Wenn du die Nadis oder das Prana zum Thema einer Stunde machst, kannst du gezielt mit dem Atem arbeiten. Die Wechselatmung (Nadi Shodhana) eignet sich wunderbar, um den Energiefluss zwischen linker und rechter Körperseite zu harmonisieren. Immer wieder darf die Aufmerksamkeit auf das Strömen der Lebensenergie im ganzen Körper gelenkt werden – mal sanft und ruhig, mal kraftvoll und pulsierend.

Auch die Organe bieten eine wertvolle Möglichkeit, tiefer in den Körper hineinzuspüren. Viele Menschen tragen Spannungen oder Beschwerden in Bereichen wie dem Darm, der Leber oder der Schilddrüse, die oft wenig bewusste Zuwendung erfahren. Eine Yogastunde kann hier liebevoll unterstützen – zum Beispiel mit einer sanften Bauchmassage, tiefer Bauchatmung oder gezielten Berührungen. Das Herz kann durch Übungen wie das Auflegen der Hände, Schmetterlingsklopfen oder die Herz-zu-Boden-Stellung gestärkt werden. Für Frauen können somatische Stunden, die den Fokus auf Gebärmutter, Eierstöcke oder den weiblichen Zyklus legen, besonders heilsam wirken – etwa im Rahmen einer Pre- oder Postnatal-Yogastunde oder eines Women Circles. Auch Themen wie Entgiftung und Loslassen lassen sich wunderbar mit einer Praxis zur Leber verbinden. Siehe dazu auch das Kapitel *Reise zu einem Organ oder Körperteil* oben.

Ein weiterer Zugang ist der Bodyscan mit wechselndem Fokus. Hier kann die Aufmerksamkeit gezielt auf verschiedene Körperaspekte gelenkt werden – etwa auf die Gelenke, das Gewebe, die Temperatur im Körper oder auf die Grenzen der Körperteile. Ebenso kann die vordere und hintere Körperseite bewusst unterschieden werden: Die Vorderseite als die zugewandte, empfängliche und interaktive Seite des Körpers, die Rückseite als die tragende, schützende und stabilisierende.

Auf diese Weise kann jede somatische Yogastunde zu einer tiefen Entdeckungsreise werden – zu einem Raum, in dem sich Körper, Atem, Gefühl und Bewusstsein sanft miteinander verbinden und in dem innere Heilung und Selbstverständnis wachsen dürfen.

Soma-Quickie 12

Der Soma-Scan:

Nimm dir einen Moment Zeit und puste deine beiden Backen auf wie ein Frosch. Lass dann die Luft herausplatzen und ein „Poahhh" entstehen. Mache dies mindestens 5-mal und spüre nach.

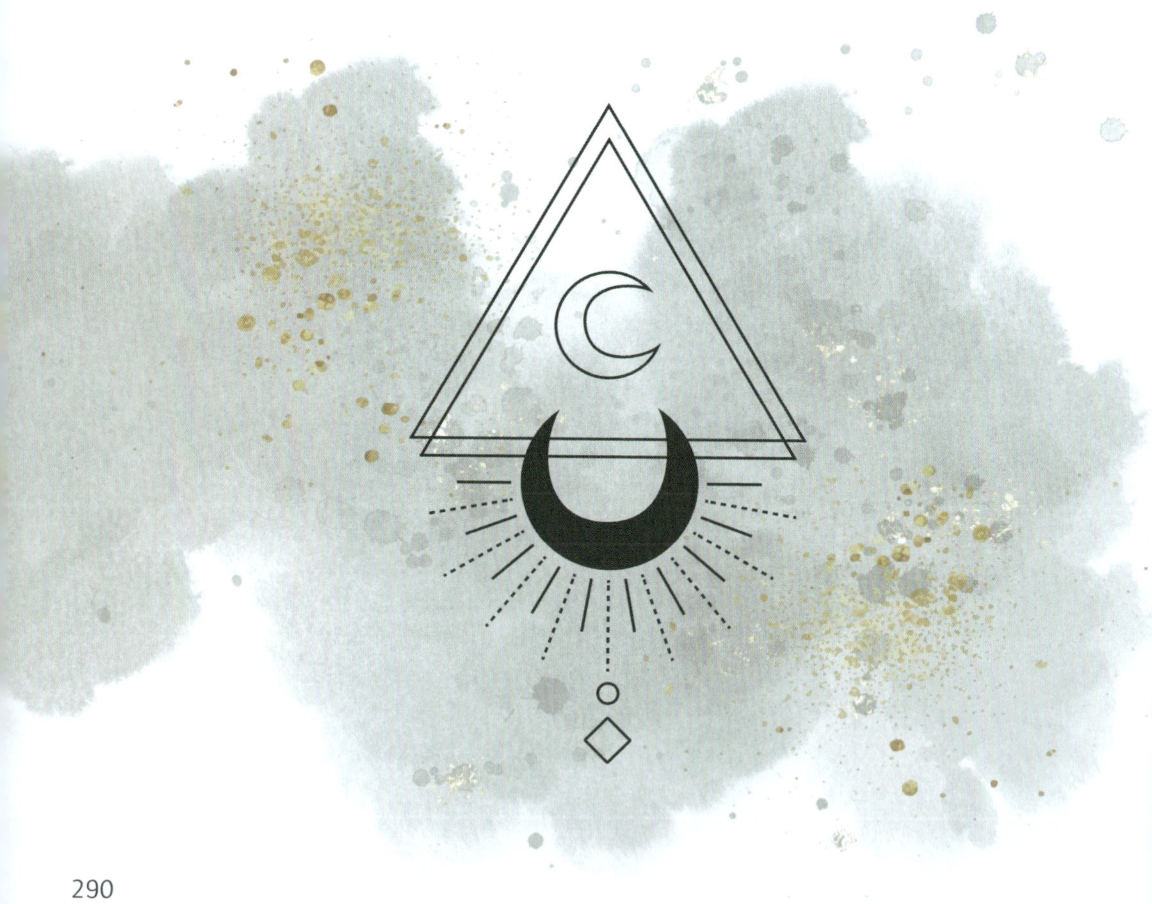

Reflexionsfragen für Lehrende

In diesem Kapitel findest du Fragen, die du als Lehrender während der Stunde stellen kannst. Diese dabei helfen, die Schüler mit ihrer Aufmerksamkeit immer wieder nach innen zu lenken. Wir haben oben gelernt, dass wir alle gut unsere Umgebung und die Dinge im Außen wahrnehmen können und dies auch ununterbrochen tun. Wichtig als Lehrender ist es also, dass du dafür sorgst, dass sie den Fokus immer wieder auf ihr Innenleben richten und so mehr Selbsterkenntnis erlangen, indem sie ihre persönlichen Antworten auf diese Fragen in sich finden.

Impuls für Lehrende

Erinnere die Teilnehmer gern immer wieder daran, die Augen zu schließen. Mit geschlossenen Augen fällt es uns leichter, nach innen zu spüren, da wir weniger abgelenkt sind.

Fragen zu Beginn der Yogastunde:

- Wie fühlt sich dein Körper heute an?
- Wie fließt dein Atem?
- Welche Gefühle sind gerade präsent?
- Wie geht es dir in deiner emotionalen Welt?
- Gibt es Körperteile, die gerade mehr Aufmerksamkeit von dir verlangen?
- Wie fühlst du dich gerade in deinem Körper?
- Wo in deinem Körper spürst du heute Lebendigkeit oder Energie?
- Gibt es Bereiche, die sich ruhig, entspannt oder vielleicht auch leer anfühlen?
- Wie verbunden fühlst du dich gerade mit deinem inneren Raum, deinem Zentrum?
- Welche Haltung oder Bewegung würde dir jetzt guttun?
- Was braucht dein Körper im Moment – Ruhe, Bewegung, Nähe, Weite, Wärme, Atmung?

Fragen während der Yogastunde:

Körperseiten

- Wie fühlen sich deine beiden Körperseiten an?
- Ist eine Seite länger oder kürzer?
- Ist eine Seite fester als die andere?
- Was kannst du in deinen Seiten wahrnehmen?

Körpergrenze

- Kannst du deine Körpergrenze spüren?
- Wie fühlt sich deine Körpergrenze an – fest, weich, durchlässig, offenporig, geschlossen, dicht, hart?

Temperatur

- Kannst du die Temperatur in deinem Körper fühlen?
- Welche Körperteile fühlen sich warm an, welche eher mittel, welche kalt?
- Breitet sich die Temperatur aus oder bleibt sie an bestimmten Stellen stabil?
- Verändert sich die Temperatur gerade irgendwo im Körper?

Gefühle und Bewegung

- Welche Bewegung ruft welche Gefühle in dir hervor?
- In welchen Übungen fühlst du dich leicht, frei und glücklich?
- In welchen Übungen kommen Gefühle wie Schwere, Angst oder Traurigkeit auf?

Gelenke

- Wie geht es deinen Gelenken?
- In welchen Übungen kannst du deine Gelenke besonders gut spüren?
- Welche Gelenke sind gerade gesund und beweglich?
- Welche Gelenke benötigen Aufmerksamkeit, weil sie schmerzen oder blockiert sind?

Gewebe

- Wie fühlt sich dein Gewebe heute an?
- Wo fühlt sich dein Körpergewebe fest an, wo eher weich und durchlässig?

Körperlänge und Spannung

- Spüre die Länge deiner Körperteile.
- Welche Körperteile fühlen sich länger an, welche verkürzt?
- Wo ist mehr Spannung vorhanden?

Fragen am Ende der Yogastunde:

- Wie fühlst du dich jetzt in deinem Körper?
- Was hat sich verändert?
- Was hat sich heute in deiner Praxis gezeigt?
- Was hast du heute über dich und deinen Körper gelernt?
- Wie hat sich deine Beziehung zu dir selbst durch die Praxis verändert?
- Wie hat dein Körper heute mit dir gesprochen oder dir Signale gegeben?
- Welche Gefühle und Empfindungen sind in den Übungen aufgetaucht?
- Welche Gefühle waren besonders schwer auszuhalten?
- Wenn dich ein starkes Gefühl überkommt, wie reagierst du dann?
- Welche Übung schenkt dir Freude und Leichtigkeit?
- Wo war es eher schwer oder herausfordernd?
- Hat sich deine Energie durch die Praxis verändert? Wodurch spürst du das?
- Wie hat sich dein Atem während der Praxis verändert? Wann war er ruhig, wann vielleicht angespannter oder flacher?
- Welche Körperbereiche haben heute besonders viel Aufmerksamkeit gebraucht – und welche konntest du leicht loslassen?
- Gibt es etwas, das dich heute überrascht hat – eine Empfindung, ein Gedanke oder ein Gefühl?
- Wie fühlst du dich in deiner inneren Haltung – geduldig, offen, kritisch, liebevoll?
- Welche Qualität möchtest du aus dieser Praxis mit in deinen Alltag nehmen?

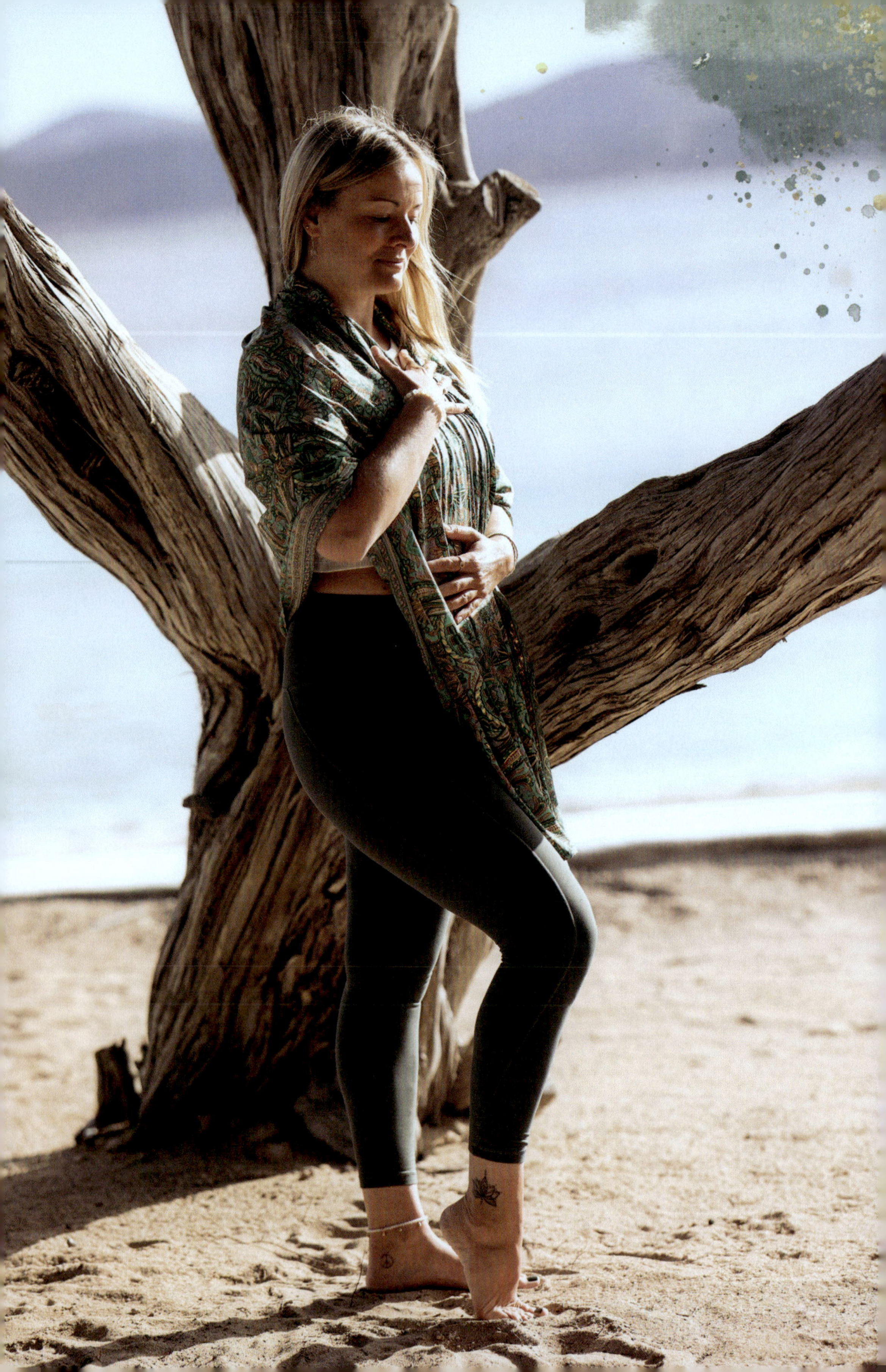

Anhang

Raum für deine Notizen

Magic Moments

Wenn du beginnst, somatisches Yoga zu praktizieren, wirst du immer wieder auf ganz besondere, beinahe magische Augenblicke stoßen – ich nenne sie liebevoll Magic Moments. Das sind die Momente, in denen du eine neue, oft überraschende Erkenntnis über dich selbst und deinen einzigartigen Körper gewinnst. Augenblicke, in denen du spürst, wie sich die Verbindung zwischen dir und deinem Körper vertieft und ihr gemeinsam einen heilsamen Weg beschreitet.

Hier hast du die Möglichkeit, diese Momente für dich festzuhalten.

Beschreibe den Moment.

Wie heißt die Übung? Beschreibe deine Variante.

Was ist deine Erkenntnis über dich?

Deine Spannungsmuster

Jeder Körper ist einzigartig – er fühlt anders, bewegt sich anders und verspannt sich manchmal auf seine ganz eigene Weise. So trägt jeder Mensch ein individuelles Spannungsmuster in sich: Bereiche, die sich häufiger verspannt, blockiert oder schmerzhaft zeigen.

Nimm dir einen Moment Zeit, um in dich hineinzuspüren. Wo in deinem Körper fühlst du regelmäßig Anspannung oder Unbehagen? Was hast du während des Übens bemerkt?

Nutze diese Seite, um dein persönliches Spannungsmuster sichtbar zu machen: Kreise die entsprechenden Bereiche ein, markiere sie oder füge kleine Notizen hinzu. Alles, was dir hilft, deinen Körper besser zu verstehen.

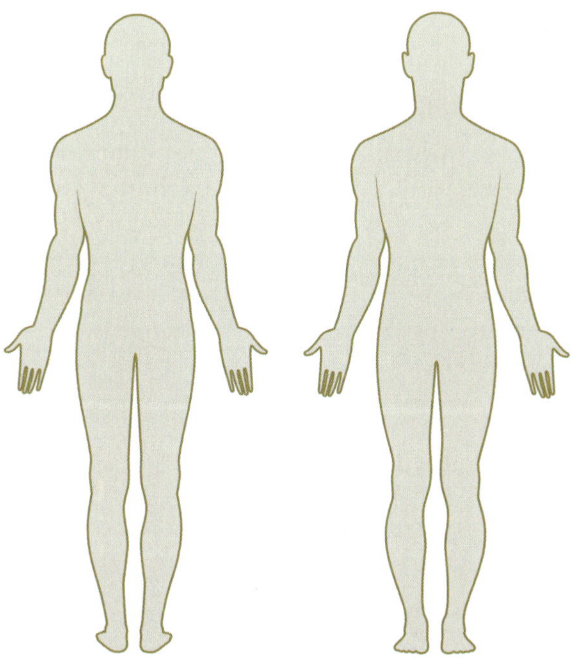

Deine tägliche Routine

Beim Lesen dieses Buches wirst du viele heilsame Übungen kennenlernen - sanfte Bewegungen, bewusste Atemimpulse und achtsame Körperwahrnehmung, die dich Schritt für Schritt näher zu dir selbst bringen. Sie unterstützen dich dabei, eine tiefere Verbindung zu deinem Körper aufzubauen, innere Spannungen zu lösen und dein Nervensystem auf liebevolle Weise zu regulieren.

Manche dieser Übungen werden dich besonders ansprechen - vielleicht, weil sie dir sofort guttun, weil du dich danach zentrierter fühlst oder weil sie dir helfen, in deinem Alltag zur Ruhe zu kommen.

Nutze diesen Raum, um genau diese wertvollen Übungen für dich festzuhalten. Notiere hier die Übungen, die du ab heute bewusst in deine tägliche Praxis integrieren möchtest - als kleine Rituale, die dich im Alltag begleiten und nähren.

Übung	Variante	Tageszeit/Dauer/Wiederholungen

Dein Nervensystem-Check

Diesen kleinen Check kannst du verwenden, um dir hier und jetzt ein Bild über dein Nervensystem zu machen. **Dieser Test ersetzt ausdrücklich keine ärztliche Diagnostik, sondern dient lediglich einer ersten Selbsteinschätzung.** Solltest du psychisch oder körperlich sehr unter deiner aktuellen Situation leiden, suche bitte zeitnah einen Arzt oder Therapeuten auf.

Los geht's. Notiere dir, wie viele Fragen du mit „Ja" beantwortet hast.

1. Fühlst du dich häufig ausgebrannt?
2. Hast du oft das Gefühl, dass selbst kleine Herausforderungen zu viel für dich sind?
3. Hast du häufiger das Gefühl, überzuschnappen?
4. Fühlst du dich häufig überreizt durch soziale Medien, Lärm oder ständige Erreichbarkeit?
5. Erscheinen dir manchmal selbst kleine Aufgaben als unüberwindbare Hürden?
6. Fühlst du dich oft müde und erschöpft?
7. Leidest du unter Overthinking, das heißt du durchdenkst Themen immer und immer wieder?
8. Hast du Probleme, dich zu konzentrieren?
9. Fällt es dir schwer, Grenzen zu setzen?
10. Fühlst du dich häufig dünnhäutig wie ein rohes Ei?
11. Hast du manchmal das Gefühl, dauerhaft „im Kopf" zu leben und deinen Körper kaum wahrzunehmen?
12. Belasten dich die Gefühle anderer innerlich und ziehen dich mit rein?
13. Hast du Schwierigkeiten, dich sicher und verbunden mit anderen Menschen zu fühlen?
14. Leidest du unter chronischen Schmerzen?
15. Reagierst du oft übermäßig auf äußere Reize?
16. Hast du Probleme, dich zu entspannen?
17. Leidest du unter Ein- oder Durchschlafproblemen?
18. Leidest du unter starken Ängsten oder Panikgefühlen?
19. Fühlt sich dein Nacken oft verspannt an?
20. Sind deine Schultern häufig verspannt?
21. Ist dein Kiefer fest und verspannt (nächtliches Beißen, Zahnschiene)?
22. Leidest du unter Blähungen, Bauchschmerzen oder Reizdarmsyndrom?
23. Atmest du häufig flach und kurz oder hast andere Atembeschwerden?
24. Leidest du unter Herzrasen oder zu hohem Blutdruck?
25. Ist dein Alltag an den meisten Tagen von einem überwiegenden Gefühl der Anspannung oder des Stresses geprägt?

Auswertung:

0–5-mal „Ja“: Dein Nervensystem scheint recht gut in Balance zu sein. Dass dies ab und an abweicht, ist völlig normal. Du scheinst gut für dich und dein Nervensystem zu sorgen. Prima! Du kannst stolz auf dich sein, denn dies ist in der heutigen Zeit gar nicht so einfach. Weiter so.

5–10-mal „Ja“: Dein Nervensystem ist wahrscheinlich leicht aus der Balance geraten und du solltest mehrmals pro Woche Übungen zur Regulation einplanen. Mache dir einen Plan dafür und schaffe ein Bewusstsein für den Zustand deines Nervensystems.

10–15-mal „Ja“: Dein Nervensystem ist aus der Balance geraten und du solltest regelmäßig Übungen zur Regulation einplanen. Mache täglich mindestens zwei bis drei somatische Übung zur Regulation und erstelle dir eine Routine (Siehe „Deine tägliche Routine“). Es ist wichtig, jetzt loszulegen und deine Gesundheit nicht aufzuschieben. Kläre gegebenenfalls körperliche oder seelische Symptome mit einem Arzt oder Psychologen deines Vertrauens ab.

Mehr als 15-mal „Ja“: Dein Nervensystem ist sehr stark aus der Balance gekommen, das heißt es ist sehr wahrscheinlich überwiegend oder dauerhaft im Kampf-Flucht-Modus – der Sympathikus ist zu dominant. Bitte beginne ganz dringend, dich, deinen Körper und dein Nervensystem zur Priorität zu machen. Sei dein eigener Guru und verordne dir ab heute mindestens fünf Übungen zur Regulation deines Nervensystems am Tag. Versuche auch, die Quickies im Alltag einzubauen, wann immer du einen Moment dafür hast. Es ist wichtig, jetzt loszulegen und deine Gesundheit nicht aufzuschieben. Kläre gegebenenfalls körperliche oder seelische Symptome mit einem Arzt oder Therapeuten deines Vertrauens ab.

Nachwort und Danksagung

Du bist dein sicherer Ort - immer und überall!

Somatic Yoga schenkt dir eine stabile Basis - und von dort darf sich alles Weitere ganz von selbst entfalten. Im Mittelpunkt steht die Verbindung zu dir selbst: getragen von Vertrauen, Sicherheit, Erdung und innerer Ruhe. Wenn du beginnst, deinen Körper auf diese liebevolle Weise zu spüren, verändert sich etwas ganz Grundlegendes. Du kommst bei dir an. Und plötzlich wird das Leben nicht mehr so überwältigend. Dein Nervensystem findet Halt - in dir.

Ich wünsche mir so sehr, dass dieses Buch dir genau dabei geholfen hat und weiterhin helfen wird. Und ich wünsche es nicht nur dir, ich wünsche es unserer Welt.

Wenn ich ins Träumen gerate, dann stelle ich mir gern eine Welt vor, in der nur noch regulierte Nervensysteme umherlaufen. Menschen, die hilfsbereit, zugewandt, offen und liebevoll sind. Ja, regulierte Menschen, die sich gegenseitig guttun, anstatt sich zu bekämpfen.

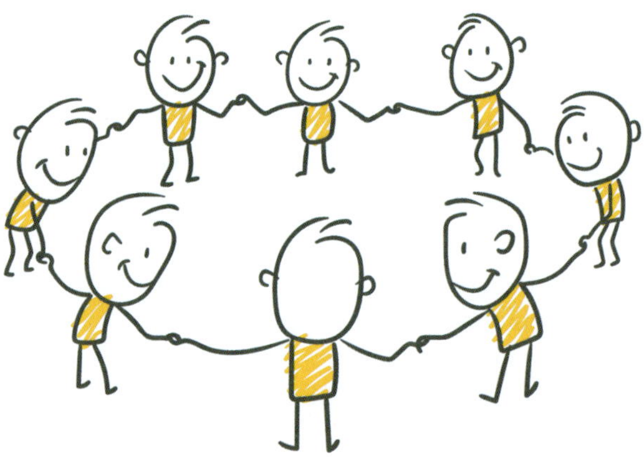

All das kann aus meiner Sicht tatsächlich wahr werden, wenn noch mehr Menschen ein Bewusstsein für ihr Nervensystem erlangen und regelmäßig ein paar Übungen machen. Und ganz ehrlich, die Übungen kosten uns teilweise nur ein paar Sekunden (siehe Salamander-Übung). Es kann mir niemand erzählen, dass er nicht die Zeit dazu hat. Man kann immer und überall etwas für das eigene Nervensystem tun! ... und dann abends noch zum Somatic Yoga gehen.

Aber kann man die Übungen wirklich überall machen? - Fragst du dich vielleicht.

Meine Antwort ist ein ganz klares: Ja!

Mein Mann und meine Kinder hören mich summen, sehen mich schütteln, tanzen oder tief durchatmen – egal, wo wir gerade sind. Und wisst ihr was? Es ist mir nicht mehr peinlich. Ich bin stolz auf mich.

Warum?
Weil mein Wohlbefinden, mein Körper, meine Gesundheit viel wichtiger sind als die Gedanken anderer Menschen, die mich gar nicht kennen. Meine Gesundheit hat absolute Priorität. Denn ohne sie ist alles andere bedeutungslos.

Also, höre auch du auf, dir Gedanken darüber zu machen, was andere denken könnten. Du und dein Körper – ihr seid ein unschlagbares Team. Eine Einheit, die stärker ist als jede Meinung von außen.

Die richtigen Menschen werden dich nicht auslachen. Sie werden mit dir fühlen, mit dir schwingen, mit dir tanzen – und vielleicht sogar mit dir kuhkauend und kieferdehnend durchs Leben gehen.

Das sind echte Verbindungen. Wahre Freundschaften entstehen dort, wo du ganz du selbst sein darfst – in deiner Natürlichkeit, mit deinem Körper, in deinem Rhythmus.

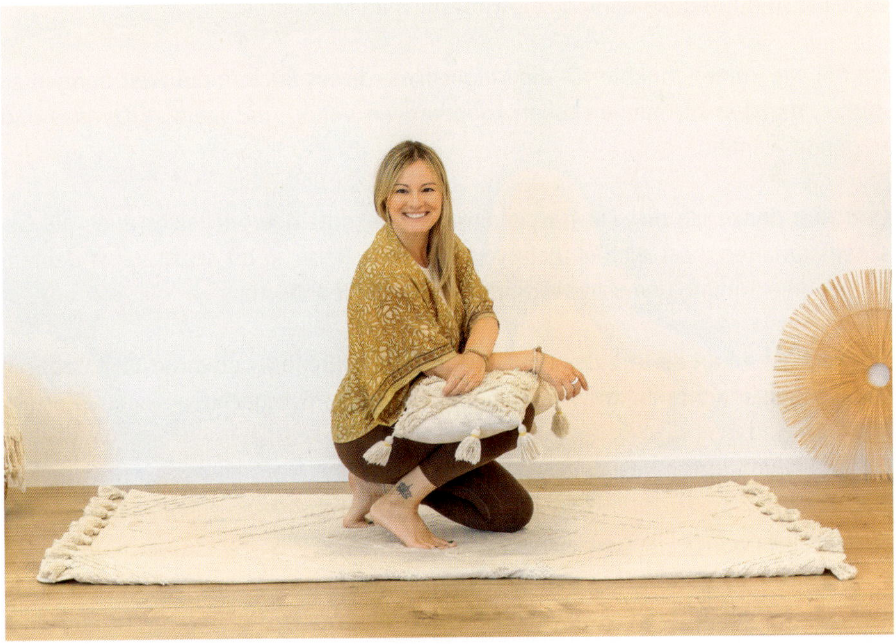

Aber kommen wir zur Dankbarkeit ...

Mein erster und größter Dank geht wie immer an meine liebe Familie, meine beiden wundervollen und einzigartigen Kinder, meinen Mann, meine Eltern (in der Zeit des Schreibens war mein Papa noch unter uns), meinen Bruder und meine engsten Herzensfreund*innen. Ihr habt mich unterstützt, wo es nur möglich war, habt mir den nötigen Freiraum eröffnet, den ich für meine kreative Arbeit benötigt habe, und wart immer für mich da, wenn ich euch brauchte.

Das Schreiben dieses Buchs war für mich ein neuer und spannender Prozess, für den ich sehr dankbar bin und durch den ich so viel weiter wachsen durfte.

Es war eine Zeit, in der ich meinen geliebten Papa, dem ich mein vorheriges zweites Buch noch zu Lebzeiten widmen konnte, noch bei mir hatte. Ich besuchte ihn alle zwei Tage im Hospiz, sprach mit ihm über das Buch, meinen dazugehörigen Onlinekurs und alles, was mich als Selbstständige so beschäftigte. Es war auch innerlich eine so intensive Zeit des Fühlens und Spürens. Wellen von Freude, Dankbarkeit, Trauer, Wut, Akzeptanz und Schmerz kamen und gingen. Was für eine Reise, wenn ich nun (Papa ist seit einigen Wochen nicht mehr bei uns) zurückblicke. Eine Achterbahn der Gefühle und eine absolute Herausforderung für mich und mein Nervensystem. Noch nie in meinem Leben habe ich mein Nervensystem so bewusst wahrgenommen wie in den letzten Wochen und Monaten. Und noch nie konnte ich es selbst so gut regulieren und selbst für mich da sein.

Ich bin wie immer dankbar für die Möglichkeit, dieses Buch in die Welt bringen zu dürfen, dankbar für meinen tollen kooperativen Verlag und mein stützendes und tragendes Umfeld.

Und nun danke ich dir! Du hast mein Buch gekauft oder vielleicht auch als Geschenk erhalten, hast dich eingelassen auf diese Reise zu dir selbst, gibst deinem Körper eine Stimme und schenkst ihm aufmerksame Präsenz.

Danke, dass du an dir und deinem Nervensystem arbeitest und diese Welt dadurch zu einem entspannteren, friedvolleren und wärmeren Ort machst.

Herzlichst

deine Kerstin

Online-Kurse zum Buch

Du möchtest noch tiefer in das Thema Somatic Yoga und das Unterrichten dieses wundervollen Yogastils eintauchen? Dann erweitere dein Wissen über die folgenden dazugehörigen Onlinekurse mit Kerstin Huber-Steinhorst:

1. **Somatic Softness Yoga Kurs**
   „Im Somatic Yoga Kurs (Grundkurs Paket 1) vermittle ich achtsame, langsame Bewegungen mit Fokus auf Körperwahrnehmung und Regulation des Nervensystems – zur Unterstützung von Regeneration, Stressabbau und innerer Balance. Im Kurs lernst du die korrekte Ausführung zahlreicher Vagusnerv-Übungen und kommst tiefer in Kontakt zu dir, deinem Körper und deinem Nervensystem. In den beiden Zusatzmodulen für Lehrende (enthalten in Paket 2) erfährst du, wie du Somatic Yoga unterrichtest und den Raum der Sicherheit für deine Schüler hältst – einfühlsam, präsent und liebevoll."
2. **Somatic Chakra Yoga Workshops**
   „In meinen Somatic Chakra Yoga Workshops verbinde ich achtsame, somatische Bewegungen mit Energiearbeit an den sieben Chakren. Jeder Workshop widmet sich gezielt einem Chakra oder einem thematischen Schwerpunkt und lädt dich ein, über bewusste Körperwahrnehmung und sanfte Regulation des Nervensystems mehr Balance, emotionale Klarheit und innere Ausrichtung zu erfahren. So entsteht eine vielseitige Reise durch deinen Körper, die Welt der Chakren und dein Nervensystem – Schritt für Schritt und in deinem eigenen Tempo."
3. **Yoga Inspiration Kurs**
   „Der Onlinekurs zu den beiden Büchern ‚YOGA Inspiration' richtet sich an Yogalehrende, die ihren Unterricht nicht nur anleiten, sondern inspirierend, berührend und tiefgründig gestalten möchten. In diesem besonderen Kurs geht es um mehr als Abfolgen oder Technik – es geht um Tiefe, um Verbindung und persönliches Wachstum. Du erhältst Impulse, wie du deine Worte bewusster wählst, deine Stimme als Werkzeug der Präsenz nutzt und den Raum so hältst, dass echte innere Bewegung entstehen kann – bei deinen Teilnehmern und bei dir selbst. Wir erkunden Wege, wie du Inspiration in deine Klassen bringst, die persönliche Entwicklung deiner Schüler förderst und deiner eigenen Stimme mehr Vertrauen schenkst. Ein Kurs für alle, die mehr fühlen, mehr bewirken und mehr sie selbst sein wollen – im Yoga und darüber hinaus."

Weitere Informationen zu den Kursen findest du auf Instagram *@Kerstin.Huber.Steinhorst* oder **www.In-Balance-Eppstein.de/onlineangebote**.

Liebe Leserin, lieber Leser,

wir hoffen, Ihnen hat dieses Buch gefallen.

Die Autorin und wir als Verlag freuen uns sehr über eine kurze Rezension – ob bei Amazon, Ihrem Online-Buchhändler des Vertrauens oder auf Social Media.

Mit Ihrem Feedback unterstützen Sie die Autorin und uns als Verlag.

Vielen Dank!
Ihr Team vom **Meyer & Meyer Verlag**

Quellenangaben

Brähler, C. (2015). *Selbstmitgefühl entwickeln – Liebevoller werden mit sich selbst.* München: Scorpio Verlag.

Brown, B. (2017). *Verletzlichkeit macht stark – Wie wir unsere Schutzmechanismen aufgeben und innerlich reich werden.* München: Goldmann.

Dröge, A. (2019). *Fühlen ist gesund: Heilung durch die Balance von Körper, Seele und Immunsystem.* Bielefeld: Fischer & Gann.

Grüber, I. (2013). *Was der Körper zu sagen hat: Ganzheitlich gesund durch achtsames Spüren.* München: Südwest-Verlag.

Klein, G. N. (2022). *Der Vagusschlüssel zur Traumaheilung: Wie „ehrliches Mitteilen" unser Nervensystem reguliert.* München: GU.

Kunze, K. (2025). *Sicher fühlen: Dein Körper ist der Schlüssel.* München: MVG Verlag.

Levine, P. (2011). *Sprache ohne Worte: Wie unser Körper Trauma verarbeitet und uns in die innere Balance zurückführt.* München: Kösel Verlag.

Plett, H. (2020). *The art of holding space: a practice of love, liberation and leadership.* Page Two Books.

Porges, S. W. (2023). *Die Polyvagal-Theorie und die Suche nach Sicherheit: Traumabehandlung, soziales Engagement und Bindung.* Lichtenau: Probst Verlag.

Schünke, M., Schulte, E., Schumacher, U. (2022). *PROMETHEUS LernAtlas der Anatomie: Kopf, Hals und Neuroanatomie* (6. vollständig überarbeitete und erweiterte Auflage). Stuttgart: Thieme Verlag.

Stirk, J. (2021). *Deeper Still: Authentic Embodiment for Yoga Teachers.* Handspring Publishing.

Stirk, J. (2015). *The Original Body: Primal Movement for Yoga Teachers.* Handspring Publishing Limited.

Weber, R. (2025). *Die Kraft der Sprache im Yoga: Wie du Stimmlage, Betonung und Wortwahl gezielt einsetzt, um deine Yogaschüler mit Klarheit und Persönlichkeit zu führen.* München: riva Verlag.

Wohlfarth, J. (2024). *Somatic Healing: Wie du dich von Schmerzen, Unruhe und Erschöpfung befreist.* München: GU.

Kartenset

König, V. (2024). *Verbinde dich mit dir selbst: Finde Sicherheit im Hier und Jetzt.* Göttingen: Arkana Verlag

Websites

https://www.planet-wissen.de/natur/sinne/fuehlen_der_unterschaetzte_sinn/beruehrung-102.html

https://karlhosang.de/anleitung-somatic-experiencing/

https://www.oberbergkliniken.de/artikel/die-macht-von-unterdrueckten-gefuehlen-wie-sich-innere-wut-auf-die-psychische-gesundheit-auswirken-kann

https://www.tagesschau.de/wissen/gesundheit/hochsensibilitaet-101.html

https://quotesanity.com/quotes-about-being-soft/

https://vitagate.ch/de/gesund_und_schoen/der_menschliche_koerper/haut/tastsinn

https://cuddlers.net/de/beruehrungsmangel-was-passiert-wenn-wir-zu-wenig-naehe-haben/

https://www.w-a-praxis.de/cymatics-chladnische-klangfiguren/#Schallwellen_und_Gehirnwellen

Weitere Bücher der Autorin

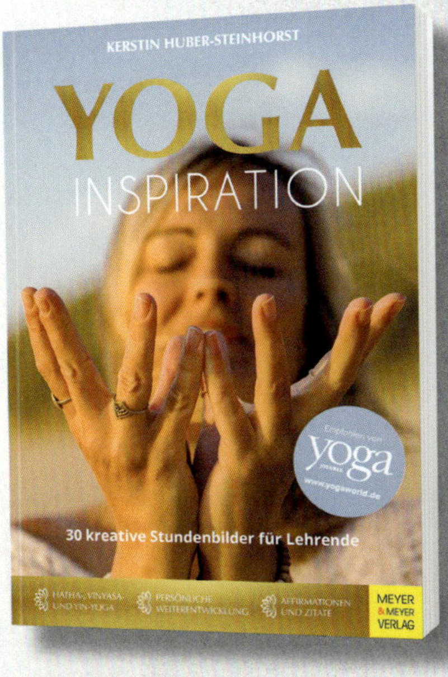

ISBN 978-3-8403-7870-6
€ [D] 26,00/€ [A] 26,80

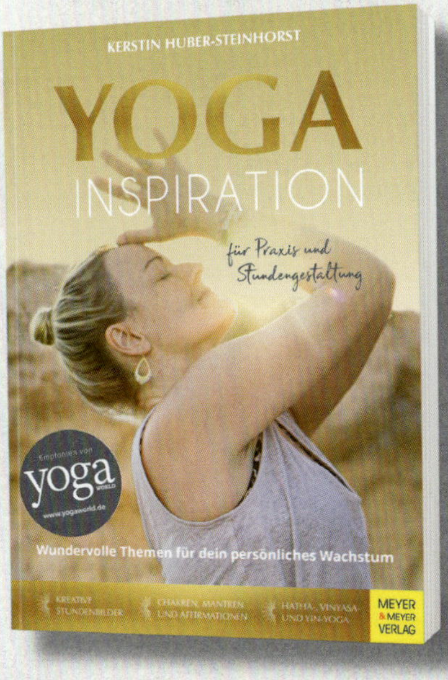

ISBN 978-3-8403-7927-7
€ [D] 26,00/€ [A] 26,80

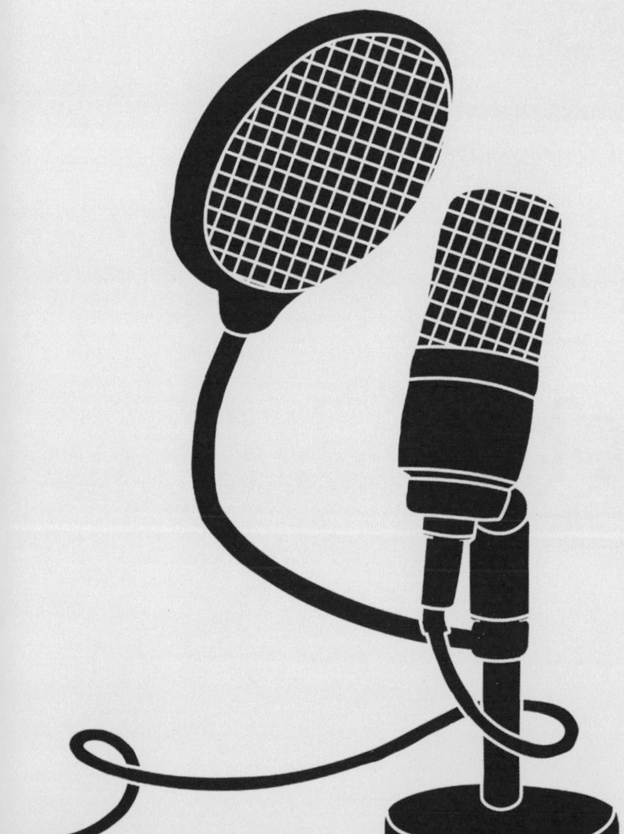